成人高等教育护理学专业教材

护理心理学

Huli Xinlixue

主 编 汤艳清

副主编 朱 刚 马 欢

上海科学技术出版社

图书在版编目(CIP)数据

护理心理学 / 汤艳清主编. —上海:上海科学技术出版社,2010.8(2015.1重印)
成人高等教育护理学专业教材
ISBN 978-7-5478-0410-0

Ⅰ.①护... Ⅱ.①汤... Ⅲ.①护理学:医学心理学—成人教育:高等教育—教材 Ⅳ.①R471

中国版本图书馆CIP数据核字(2010)第139500号

护理心理学
主编/汤艳清

上海世纪出版股份有限公司
上 海 科 学 技 术 出 版 社 出版
(上海钦州南路71号 邮政编码200235)

上海世纪出版股份有限公司发行中心发行
200001 上海福建中路193号 www.ewen.co
苏州望电印刷有限公司印刷
开本 787×1092 1/16 印张:13
字数:310千字
2010年8月第1版 2015年1月第7次印刷
ISBN 978-7-5478-0410-0/R·129
定价:27.00元

本书如有缺页、错装或坏损等严重质量问题,
请向工厂联系调换

成人高等教育护理学专业教材

编写委员会

■ **主任委员** 赵　群

■ **副主任委员** 陈金宝

■ **委　　员** （以姓氏笔画为序）

于爱鸣　王　健　王丽宇　王怀良　王艳梅
王爱平　方　瑾　孔垂泽　田　静　邢　花
朱闻溪　刘　宇　刘俊亭　刘彩霞　汤艳清
孙田杰　孙海涛　苏兰若　苏柳燕　李　丹
李小寒　李红丽　李栢林　李福才　肖卫国
佟晓杰　邱　峰　邱雪杉　张　波　张东方
张喜轩　陈　迎　陈　磊　苑秀华　范　玲
罗恩杰　孟胜男　孟繁浩　赵　斌　赵成海
施万英　姜桂春　娄　岩　祝　峥　袁长季
钱　聪　徐东雨　徐甲芬　高丽红　曹　宇
蔡际群　翟效月　颜红炜　潘兴瑜　潘颖丽
薛辛东　魏敏杰

■ **教材编写办公室**

刘　强　刘伟韬

成人高等教育护理学专业教材

护理心理学

编委会名单

■ **主　编**　汤艳清

■ **副主编**　朱　刚　马　欢

■ **编　委**　（以姓氏笔画为序）

付广艳　朱宇章　朱春莹

杨春艳　李黎黎　吴力娟

范学胜　胡　贤　赵　宏

姜文研　黄晓燕　程　均

前　言

近年来，随着高等医学教育的迅速发展，全日制本科医药类教材建设得到了长足的进步，教材体系日益完善，品种迅速增多，质量逐渐提高。然而，针对成人护理学及药学专业高等教育教材，能够充分体现以教师为主导、以学生为主体、以学生自主学习为主模式的教材，可供选择的并不多。根据教育部《关于普通高等教育教材建设与改革的意见》的精神，为了进一步提高成人高等教育护理学及药学专业教材的质量，更好地把握21世纪成人高等教育护理学及药学内容和课程体系的改革方向，以中国医科大学为主，聘请了北京大学、复旦大学、中山大学、西安交通大学、江南大学、卫生部中日友好医院、辽宁中医药大学、沈阳药科大学、沈阳医学院和澳门理工学院等单位的专家编写了本系列教材，由上海科学技术出版社出版。本系列教材分为成人高等教育基础医学教材和成人高等教育护理学专业教材、成人高等教育药学专业教材，前者供护理学及药学专业学生使用，后两者分别为护理学及药学的专业教材。

本系列教材编排新颖、版式紧凑、层次清晰、结构合理。每章由三大部分组成：第一部分是导学，告知同学本章需要掌握的内容和重点难点，以方便教师教学和学生有目的地学习相关内容；第二部分是具体学习内容，力求体现科学性、适用性和易读性的特点；第三部分是复习题，便于学生课后复习，其中选择题和判断题的答案附于书后。

本系列教材的使用对象主要为护理学及药学专业的高起本、高起专和专升本三个层次的学生。其中，对高起本和专升本层次的学习要求相同，对高起专层次的学习要求在每章导学部分予以说明。本系列教材中的基础医学教材也适用于其他相关医学专业。

除了教材外，我们还将通过中国医科大学网络教育平台(http://des.cmu.edu.cn)提供与教材配套的教学大纲、网络课件、电子教案、教学资源、网上练习、模拟测试等，为学生自主学习提供多种资源，建造一个立体化的学习环境。

为了确保本系列教材的编写进度和质量，我们成立了教材编写委员会。编写委员会主任委员由中国医科大学校长赵群教授担任，副主任委员由中国医科大学网络教育学院常务副院长陈金宝教授担任。编写委员会下设教材编写办公室，由刘强和刘伟韬同志负责各分册协调和部分编务工作等。教材部分绘图工作由齐亚力同志完成。

由于时间仓促，任务繁重，在教材编写中难免存在不足，恳请广大教师、学生和读者惠予指正，使本系列教材更臻完善，成为科学性强、教学效果更好、更符合现代成人高等教育要求的精品教材。

成人高等教育护理学及药学专业教材

编写委员会

2010年5月

编写说明

医学护理先驱南丁格尔(Nightingale，1820～1910)曾讲过:“护理工作的对象，不是冰冷的石块、木头或纸片，而是有热血和生命的人类。”随着医学模式由生物医学模式向生物-心理-社会医学模式转变，以及护理制度由以“疾病为中心”的功能护理向以“病人为中心”的整体护理转变，护理心理学在护理工作中变得越来越重要。

护理心理学是心理学和护理学相交叉的学科。本教材注重涵盖护理心理学基本理论知识和技能；同时，突出实用性，使学生在学习护理心理学后，能在临床工作中使用；另外，本教材内容全面，力求学生对护理心理学有全面系统的了解。全书共11章，介绍了绪论、心理学基础知识、心理健康、应激、心身疾病、异常心理问题、心理评估、心理治疗与心理咨询、患者一般心理、心理护理和护理人员心理等。每章包括导学、具体内容和复习题三部分。

本教材适用对象为护理学专业的高起本、高起专和专升本三个层次的学生，供成人高等教育护理学专业学生使用，也可供护理专业教师和临床护理工作者参考使用。本教材由中国医科大学编写，实行主编负责制，其中，第一章由汤艳清、陈小帆编写，第二章由吴力娟、朱刚编写，第三章由程均编写，第四章由李黎黎编写，第五章由姜文研编写，第六章由黄晓燕、马欢编写，第七章由朱宇章编写，第八章由赵宏编写，第九章由付广燕、范学胜编写，第十章由胡贤、杨春艳编写，第十一章由朱春莹编写。

由于时间仓促、编者能力所限，以及学科仍处于发展探索阶段，本教材的错误和不足在所难免，诚请广大师生多提宝贵意见。

《护理心理学》编委会

2010年5月

目　录

第一章
绪　论

导　学

内容及要求

绪论包括4个部分的内容，护理心理学的概念、研究对象和研究范围；护理心理学简史；护理心理学的相关学科以及护理心理学的研究方法。

护理心理学的概念、研究对象、研究范围这部分，在学习中，应重点掌握护理心理学的概念、研究对象；熟悉护理心理学的研究范围。

护理心理学简史主要介绍护理心理学的启蒙、建立、现状和发展。在学习中，要掌握护理心理学启蒙、建立过程中的重要人物和事件，了解护理心理学的现状和发展。

护理心理学的相关学科部分，在学习中，应熟悉医学心理学、普通心理学、临床心理学、变态心理学、咨询心理学、精神病学、社会心理学和发展心理学的概况；了解生理心理学、心身医学、心理卫生、行为医学、康复心理学的概况。

护理心理学的研究方法主要介绍了观察法、调查法、测量法、个案法、实验法。在学习中，要掌握观察法和调查法，熟悉测量法，了解个案法和实验法。

重点、难点

本章的重点是第一节护理心理学的概念、研究对象及研究方法中的观察法和调查法。其难点是心理护理的研究方法的测量法、个案法和实验法。

专科生的要求

专科层次的学生重点掌握心理护理的概念和研究对象、护理心理学启蒙和建立过程中的重要人物和事件、研究方法中的观察法和调查法；其余做一般了解即可。

- 护理心理学的概念、研究对象与研究范围
- 护理心理学简史
- 护理心理学的相关学科
- 护理心理学的研究方法

第一节 护理心理学的概念、研究对象与研究范围

一、护理心理学的概念

护理心理学是研究护理人员和护理对象的心理现象及其规律、特点，解决护理中的心理问题，以实施最佳护理的一门应用学科。是将心理学知识、心理学原理和方法运用于现代护理领域，研究和解决护理理论与实际工作中的心理行为问题，包括各种患者的心理行为特点、各种疾病的心理行为表现、干预方法及技术，以及护理人员的心理和特点。护理心理学是心理学的一个分支，也是护理学的重要组成部分；是心理学和护理学相结合而形成的一门交叉学科。要理解和把握护理心理学的概念，就要注重以下 3 个方面。

1. *注重护理情境与个体心理之间的相互作用* 护理心理学研究个体心理活动的规律，必须要注重护理情境与个体心理的相互作用。如既要了解患者个体心理如何受护理情境中其他人或团队的影响，也要了解患者个体心理对护理情境中其他人或团队的影响。

2. *注重不同的护理情境对个体心理活动的影响* 不同的护理情境对个体心理活动的影响也是不同的。如急诊救治的情境，当因病而恐慌的患者个体感到的是医疗环境井然有序，医护人员镇定自若、医术精湛娴熟，患者就会缓解恐慌、紧张焦虑的情绪，而产生正性的利于康复的心理活动。反之，如果患者个体面对的是杂乱无序的环境，医护人员惊慌失措、手忙脚乱的救护，患者恐慌、紧张的情绪就会加剧，产生负性的可能导致病情恶化的心理活动。

3. *注重个体内在心理因素的差异对个体心理活动的影响* 护理心理学在重视护理情境对个体心理活动影响的同时，也强调个体内在心理因素的作用。在相同的护理情境下，个体内在心理因素的不同则会产生不同的心理反应。个体内在心理因素指的是个性倾向性和个性心理特征，如信念、人生观、气质、性格等。

二、护理心理学的研究对象

护理心理学的研究对象包括护理对象和护理人员两大部分，其中护理对象包括患者、亚健康状态的人和健康人。

(一) 护理对象

1. *患者*

(1) 研究患者心理因素对健康的作用、生理与心理因素之间的相互影响，以及疾病对其心理的影响。

(2) 研究患者普遍的心理反应和不同年龄阶段、不同疾病阶段的心理特点。

(3) 研究一般病症和特殊病症的心理特点和心理护理方法。

2. *亚健康状态的人* 研究健康状况受到潜在因素威胁的亚健康状态的人，如社会文化因素、环境因素、人格因素、情绪因素、不良行为方式等潜在因素对健康的影响。

3. *健康人* 研究正常心理活动、健康的心理行为和应激的应对方式等，及其对健康的维护和促进作用。

(二) 护理人员

研究护理人员的心理特质的培养，良好职业素质的塑造和养成，护理人员的心理活动对护理对象积极和消极的影响，以及如何维护和促进护理人员的心身健康等。

三、护理心理学的研究范围

护理心理学的基本研究范围主要涉及理论和实际应用两个方面。

(一) 理论方面

从理论上探讨在特定性的护理条件下，护患的角色行为、个性心理特征等发生、发展及变化的规律。护理心理学注重实用性，发展护理心理学是要为实际工作服务。基于此，要建立完整的护理心理学的理论体系，而不是简单重复医学心理学、护理学已有的研究；同时要研究护理领域的心理护理规范化应用模式。

(二) 实际工作方面

实际工作方面是指将护理心理学的理论研究成果运用于护理的实践工作之中，为人们健康提供服务。这部分研究范围包括了以下几个主要方面：①培养护理心理学方面的专业人才，为临床护理工作提供高素质的人力资源。②研究护士职业角色化的心理特点和相关理论，建立护士人才选拔的心理学标准，为选拔、培养和任用护士提供理论依据。③研究心理护理的科学方法和可操作的心理护理的规范化模式，用以指导临床心理护理工作的正确实施。④用客观评定患者心理状态的量化测评工具，来研究护理对象的一般和特殊的心理特点，为心理护理提供科学依据。⑤用心理学的原理和方法，研究护理活动过程中的各种复杂人际关系的处理方式，以指导护士在护理过程中主导护患关系的方法和技巧，帮助护士调控患者之间以及患者和家属之间的人际关系。⑥研究并提供能预防患者发生心理危机的干预措施和有助于患者身心康复的有效对策。⑦研究能促进护士职业心理素质优化的有效对策，提高护士人才培养的成功率、优良率，给教育管理部门提供指导和咨询服务。

第二节 护理心理学简史

护理心理学历史非常短暂，其发展与临床护理工作模式的转变和护理教育体系的改革密切相关。

一、护理心理学的启蒙

早在古代，爱抚就是一种用于同疾病和死亡作抗争的方法。公元前460年，医学之父希波克拉底提出护理、观察、报告都要以患者为中心的观点，甚至认为“护理重于医疗，其主要在于帮助人们洗涤灵魂……最高理想是爱和信心”，强调对患者身心护理的重要性。

最早提出心理护理思想的是护理学先驱南丁格尔(Nightingale F)。19世纪中叶，她在担任英国伦敦“贫民医院”的护理督导工作过程中，强调病房必须空气新鲜，条件舒适，环境清洁、安静等。强调降低由于战争、感染引起的病死率成为护理界的首要任务，南丁格尔重视、改善护理环境，以此作为提高存活率的有效措施。她将改善患者情绪列为其中的一部分，要求护理工作者加强与患者的交往，并为患者提供丰富的活动，以恢复他们的积极情绪。南丁格尔的观念构成了心理护理的雏形。1943年，继南丁格尔之后，美国学者奥利维亚提出“护理是一种艺术和科学的结合，包括照顾患者的一切，增进其智力、精神和身体的健康。”

二、护理心理学的建立

护理心理学的逐步形成与近代医学史上的一些重大事件和人物的影响有关。首先，世界卫生组织(WHO)在1984年的世界卫生大会上，提出了健康的新概念：健康乃是“身体、心理和社会方面的完好状态，不仅仅是没有疾病和衰弱”。几年后，受人本主义学派的影响，护理学界引入了系统论、信息论,开始建立了新的护理学理论。而美国 Abdellah 博士此时将马斯洛需要层次理论引入护理学,明确指出了分析患者的需要,满足患者合理的生理和心理需要,是护理工作的重要目的。在这些心理学理论的影响下,新的护理观念初步形成,并将心理治疗和心理咨询的方法应用于临床护理实践。此后,奥瑞姆(Orem DE)于 1971 年提出了自我护理的概念,即人类个体为了自身生存健康及安适所进行的实践活动。她称健康人为"自我护理者",患者则是"自我护理能力有缺陷的人";而护理的目的就是帮助患者进行自我护理,从而使之增进健康,促进疾病的痊愈或安然离开人世。1977 年,恩格尔(Engel GL)在《Science》杂志上发表了一篇文章,提出医学模式需要由生物医学模式向生物-心理-社会医学模式转变。随着这一转变,护理模式也逐步发生了巨大的变化。以疾病为中心的功能制护理转变为以患者为中心的整体护理,要求护理服务不仅要与医师紧密配合,为危重患者随时提供护理技术指导,更要针对每一位患者的具体情况,力图消除心理、社会因素带来的消极影响。这正是"善医者必先医其心,而后医其身"的道理。具有一流的医疗设备和技术的医院,如果缺乏医务人员美好的语言,没有热情和关怀,那么就如同失去了阳光和春风。到了 20 世纪 80 年代,整体护理模式出现于临床,它是以患者为中心,由责任护士对患者的身心健康实施有计划和有目的的整体护理。该模式明确提出了心理护理的目标,要求护理人员懂得心身关系,提高个人心理素质,学会对患者进行劝导、解释、安慰、保证与积极暗示等。1980 年,美国护理协会也将护理定义为"对人类存在的或潜在的健康问题的诊断和处理"。

在医学模式和护理模式转变的大背景下,护理心理学在国内外以各种不同形式出现于护理教育和临床护理工作中。

(一) 心理学直接进入了护理教育体系

这主要出现在西方国家。他们有大量的心理学专业人才和教材,但是,在课程方面,往往在心理学之前,加上"护理专业"。例如,悉尼大学护理学院开设的"护理专业"教育心理学、临床人际关系学和行为科学等。

(二) 以我国为代表,直接以护理心理学名义开设课程

早在 1981 年,刘素珍在《医学与哲学》中提出"应当建立和研究护理心理学"。1991 年,人民卫生出版社在《医学心理学》教材中加入了"护理心理学"部分,将护理心理学归入为医学心理学的一个分支学科,这应该是我国护理心理学出现的标志。很多护理专业院校为学生开设包括心理护理内容的医学心理学课程。

三、护理心理学的现状

(一) 在护理专业课程体系中增加了系统心理学课程

现在美国的四年制护理本科教育,平均每年有近百学时的心理学课程。新加坡的护理专业也开设有心理学、行为、人际关系等课程,课程内容包括普通心理学、生理心理学、发展心理学、社会心理学、临床心理治疗学、变态心理学等,使护理人才的知识体系更贴近现代护理模式的需求。英国的三年制护理教育按"Project 2000"体系实施护理专业的教育,加强心理学、交谈与安慰艺术等课程的教学。法国的护理专业课程中,也加入了心理学、社会医学、行为学等知识。澳大利亚悉尼大学护理学院的本科教育设置了行为科学和人际沟通的内容。

(二) 大量有关护理心理学的教材出版

比如德国人赫尔默特·雷姆施米特编著的《护理心理学》几乎涵盖了所有与护理专业有关的心理学知识,包括意识、感知觉、学习与记忆、思维、动机、智力、人格、发展心理学、社会心理学、医院心理学、表述心理学、心理诊断技术、心理因素导致的生理疾病、心理(精神)疗法、医院的社会结构、医院中的心理学、疾病及其心理处置、护士和护理的心理任务、精神疾病及临终关怀等。1996 年在全

国高等院校护理教材会上,《护理心理学》被列为独立编写的专门教材,并于1998年出版发行。此后以《护理心理学》命名的教材大量涌现,适用于不同学历层次的护理专业。

(三)护理心理学学术团体建立和学术论文大量涌现

随着护理模式向整体护理模式的转变,护理心理学的研究论文在数量上逐年递增,研究内容涉及护理心理学的各个方面,论文大量发表在《中国心理卫生杂志》、《中华护理杂志》和《护理管理杂志》等刊物上。在1995年,中国心理卫生协会成立了护理心理学专业委员会,其宗旨是"引导护士在整体护理模式的指导下,针对个体的反应特点,作出护理诊断,制定护理计划,围绕护理对象的心理需求,运用护理程序,系统地实施整体护理"。与此同时,护理专业委员会十分重视对护理人员职业心理素质的培养。这些都极大地促进了护理人才的涌现和护理心理学的学术研究和交流,推动了护理心理学专业的发展。

四、护理心理学的发展

护理心理学的发展和体系的建立与护理学的发展密切相关。当代经典的护理学强调"照顾与助人、护理的医疗化、护理的研究化、心理护理"。所以,今后护理心理学的发展要从3个方面加强:①必须重视研究护士自身的心理素质,包括研究护士应具备的心理素质,进行心理负荷训练,加强管理心理学在护理工作中的应用。②要重视学习研究心理护理的理论和实际工作方法,摆脱经验体会,研究设计要合理,注意控制影响因素,采用标准化的评估方法和有效的统计处理技术。③要重视对心理护理效果的研究。目前,国内外的研究论文大多是采用量表或问卷来评估患者的心理活动状况,以生命质量评估护理效果,还有大量的文章采用Meta分析,这些都值得借鉴。

第三节 护理心理学的相关学科

护理心理学介于护理学和心理学之间的交叉应用学科,是应用心理学的分支,与护理心理学关系最为密切的是医学心理学。

医学心理学(medical psychology)是研究心理因素与健康和疾病的相互关系,研究心理因素在疾病的发生、诊断、治疗及预后中的作用,是心理学与医学相结合的产物。其中研究心理和疾病关系的科学,就是心身医学或身心医学,前者研究致病的心理因素,后者研究疾病与体残对心理的影响。在疾病的诊断与治疗方面,医学心理学强调在医生与患者之间建立和谐、互相尊重、互相信任的关系。医学心理学还主张运用心理学的知识,研究维护人的心理健康的各种手段,达到预防疾病的目的。医学心理学在现代医学中的作用:①可以促进医学模式的改变。②有助于改善医患关系。③是临床医疗工作的迫切需要。④能增加心理健康知识,促进预防保健工作。⑤注重心身相互作用的规律和机制。

医学心理学根据其研究的范畴不同又分化出许多分支学科和相关学科:临床心理学、变态心理学、神经心理学、普通心理学、发展心理学、社会心理学、健康心理学、咨询心理学、社区心理学、心理病理学、药物心理学、缺陷心理学、心身医学、生理心理学、心理生理学、管理心理学及康复心理学等。下面就与护理心理学密切相关的部分学科作简要介绍。

一、普通心理学

在心理学中,它处于基础学科地位。普通心理学(general psychology)是研究心理现象发生和发展的最一般规律的学科,包括感知觉、记忆、思维的一般规律,人的需要、动机及各种心理特征最一般的规律等。普通心理学还研究心理学最一般的理论,如心理与客观现实的关系,心理与脑的关系,各种心理现象间的相互联系及其在人的整个心理结构中的地位与作用,研究心理现象的最一般方法等。普通心理学的内容概括了各分支学科的研究成果，同时又为各分支学科提供理论基础，因此学习护理心理学首先应从普通心理学入手，普通心理学是学习护理心理学的入门学科。

二、生理心理学

生理心理学(physiological psychology)是研究心理现象的生理机制，主要内容包括神经系统的结构与心理功能，内分泌系统的作用，本能、动机、情绪、睡眠、学习和记忆等心理和行为活动的生理机制等。英国 Thomopson RF 曾提出生理心理学是理解行为和经验的生物学规律的科学，也可称为心理生物学。由于心理的脑机制也是一种生理机制，因而在一些神经生理学和生理心理学的专著里，内容上有不少的重叠。

三、临床心理学

临床心理学(clinical psychology)主要研究和直接解决临床问题，包括心理评估、心理诊断和心理治疗以及咨询、会谈等具体工作。1984 年美国心理学家 Saccuzzo DP 和 Kaplan RM 对临床心理学下的定义是：它侧重研究人类和人类问题，目的在于调整和解决人类的心理问题，改变和改善他们的行为方式，以及最大限度地发挥人的潜能。他们还把行为医学也归于临床心理学的一个新的领域。临床心理学在美国是最大的心理学分支，从事这项工作的人很多，又称为临床心理学家或心理治疗师(psychologists)，其工作遍布学校、医院、机关、商业、法律、政府、军事等部门。

四、变态心理学

变态心理学(abnormal psychology)或病理心理学(pathological psychology)，它研究人的心理与行为的异常，包括认知活动、情感活动、动机和意志行为活动、智力和人格特征等方面的异常表现。所以，也可以说，变态心理学是研究和揭示心理异常现象的发生、发展和变化规律的一门科学，是研究病人的异常心理或病态行为的医学心理学分支。它用心理学原理和方法研究异常心理或病态行为的表现形式、发生原因和机制及其发展规律，探讨鉴别评定的方法及矫治与预防的措施。变态心理学与精神病学关系密切，主要区别是后者属于临床医学的分支，服务对象是各种具体患者，主要工作是对其进行诊断、治疗和护理。变态心理学的研究成果是医学心理学某些理论和证据的重要来源，因此一般认为它是医学心理学的基础分支学科。但是从一些变态心理学专著的内容来看，其范围几乎遍及或超出医学心理学的许多领域。此时，变态心理学与医学心理学仅是交叉的两门学科。

五、咨询心理学

咨询心理学(counseling psychology)是对正常人处理婚姻、家庭、教育、职业及生活习惯等方面的心理学问题进行帮助，也对心身疾病、神经症和恢复期精神病患者及其亲属就疾病的诊断、护理、康复问题进行指导。临床心理学和咨询心理学的工作有许多的共同之处，主要区别是后者倾向于解决个人烦恼和职业咨询。咨询心理学与医学心理学有很大的重叠和交叉，可以将其看作是医学心理学的应用分支学科或者交叉学科。

六、精神病学

精神病学(psychiatry)虽然在轻微精神疾病如神经症及精神病康复期的工作中与医学心理学有某些重叠或交叉，但与医学心理学的工作侧重点不同，故是两门独立的学科。

七、心理卫生

心理卫生(mental health)或心理健康这一术语，一是指一种心理健康状态，个体处于这种状态时不仅自我感觉良好，而且与社会的关系和谐；二是指维持心理健康的原则和措施。心理卫生运动的深入开展，需要有许多学科和社会职能部门的通力协作和配合。

八、行为医学

行为医学（behavioral medicine）是综合行为科学和生物医学知识的交叉学科，研究有关健康和疾病的行为科学和生物医学的知识和技术，并将这些知识和技术应用于疾病的预防、诊断、治疗和康复。

九、心身医学

心身医学（psychosomatic medicine）被广泛认识为心理生理医学，是研究心身疾病的发生、发病机制、诊断、治疗和预防，研究生理、心理和社会因素相互作用对人类健康和疾病的影响。

十、社会心理学

社会心理学（social psychology）是系统研究社会心理与社会行为的科学。它研究社会中的心理现象，如社会情绪、阶级和民族心理、宗教心理、社会交往与人际关系等；小团体中的社会心理显现，如团体内的人际关系、心理相容、团体气氛、领导与被领导、团体的团结与价值定向等。社会心理学还研究人格的社会心理学问题，如人格倾向性、人格的自我评价、自尊和自重等。社会心理学的核心理论是人际关系，人际关系理论和沟通技能对护理心理学影响深远。

十一、发展心理学

发展心理学（developmental psychology）研究心理的种系发展和人心理的个体发展。前者称为比较心理学，而后者是研究个体从受精卵开始到出生、成熟、直至衰老死亡的生命全过程中心理发生发展规律的科学。

按照人生的阶段，毕生发展心理学可以分成婴幼儿心理学、儿童心理学、青年心理学、成年心理学和老年心理学。毕生发展心理学探讨各个年龄阶段的心理特征，并揭示个体心理学从一个年龄阶段发展到另一个年龄阶段的规律。发展心理学阐明了人类毕生发展的心理特征和规律，护理心理学应用其知识为患者提供初级心理保健，因此，发展心理学也是护理心理学的重要基础学科。

十二、康复心理学

康复心理学（rehabilitational psychology）是研究解决伤残、慢性疾病患者和老年人存在的心理行为问题，促使他们适应工作和适应社会，从而尽可能降低其残障程度。

第四节　护理心理学的研究方法

研究方法是护理心理学科研的核心，掌握科学的研究方法是科研成功的关键。护理心理学研究的具体方法和技术较多，常用方法有：观察法、调查法、测量法、个案法、实验法等。

一、观察法

观察法（observational method）是指有计划地运用自己的感官或借助科学仪器与装置，对所要研究的对象进行系统地观测和考察来获取研究资料的方法。观察法是科学研究中最古老、应用最广的一种方法，所有的心理学研究都要用到。因此，有人称观察法是“科学研究的第一等方法”。人的言行举止、表情、外貌、衣着、兴趣、爱好、风格、对人对事的态度、面临困难或患病时的应对方式等都可以作为观察的内容。

根据观察媒介的不同，我们把运用自己感官进行的观察称为直接观察，运用科学仪器进行的观察称为间接观察。间接观察克服了感官的局限，扩大了观察的范围。随着科学仪器的发展，间接观察得到越来越广泛的应用。

根据观察特点的不同，观察可以分为日常观察和科学观察。日常观察具有自发性、偶发性等特点，而科学观察不同于日常观察，它有如下特点。

(1) 目的性：科学观察所具有的研究目的或假设，观察的设计、内容和方法都要符合预定的目的。

(2) 计划性：具有系统的记录准备，如记录方法、记录表的设计都应事先准备。

(3) 系统性：在研究假设或目的的指导下，有序地、系统地进行。

而根据观察记录方式的不同，观察又可以分为：描述性观察法、取样观察法和评价观察法3类。

(1) 描述性观察法：指的是通过详细记录时间或行为的发生、发展过程而获取资料的方法。描述性观察法记录要求具体，不要归纳或用抽象形容词和副词，要设法写出具体行为，设法停留在最小可能的推理层次上。要尽可能避免用自己的描述词和解释词。要设法掌握一个人的原始行为的发生情况，不要对当时的情况作最后的判断或评价。描述性观察法的主要不足是记录信息、分析综合资料所需的时间太长。

(2) 取样观察法：指的是对观察的行为或事件进行分类，把复杂的事件或行为转化为可以数量化或可限制的材料来进行记录。取样观察法的种类有：①时间取样：是以时间为单位进行取样，即在规定的一定时间内进行观察，对这一时间内发生的各种行为作比较全面的记录。②事件取样：以事件为单位进行观察，是研究特定类别的完整行为事件，它的测量单位是行为本身而不是人为的时间间隔。③个人取样：是对单个对象作连续取样，以个体为单位，在观察中选择一个对象，在规定事件内根据记录单位记录这个对象的全部中心行为和事件。

(3) 评价观察法：又称为等级量表法，是指观察者根据预定标准，不仅要观察行为，同时还要对观察的行为做出评价。也就是说评价观察法是根据知觉的印象，很快概括行为程度差别的一种简易方法。按对其评价方式不同，评价观察法可以分为不同的类型，有数字等级法、语义类别法、图表评价法、强迫选择法等。评价观察法的优点是比较容易制定，使用也比较方便，而测量迅速，但是它要求观察者进行评价，所以容易受观察者本身的错误和偏见影响，因此其观察信度通常较其他几种方法要低。

观察法根据观察场景的不同，可以分为是实验室观察法和情境观察法。其中护理中最常用到的是情境观察法。

情境观察法根据预先设置的不同，一般可以分为以下两种。

(1) 自然观察法(naturalistic observation)：是指在不加任何干涉的自然环境中对研究对象的行为直接观察记录，对其分析解释，从而获得行为变化的规律。如护士可以通过生活护理、治疗护理、巡视病房等对患者的心理活动和行为方式所进行的观察。

(2) 控制观察法(controlled observation)：是指在预先控制观察的情境和条件下进行观察，如重症病房在特定情境中的情绪和行为反应的观察即属于控制观察。

观察法的优点是可以取得被试者不愿意或没有能够报告的行为数据，不需要人为地对被试者施加任何影响就掌握了许多实际资料。缺点是资料的可靠性差，观察质量在很大程度上要依赖于观察者的能力，而且观察活动本身也可能影响被观察者的行为表现，使观察结果失真，且结果有一定的局限性，适于A群体的不一定适于B群体。分析研究结论的最重要条件是所得资料必须具有真实性与代表性，因此，使用观察法时，必须考虑如何避免观察者的主观因素导致的误差。观察法在研究患者的心理活动、心理评估、心理护理、心理健康教育中被广泛使用。

二、调查法

调查法(survey method)是通过访谈、问卷、调查表等方式获得资料并加以分析研究的方法。调查法不受时空的限制,研究的对象范围宽、内容广,而且操作较为简单,因此它已成为护理心理学研究中广泛采用的研究方法。调查的主要方法有访谈法和问卷法。

(一) 访谈法

访谈法(interview survery)是通过与被调查者会晤交谈,了解其心理活动,同时观察其访谈时的行为反应,以补充和验证所获得的资料,记录和分析得到的研究结果。访谈法通常采用一对一的会谈方式,也可由访谈者召集一些调查对象就访谈者了解的问题发表些意见,前者为个别访谈,后者为集体访谈。集体访谈应注意以下几点:①对参加座谈的人要进行选择,使参加座谈的人具有各方面的代表。②参加的人数不宜太多,一般是7~8个人较为合适。③访谈者的态度要诚恳谦虚,不摆架子,并要简要说明调研的目的、意义和要求,以取得访谈对象的信任、理解与支持。④有意识地创造一种自由、热烈、活泼的气氛,使访谈对象能无拘无束地畅谈自己的真实想法。⑤访谈者应该注意倾听对象的发言,并要适时地提出追问的问题,以便把问题引向深入。⑥要控制访谈的方向,使访谈始终围绕主题进行。集体访谈的优点是:参与访谈会的人数多,能够集思广益,相互启发,彼此印证,收集到比较全面、深入的资料。缺点是:后发言者容易受前发言者的影响,即产生从众心理;集体访谈无匿名性可言,对一些敏感的问题难以收集到真实的资料。

根据访谈的内容是否由标准化的问题组成,可以分为结构式访谈和非结构式访谈。结构式访谈是访谈者按照封闭式问卷依次向访谈对象提问,并要求访谈者按规定的要求回答的一种调查方式,结构式访谈结果容易进行统计处理和分析。非结构式访谈室访谈者按照提纲或开放式问卷进行的访谈,访谈对象的回答不受约束,可自由发表自己的意见。非结构式访谈通常用于探索性研究。

访谈法的优点是:①灵活性大:访谈者可以根据具体情况随时调整访谈的计划和进程。②适用范围广:除语言有障碍的人外都可以成为访谈对象。③控制性强:由于直接与访谈对象接触,访谈者可以对访谈话题和访谈进程随时进行调整和补救。④回收率高:只要访谈者有耐心,坚持找到访谈对象,就都能得到所需要的材料。缺点是:①访谈费时费力,而且也不经济。②访谈面对面,匿名性低,访谈对象因为顾虑可能不作如实回答。③容易产生偏差,访谈者的态度、表情、语调,甚至服饰等都有可能影响访谈对象,影响材料的真实性。④非结构式访谈标准化程度低,材料难以量化。

(二) 问卷法

问卷法(questionnaire method)是通过书面的形式,以严格设计的问题或表格,向研究对象收集资料和数据的方法。根据设计问题方式的不同,问卷可分为开放式、封闭式和半封闭式3种类型。

开放式问卷是指在问卷上只提出问题,不列出答案,由调查对象自由回答。根据提问方式的不同,又可以分为自由回答式、言语导入式和情景导入式3种类型。①自由回答式是指提出问题让调查对象自由回答。自由回答分类要细,而且要避免分类的主观性。②言语导入式指的是提出一个词,让调查对象回答联想到的东西。这种提问方式能够了解调查对象对某一方面的印象和看法,特别是能了解调查对象无意中流露出的真实想法。③情境导入式是指在一个设计现场情境中回答。开放式的优点是提问较为容易,对象的回答也较为真实,往往可以得到意想不到的材料;弱点是只能作定性分析,难以作精确的定量分析。它可以用于探索性、预备性的研究。

封闭式问卷是指不仅要提问,还要列出可供选择的答案,限制回答的方向和数量,让被调查者选择所赞同的答案,主要有肯定式(正误式)、多项选择式、排序式、等级式和定距式等形式。封闭式的主要优点是问题标准化,可作较详细的统计分析,能得到较为准确的量化结果;不足是提问较为麻烦,答案不一定包括全部情况,导致被调查者不知如何作答,难以了解被调查者选择答案的理由和动机。

半封闭式，又称综合式，兼有封闭式和开放式的特点，即既列出了答案，又留有被调查者自由回答的余地。

问卷的实施：问卷调查实施分为团体回答式、个别访谈式和邮寄式 3 种方式。①团体回答式是将调查对象集中在一起，先是由调查者口头对调查加以说明，然后再让调查对象回答问卷。运用这一方式时，调查者的说明很重要，会直接影响调查的进行。为了使被调查者明确回答的方式，可以作举例说明。②个别访谈式是由调查人员向某个调查对象提问并记录其回答，这样得到的调查结果比较准确和真实。③邮寄式是一种适用于无法直接见面的对象的调查方式。该法普遍存在的问题是存在回收率低的缺陷。

问卷法简便易行，信息量大，可在较短的时间内获得大量信息，但结果的真实性、可靠性因受各条件因素的影响而有所不同，故必须以科学客观的态度分析、报告问卷所获得的研究结果。

三、测量法

要对护理心理活动进行科学的评价，必须统计分析所收集的数据，数据资料的一个重要来源就是测量。测量法，也称为心理测试，指以心理测试作为个体心理反应、行为特征等变量的定量评估手段。临床心理护理研究中常用行为评定量表、症状评定量表、人格评定量表对患者心理行为进行测评，对实施心理护理手段后的效果进行评定。

四、个案法

个案法又称个案历史研究法，指的是对具有特殊意义的研究对象进行个别的、具体的研究，包括对其临床表现、家庭、个人经历、社会环境、健康状况等多方面进行研究。

个案研究法有其特点：①研究对象的单一性：个案研究的对象是对单个或由个人组成的团体进行研究，这种对象具有单一性、具体性。个案研究法着重研究个人或者单个对象的心理、行为及其影响因素等。对象可以不具有典型性和代表性。②研究目的的针对性：任何个案研究的目的都是通过发现存在的问题并探索形成的原因来更好地、有针对性地采取相应措施。③研究过程的精细性：个案研究的对象少，目的明确，易于对研究对象进行精细的分析工作，从而能正确地认识其现状，反映其真实情况，准确把握它的本质属性，便于提出有针对性的措施。在个案研究中常常运用归纳的方法来对材料进行全面、深入的了解，不仅需要了解其现状、发展的历史背景，还需要把握其发展过程及发展过程中出现的种种问题，因此，个案研究常常需要持续较长的时间。

个案研究的优点：①个案研究既要强调充分考虑研究对象的特点，并根据研究对象的实际，提出有针对性的处理措施，同时又要强调把对象放到社会文化背景中去，考虑其心身整体性。②个案研究强调历史研究和现实发展相结合的动态研究，能够更好地揭示对象的发展变化的特点和规律，能够提供有关个别对象发展的具体材料，丰富感性认识。③个案研究方法灵活多变。具体进行个案研究时，必须运用多种方法（如观察法、问卷法、测量法、访谈法等），才能收集到有深度、广度的个案资料。正因为如此，个案研究所获得的资料比较全面，不仅感性材料丰富，而且资料深入、系统。

个案研究的缺点是：①个案研究对象少，代表性差，难以从个案研究中得出普遍性的规律和结论，因此依据个案研究得出的研究结果的实用性也常常被人怀疑。②个案研究一般只能揭示对象的类型特征，常常是定性的分析，方法难以标准化，容易做出主观的、不精确的结论。

五、实验法

实验法（experimental method）是研究者对某一变量进行系统的操作，从而研究这种操作对心理、行为或生理过程的影响规律。实验法是科研方法中最严谨的方法，能完整地体现陈述、解释、预测、控制4个层次的科学研究目的。但是，试验研究的质量很大程度上取决于实验设计，如由于实验组与对照组相匹配受到很多中间变量的干扰，可能影响实验结果的可靠性。实验法在心理学研究领域，除实验室研究外，还常常将研究延伸至自然环境下进行实验研究，也称为现场实验，如在学习情境中对研究对象的某些变量进行操作，观察其反应，以便分析和研究其中的规律。现场实验的情景更接近现实生活，但在许多情况下难以实现对实验条件的控制，且实验结果难以判断，若分析不当可能做出错误的解释。但现场实验具有研究范围广泛、不受实验情景影响、接近真实生活、结果易于推广等优点，因此是护理心理学研究中被广泛采用的一种研究方法。

(一) 实验设计

用实验法来研究护理心理学的问题，最重要的是实验设计。实验设计是研究者为了解答要研究的问题，对于如何操作自变量，控制各种无关变量和如何检测自变量所做的一种扼要的计划或构架。根据实验设计，研究者按照一定的程序操纵或改变自变量，并观察自变量的操纵和对因变量的影响，从而获得可观测的、正确的实验结果。

实验设计的优劣取决于能否成功地操作以下3个要素：①有效控制无关变量。无关变量是指除实验因子外的影响实验效果的因子，而这些因子却不是实验所要探究、关心的实验因子。控制无关变量的目的是为了使实验因子单独发生作用。这样，我们才能说明实验结果是实验因子的结果。②成功操作自变量。自变量即为实验操纵的因子，指的是不受外界因素影响而自身产生变化的变量。自变量的操纵是实验的核心，因此在实验设计中选择自变量，确定自变量的数量、大小等尤为重要，否则达不到研究目的。③科学观察因变量。因变量即为实验结果。实验结果是否准确，能否全面地反映实验的情况，不仅取决于自变量的操纵、无关变量的控制，还取决于确定的观察指标是否得当、是否合理、是否全面。如果确定的观察指标有遗漏，会漏掉一些宝贵的信息，对实验结果的解释产生重大影响。因此实验设计应该尽可能全面地、仔细地考虑何时观测因变量、如何观测因变量、观测哪些因变量。

(二) 实验的控制

控制是实验法最显著、最重要的特点，对无关变量的控制，是保证实验结果说明问题的重要环节。

1. 变量的类型　根据变量的来源不同，变量可分为3类：①刺激变量：指的是影响机体反应的刺激条件。刺激变量也称为自变量，是实验所操纵的因子。②机体变量：是指有机体影响反应产生的本身特征，比如研究对象的性别、年龄、动机、态度等。机体变量对实验结果有较大影响，因此常常是实验控制的主要因素。③反应变量：是刺激变量在有机体行为上、生理生化上引起的变化，反应变量通常可称为因变量。

2. 实验控制的方法　实验控制实际上就是对无关变量的控制。控制无关变量最常用的方法有：①消除法：即排除或者隔离无关变量对实验结果的影响。比如为了消除环境因素对心理测量的影响，就要选择安静的测验场所，同时要控制被测者的测验动机。但是在许多情况下，无关变量是难以消除的，而且过多地使用消除法，必然会使实验情境失去“自然性”、“现实性”，故消除法在护理心理学研究中应用有限。②恒定法：是指在整个实验期间，尽可能地使所有的实验条件、实验处理、实验者及研究对象都恒定不变，如实验的病房不变，测验者恒定等。③平衡法：是指除实验因子以外，无关变量对所有的实验组与对照组的影响都是均等的，这样才能得到可信的实验结果。④统计法：选择合适的统计方法可有效控制非实验因素对实验结果的影响。

复 习 题

【A 型题】

1. 护理心理学的研究对象不包括：（ ）
A．患者 B．亚健康状态的人 C．健康人 D．患者家属
2. 护理心理学的研究方法：（ ）
A．观察法 B．访谈法 C．调查法 D．实验法
3. 实验变量的类型：（ ）
A．刺激变量 B．环境变量 C．机体变量 D．反应变量
4. 下列哪项不属于无关变量的控制方法：（ ）
A．平衡法 B．统计法 C．测量法 D．消除法
5. 下列哪项不属于观察法：（ ）
A．描述性观察法 B．取样观察法 C．访谈性观察法 D．评价观察法

【简答题】

1. 何谓医学心理学？
2. 简述护理心理学的研究任务。
3. 简述观察法的优缺点。
4. 访谈法的优缺点是什么？
5. 简述集体访谈法的注意事项。
6. 个案研究的优缺点是什么？
7. 简述护理心理学理论和技术在现代护理中的应用。
8. 简述行为主义学派对护理学的贡献。

第二章
心理学基础知识

导　学

内容及要求

心理学基础知识包括4个部分的内容，认识过程、情绪和情感、意志过程、人格。

认识过程主要介绍感觉、知觉、记忆及思维的概念、知觉的基本特性、遗忘曲线的意义及记忆的规律和特点、思维和想象的概念及分类、问题解决及其影响因素。在学习中，应重点掌握感觉、知觉、记忆和思维的概念；熟悉知觉的基本特性；了解遗忘曲线的意义及记忆的规律和特点、问题解决及其影响因素。

情绪和情感主要介绍情绪、情感的概念及区别和联系、情绪和情感的分类、情绪的理论、情绪和情感的作用。在学习中，应重点掌握情绪和情感的概念及其区别和联系；熟悉情绪和情感的分类；了解情绪和情感的作用。

意志过程主要介绍意志的概念、意志的特征、意志与认知、情感和个性的关系、意志的品质。在学习中，应重点掌握意志的概念；熟悉意志的特征；了解意志的品质。

人格主要介绍人格的概念及主要特征、人格的影响因素、能力的概念及个别差异、气质的概念及气质学说、性格的概念及其特征、需要的概念及马斯洛的需要层次理论、动机的概念及动机的冲突、挫折的概念及如何面对挫折。在学习中，应重点掌握人格、需要、动机、气质和性格的概念；熟悉气质的分类、性格的特征及分类；了解马斯洛的需要层次理论、人格的影响因素。

重点、难点

心理学基础知识的重点是第一节认识过程、第二节情绪和情感、第三节意志过程。其难点是第四节人格。

- 认识过程
- 情绪和情感
- 意志过程
- 人格

专科生的要求

专科层次的学生对人格作一般了解；并且能够熟悉第一节认识过程、第三节意志过程。

第一节 认识过程

一、感觉

感觉，是当前直接作用于感觉器官的客观事物个别属性在人脑的反映。感觉是人们认识客观世界的第一步，是知识的源泉。通过感觉，人们不仅可以了解事物的个别属性，如物体的形状、大小、颜色、软硬、气味、声音等，而且还能知道自己身体的内部状况和变化，如饥饿、疼痛、胃肠的剧烈收缩等。

（一）感觉的意义

感觉对人来说具有重要的意义，它是人们认识客观事物的基础，感觉剥夺的实验已证实，人若没有感觉刺激，心身健康会受到明显的影响，精神会崩溃，思维会紊乱。

（二）感觉的分类

1. 外部感觉　人的感官对外部信息的察觉就是外部感觉。外部感觉又可分为远距离感觉和近距离感觉。远距离感觉包括视觉、听觉和嗅觉，它们提供位于身体以外具有一定距离的事物的信息，对人类的生存有重要意义。其中视觉是人类最重要的感觉，人类从外界获得的信息中，有80％来自视觉。近距离感觉提供位于身体表面或接近身体的有关信息，如触压觉和温度觉等。

2. 内部感觉　身体内部的感受器对内环境刺激变化的觉知，它反映机体位置、运动和内脏器官状态的信息，主要包括运动觉、平衡觉、内脏觉等。

（三）感受性与感觉阈限

感受性就是感觉器官对刺激的敏感程度。感受性的大小用感觉阈限的大小来度量，两者成反比，阈限值低感受性高，阈限值高感受性低。要引起感觉，刺激必须达到一定的量。刚刚能引起感觉的最小刺激量称为感觉阈限，低于感觉阈限的刺激，人是感觉不到的。

（四）感觉的特性

1. 感觉的适应　感受性由于刺激物的持续作用而发生改变的现象，表现为感受性的提高或降低。

(1) 视觉适应：①从强烈的光线下进入暗室，最初什么也看不见，经过几分钟才能看清事物的轮廓，这种刺激由强变弱、感受性逐渐提高的过程叫做暗适应。②从暗处进入到光亮处，最初强光使人头晕目眩，什么也看不清，但经过1分钟视力就能恢复正常，这一感受性降低的过程叫做明适应。

(2) 温度觉适应：人将手放进热水中，起初觉得很热，但不久热的感觉会减退。

(3) 嗅觉适应："入芝兰之室，久不闻其香；入鲍鱼之肆，久而不闻其臭。"这是嗅觉适应现象。

(4) 味觉适应：现实生活中，我们都有味觉适应的现象。如果把一物质放进嘴里，物质的味道很快就会消失。而且，对这种味道的适应会显著地影响随后吃进的食物的味道。例如，当我们吃了甜的食物，再吃酸的食物时会觉得更酸些。

2. 感觉的对比　感觉的对比是指同一感受器接受不同刺激时，感受性发生变化的现象。具体地说包括同时对比和继时对比。几个刺激物同时作用于同一感受器时产生的感觉对比称为同时对比。把同一个灰色纸片放在黑色的背景上看起来显得亮些，放在白色背景上显得暗些（图2-1）。几个刺激物先后作用于同一感受器时产生的感觉对比称为继时对比。经过冷水的刺激后，就算微温的水也会感觉到热；吃了苦药之后，喝白开水也会感觉到甜。

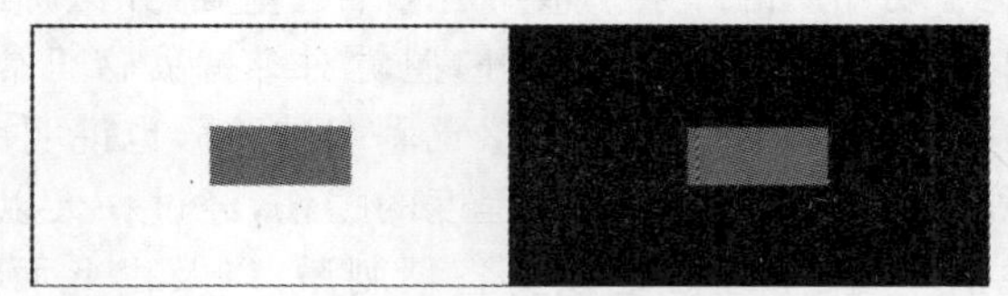

图2-1　感觉的对比

3. 联觉　一种感受器受到刺激引起一种感觉的同时又引起另外一种感觉的现象，称为联觉。最常见的是视听联觉，即听到一种声音的同时引起一种色觉。最容易产生联觉的是色觉，红、橙、黄等颜色类似阳光和火焰的颜色，使人有温暖的感觉，被称为暖色；相对的，蓝、青、紫等颜色与大海、蓝天、森林等颜色相近，引起清凉甚至寒冷的感觉，被称为冷色。

不同的颜色会引起不同的心理效应，在生活的诸多方面应当考虑联觉。例如，医院病房的色觉设计对患者的病情有一定的影响，玫瑰色能使抑郁、消沉的情绪振奋起来；黄色和橙色可以刺激人的食欲，用于餐桌和餐室的设计；蓝色使人镇静，用作医院病房墙壁的颜色；浅蓝色有凉爽的感觉，对高热患者有益；紫色可使孕妇感到镇静。

（五）感觉的相互作用

在一定条件下，各种不同的感觉可能发生相互作用，从而使感受性发生变化。例如，在绿色光线照明下听觉感受性提高，红色光线照明下听觉感受性下降。不同感觉相互作用的一般规律是：微弱刺激能提高其他感觉的感受性，而强烈的刺激则会降低其他感觉的感受性。

味觉、嗅觉和平衡觉都会受到其他感觉的影响而发生变化。例如，食物的颜色和温度会影响人对食物的味觉；摇动的视觉形象会使平衡觉破坏，产生呕吐现象。生活中，我们能体验到味觉和嗅觉的相互作用。如果闭上眼睛、捏住鼻子，我们将分不清嘴里吃的是苹果还是土豆；感冒的人常常味觉不敏感。

（六）感受性的发展与补偿

人的各种感受性都是在生活实践中发展起来的，如音乐家有高度精确的听觉，调味师有高度完善的味觉和嗅觉；盲人由于生活实践而有高度发达的听觉和触觉等。人的感受性有巨大的潜力。某种感觉缺失或有缺陷，可以通过实践锻炼明显提高其他感受器的感受性，使失去的感受能力得到补偿，这种现象叫做感觉补偿。例如，双目失明的人听觉和触觉特别灵敏，可以通过自己的脚步声或拐杖击地声的回音来辨别附近的建筑物、河流、旷野等地形，可以通过触觉阅读盲文。

二、知觉

知觉，是当前直接作用于感觉器官的客观事物的整体及其外部相互关系在人脑的反映。任何事物的整体都是由许多个别属性以一定关系综合构成的。感觉反映的是事物的个别属性，而知觉反映的是事物的整体属性。

（一）感觉与知觉的关系

感觉和知觉都是对客观现实的感性认识。感觉是知觉的基础，知觉在感觉的基础上产生，但不是感觉信息的简单相加，是对感觉信息的综合和解释。感觉越清晰、越丰富，知觉就越完整、越正确。感觉和知觉既有区别又有联系。但是，事物的整体和它的个别属性是不可分割的。日常生活中，我们通常是以知觉的形式来反映事物，很少意识到孤立的感觉。例如，我们看到的红色，不是脱离具体事物的红色，而是红旗的红色，或红花、红衣等的红色；对于听到的声音，我们总是知觉为言语声、流水声或汽车声等有意义的声音。

感知是认识的开端，是一切知识的源泉。感知是思维的基础，如医师给患者诊疗疾病，必须通过各种感知来搜集疾病的症状、体征（信息）。另外，感觉对维持大脑正常活动有着重要意义。动物剥夺感觉后处于昏睡状态。美国心理学者的“感觉剥夺试验”，也说明一个人被剥夺感觉后，会产生难以忍受的痛苦，各种心理功能将受到不同程度的损伤，经过一天以上的时间才能逐渐恢复正常。这说明人们日常生活中，漫不经心地接受各种刺激，以及由此而形成的各种感觉是很重要的。

（二）知觉的基本特性

1. 知觉的选择性　人置身于纷繁复杂、千变万化的自然界及社会环境中，每一时刻都会有不同的刺激作用于人的感觉器官，我们不可能清晰地感知到每一事物，总是选择其中一部分作为知觉的对象，而把其他的部分作为知觉的背景，知觉的这种特性称为知觉的选择性。对象在背景中突出出来，就使知觉更清晰。背景居陪衬地位，在当时虽然也被知觉到，但却很模糊。对象和背景可以互相转换。

如图 2-2 所示，当我们把图中白色部分作为知觉的对象，黑色部分作为知觉背景时，我们看到一个花瓶；当我们把图中黑色部分作为知觉的对象，白色部分作为知觉的背景时，我们看到的是两个侧面人头。

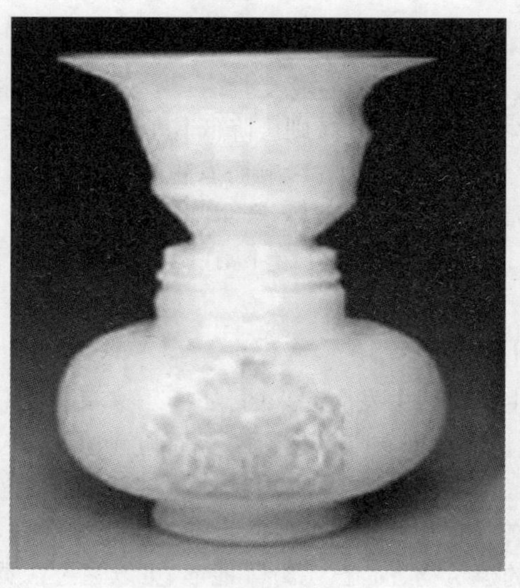

图 2-2　知觉的选择性

影响知觉选择和知觉效果的有主、客观因素。主观因素：那些与人的动机、需要、兴趣、情绪状态、经验有关的事物都会被优先作为知觉的对象。客观因素：①刺激物的变化：如旧教室粉刷一新了或树长高了。②刺激物的对比：有形态、强度、颜色、好坏的对比，对比差别越大的对象越容易被区别出来。③刺激物的位置：距离接近，形态相似的刺激物易组合成知觉的对象。④刺激物的运动：活动的刺激物容易被选择为知觉的对象，如夜空的流星，忽明忽暗的霓虹灯广告等。⑤反复出现的刺激物易被选择为知觉的对象等。

实际上，知觉对象从背景中分离，与注意的选择性有关。当注意指向某一事物时，该事物就成为知觉的对象，其他物体成了背景；当注意从一个对象转向另一个对象的时候，原来的知觉对象就成为背景，原来的背景就成为知觉对象。因此，注意选择性的规律，也就是知觉的对象从背景中分离出来的规律。

2. 知觉的理解性　在知觉过程中，人们不是刻板地将事物的特点登记下来，而是运用以往的知识经验，力求对当前的事物做出某种解释，使其具有一定的意义，这就是知觉的理解性。人的知识经验不同，对同一事物的理解程度也不同。知识经验越丰富，对当前事物的知觉就越深刻、越精确、越迅速。人们对于自己理解和熟悉的事物，容易知觉为一个整体，相对的，若没有理解的参与，知觉的整体性会受到破坏。

3. 知觉的整体性　当我们知觉一个事物时，并不是简单地呈现它的某一个或某一些属性，而是将它作为一个整体来解释，这种特性就是知觉的整体性。它表现在可以将事物的不同属性、不同部分有机地整合在一起，以统一的整体形式被感知。如对一块曾经知觉过的大理石，只要看见它，就能感到它是光滑的、坚硬的、冰冷的，而实际上当时并未触摸。知觉的整体性还表现在当我们感知某一部分缺失的个体时，仍能把缺少的部分补足，完成一个整体的形象。如没有封口的圆环，没顶的三角形，看起来就会成为完整的东西。这说明，在将事物的部分整合为一个整体的过程中，过去的知识经验常常能提供补充信息。

4. 知觉的恒常性　在不同的角度、距离、明暗度下观察某一事物，虽然它的物理特性，如大小、形状、亮度、颜色等因受环境的影响而有些变化，但人们倾向于将它知觉为稳定不变的事物的现象称为知觉的恒常性。知觉的恒常性包括大小恒常性、形状恒常性、亮度恒常性和颜色恒常性。在视知觉中，知觉的恒常性表现得非常明显。例如，在教室里一个人向你走来，即使距离在变化，其投射在视网膜上的视像大小可以相差很大，但我们总是认为他的高矮没变，仍按他的实际大小来知觉，这就是高矮的恒常性。

(三) 错觉

对客观事物不正确的或歪曲的知觉叫做错觉。在特定的条件下，这种歪曲的知觉有其固定的倾向，并且错觉一旦产生，主观的努力是难以克服的。错觉的种类很多，举例如下。

1. 大小错觉　两个圆是等大的，但是由于环绕周围的圆的大小的影响，使两个圆看上去不一样大(图 2-3)。

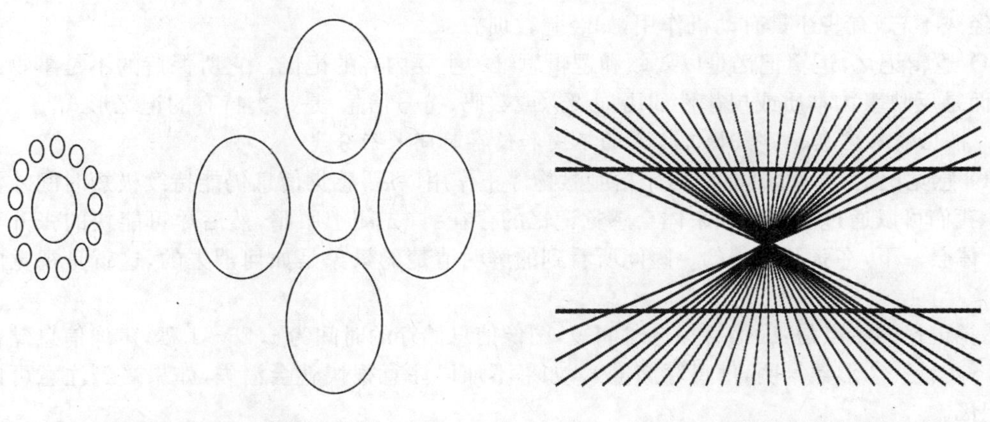

图 2-3　大 小 错 觉　　图 2-4　形状和方向错觉

2. 形状和方向错觉　两条平行线由于附加线段的影响，使中间变宽而两端变窄，直线好像是弯曲的(图 2-4)。

3. 形重错觉　1斤铁同1斤棉花的物理重量相等，但是，人们用手加以比较时（而非仪器）都会觉得1斤铁比1斤棉花重。这是因为“形”影响了我们对“重”的判断。

4. 运动错觉　每个圆环都是静止的，但是看上去好像在转动（图2-5）。

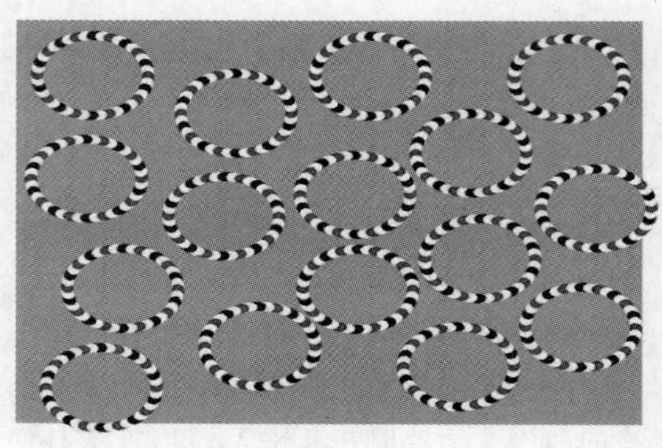

图2-5　运动错觉

三、记忆

记忆是过去经验在人脑中的反映。即感知过的事物、思考过的问题、体验过的情绪、从事过的活动都会在人脑中留下不同程度的印象，就是记忆。没有记忆，人类的心理活动只能停留在直接的感知水平上；没有记忆，人类就不能认识和预见环境的变化，也就不能使个体的行为活动与环境变化相适应。

（一）记忆的种类

1. 根据记忆内容分类

（1）形象记忆：形象记忆是以感知过的事物的形象为主要内容的记忆。形象记忆保存事物的感性特征，具有明显的直观性。这些记忆反映可以通过视觉、听觉、触觉、味觉、嗅觉而获得。

（2）运动记忆：运动记忆是以过去做过的运动或学习过的操作为主要内容的记忆。运动记忆一旦形成，保持的时间较长，如骑自行车、织毛衣、做体操等。

（3）情绪记忆：情绪记忆是以体验过的情绪和情感为主要内容的记忆。情绪记忆往往是一次形成的，经久不忘，有些还具有动机作用，如经验教训。

（4）逻辑记忆：逻辑记忆是以要领和逻辑思维为主要内容的记忆。它所保持的不是事物的具体形象，而是反映事物本质或规律性的语词概念或数码、符号信息，是人类特有的记忆形式。

2. 根据输入信息、编码、加工方式的不同和储存时间长短分类

（1）感觉记忆：亦称瞬间记忆，是指刺激物停止作用以后，感觉信息仍能持续极短时间才消失的记忆。我们可以通过以下实验来体会感觉记忆的存在：首先闭上眼睛，然后尽可能快的张开双眼再闭上。体会一下，在张开眼睛的一瞬间所看到的鲜明清楚的景象是如何消失的，这就是视觉的感觉记忆。

感觉记忆的特点是：①信息保持时间短，图像信息储存的时间为0.25～1秒，声像信息储存的时间为2～4秒。②形象鲜明，信息存储量大，如果不加以注意很快就会消失，如果受到注意可以转为短时记忆。

（2）短时记忆：是瞬时记忆与长时记忆的中间阶段，在头脑中能保持1分钟以内的记忆。如我们从电话簿上找到一个电话号码，凭记忆可以立即拨号，但事过之后就记不清楚了。

短时记忆的特点是：①信息保持时间短，不超过1分钟，一般是30秒左右，如果不经过重复，很

快就会遗忘。②信息存储容量有限，一般为 7±2 个单位，但是记忆材料的组织对记忆储存的容量有重要的影响，如果是经过编排和组织的有意义的材料，记忆容量可大大增加。③与瞬时记忆相比，短时记忆是服从当前工作的需要，正在操作着的记忆。

(3) 长时记忆：长时记忆是指经过充分的加工，储存在人脑中的长久保持的记忆。其内容一部分是短时记忆经复述转为长时记忆的，也有因材料的意义重大性或富有情感性而一次形成长时记忆的。

长时记忆的特点是：①信息的容量没有限制。②储存的时间长。③编码形式是语义记忆。④主要用于备用，需要时可以从长时记忆中随时提取，不需要时在长时记忆中以潜伏状态存在。

(二) 记忆的过程

1. 识记　识记是识别并记住事物的过程，或理解为将输入信息变成脑可接受的形式的编码过程。识记通常是一个反复的过程。识记是记忆的第一步，它是保持的必要前提。从信息加工的观点看，识记就是信息的输入和编码过程。根据识记的目的性和努力程度可以把识记分为无意识记和有意识记。

(1) 无意识记：又称不随意识记，是事前没有确定的目的，也不用任何有助于识记的方法的识记。无意识记的内容多为零散的或偶然获得的，因此具有很大的选择性，那些在生活中适合人的兴趣和需要的事物，能激起人们情绪活动的事物，常容易记住。生活中许多经验和某些知识，就是由无意识记获得的。但它常常有偶然性、片面性，单靠它不能获得系统的知识。

(2) 有意识记：是事先有明确的识记目的，并经过一定的努力、运用一定方法的识记。根据识记材料有无意义或学习是否了解其意义，又可分为机械识记和意义识记。机械识记主要依靠机械重复的方法进行识记，即学习中的死记硬背。例如，外文单词中的字母、某些历史年代、门牌号码等缺乏意义联系的材料，大多数靠机械识记。意义识记是理解事物的意义和内部联系，运用已有经验的识记。意义识记的效果，无论是识记速度，保持时间，还是回忆效率，常远比机械识记好。平时，我们常把机械识记和意义识记两者结合起来，以互相补充。

2. 保持　保持就是对识记的内容进一步巩固，把识记的知识经验较长时间地保留在头脑中。保持不仅是巩固识记所必须，而且也是实现再认或回忆的重要保证，没有保持就没有记忆。能否保持及保持时间的长短，是记忆力强弱和记忆品质优劣的重要标志。

3. 再认和回忆

(1) 再认：是过去感知过的事物重新呈现在面前感到熟悉，确知是以前识记过的。再认要依靠与事物有关的线索进行提取，如事物的个别属性、特点、当时识记事物时的线索等，以换取对事物整体的记忆。

(2) 回忆：是过去感知过的事物不在眼前，在头脑中把它重新呈现出来(回想起来)的过程。

再认和回忆的准确性和速度一般取决于以下两个条件：①对原识记材料的巩固程度。如果识记的材料与个人的知识经验建立了联系，则再认与回忆比较容易。②依赖于积极的思维活动。积极思维可以帮助进行比较、推理、联想，利于提高回忆和再认的效果。

(三) 遗忘

与保持相反的过程就是遗忘。遗忘就是对识记过的事物不能再认或回忆，或者表现为错误的再认或回忆，是记忆的内容在量上最明显的表现。

1. 遗忘的分类　遗忘分为暂时性遗忘和永久性遗忘。

(1) 暂时性遗忘：是指一时不能再认或再现，但情绪放松或一段时间过后，记忆在外物引导下还可能再恢复。比如做数学题时想不起公式，先放一下继续做后面的题，过一会突然想起公式来。

(2) 永久性遗忘：是指不经过重新学习，永远不能再认和回忆。

2. 遗忘的原因　关于遗忘的原因有3种假说。

(1) 衰退说:这种理论认为,遗忘是记忆痕迹得不到强化而逐渐减退,以致最后消失的结果。这种说法易为人们所接受,因为一些物理的、化学的痕迹有随时间而衰退甚至消失的现象。但衰退说很难用实验来证实,因为在一段时间内保持量的下降,可能是由于其他材料的干扰,而不是记忆痕迹衰退的结果。

(2) 干扰说:这种理论认为遗忘是因为在学习和回忆之间受到其他刺激的干扰所致。干扰说可用前摄抑制和倒摄抑制来说明。前摄抑制是先学习的材料对识记和回忆后学习材料的干扰作用。倒摄抑制是指后学习的材料对保持和回忆先学习的材料的干扰作用。实验证明,前后两种学习材料的类似程度、难度、时间安排以及识记的巩固程度等条件都会影响倒摄抑制。

(3) 压抑说:这种理论认为遗忘是由于情绪或动机的压抑作用引起的,如果这种压抑被解除,记忆也就能恢复。日常生活中,由于情绪紧张而引起遗忘的情况也是常有的。如考试时由于情绪过度紧张,致使一些学过的内容怎么也想不起来。压抑说考虑到个体的需要、欲望、动机、情绪等在记忆中的作用,这是前面两种理论没有涉及的。因此,尽管压抑说没有实验材料的支持,也仍然是值得重视的一种理论。

3. 遗忘的影响因素　遗忘的进程受诸多因素的影响,主要影响因素如下。

(1) 时间:遗忘的进程是不均衡的,在识记的最初阶段遗忘的速度很快,以后逐渐减慢,稳定在一定的水平上,也就是遗忘是"先快后慢"的。

(2) 记忆材料的性质:一般来说,有意义的材料比无意义的材料遗忘的慢,形象材料比抽象材料遗忘的慢。在学习程度相等的条件下,材料数量越大,识记后遗忘的也越多。

(3) 学习程度:学习程度是指学习过程中正确反映所能达到的程度,学习程度越高遗忘越少。

(4) 记忆材料的意义:对个体具有重要意义,能引起兴趣和需要的材料不易遗忘或遗忘的少。

(5) 前摄抑制和倒摄抑制。

(6) 记忆材料的序列位置:较长的记忆材料,首尾部分遗忘的少,而中间遗忘的多,遗忘多的原因是中间部分受前摄和倒摄双重抑制的干扰。

4. 防止遗忘、提高记忆效果的方法

(1) 明确记忆的目的和任务:有无明确的识记目的和任务,直接影响人们学习的自觉性、积极性、主动性和计划性。许多心理实验表明,在有意识记中,目的任务越明确,识记的效果越好。另外,识记任务的具体化程度也对学习效果发生影响,因此,教学中不仅要阐明学习识记的目的,且要阐明识记的具体内容、主要的问题及具体要求。

(2) 注意识记材料的性质和数量:识记有意义材料比识记无意义材料效果要好;形象材料优于抽象材料。另外,识记材料的难易程度对识记的进程有影响。识记容易的材料,识记的快,回忆的效果也好。识记困难的材料,开始识记的少且进程慢,经复习后效果就好了。

(3) 减少遗忘的影响:遗忘与原学习程度在适当范围内成反比。学习程度越高、复习次数越多,遗忘也越少;学习程度越低,遗忘进程也越快。另外,其他刺激干扰也是造成遗忘的原因。因此,要尽量避免前摄抑制和倒摄抑制,学习要做好安排。

(4) 选择识记的方法:①集中识记和分散识记:集中识记是集中在一个时间内,将所识记的材料连续感知多次。分散识记是分散在几个相隔的时间内,将所要识记的材料反复感知一定的次数。一般来讲,分散识记比集中识记效果好。②部分识记、整体识记和综合识记:把一份材料分成若干段落部分,一部分一部分地识记,称为部分识记。整体识记是将材料从头至尾反复识记。综合识记则是两者兼用。这几种识记方法各有利弊,应视材料的性质、难度和数量决定采用何种适宜的方法。③多样化的复习方法:动员多种感官参加复习,比单调的重复的效果好。复习方法的单调,容易使人产生消极情绪并感到疲劳,多样化的复习方法会使学习感到新颖,容易激起智力活动的积极性。

④意义识记和机械识记：在理解的基础上，找出内在联系，了解材料的意义进行记忆，比机械识记效果好。因此，最好在识记前先分析材料，找出它的要旨、论点、论据、逻辑结构，动用自己的语言把它概括为提纲，这样比较容易记忆和保持。

四、思维

思维是客观现实在人脑中的间接、概括的反映，也就是平时说的动脑子思考问题。

(一) 思维的特性

1. 间接性　间接性指我们通过已有的知识经验或其他方式来认识客观事物。思维不是在头脑中凭空产生的，思维的内容来源于客观现实。那些我们没有直接感知过的，或根本不能直接感知的事物，通过思维的间接性，便可以得到推测和认识。例如，站在外面，看见窗户上一层薄薄的雾气，就能判断室内的温度挺高的，即使我们没有站在屋子里感受温度，这就是间接地反映事物。

2. 概括性　思维的概括性指思维是对一类事物共同的本质特征的反映。例如，心理疾病这个词概括了所有心理疾病的共同和本质的特征。在人类历史发展过程中，任何词都是已经概括化了的，思维的概括就是借助词来实现的。

(二) 思维过程

从感性认识上升到理性认识是通过一系列思维过程实现的。思维的过程主要有分析和综合、比较、抽象和概括。其中分析和综合是思维的基本过程。

1. 分析和综合

(1) 分析：就是把事物的整体分解为各个部分或各个方面。

(2) 综合：是把事物的多个属性或特征加以整合，形成对事物的整体认识。

分析与综合是同一思维过程的两个方面，是互相联系、互相制约的。分析和综合贯穿于整个思维过程。

2. 比较　是在分析综合的基础上，把事物和现象加以对比，从而找出事物之间异同点及其相互关系的思维操作活动。临床上，通过患者的症状表现和各种检验结果，做出正确的鉴别诊断。

3. 抽象和概括

(1) 抽象：是抽取同类事物的本质特征、舍弃非本质特征的思维过程。

(2) 概括：则是把同类事物的一般特征加以综合并推广到同类其他事物的思维过程。概括有不同的水平，即感性概括和理性概括。前者是根据事物外部特征的概括，属于知觉和表象水平的概括；后者是根据事物本质特征进行的概括，属于思维水平的概括。

抽象与概括的过程，实质上是在比较的基础上进行的更高级的分析综合的过程。

(三) 思维的分类

1. 根据思维方式分类

(1) 动作思维：指边动作边思考的思维方式，也称直观动作思维。在实践活动中，其基本特点是思维与动作不可分，离开了动作就不能思维。0～3 岁幼儿主要的思维方式是动作思维。

(2) 形象思维：指借助于事物的直观形象和表象解决问题的思维。其发生依赖于对事物形象的概括。例如，学龄前儿童(3～6、7 岁)喜欢画房子和树木等，就是因为她们的形象思维很活跃。艺术家、设计师的活动，是在大量表象的基础上，进行分析、综合、抽象、概括，形成一定形象的过程。

(3) 抽象思维：指运用语词和概念进行的思维活动，抽取事物的共同的、本质的属性或特征，舍弃非本质的属性或特征的思维过程。例如，心理治疗人员对来访者进行心理评估和诊断就属于抽象思维。

2. 根据寻求答案的方向不同进行分类

(1) 聚合式思维:又称求同思维,是指将解决问题的各种方法和信息进行综合思考,以求找到一个正确的或最好的答案的思维过程。例如,医生通过分析患者的体格检查、实验室检查和症状表现来诊断疾病。

(2) 发散式思维:又称求异思维,它是根据已有信息从不同的角度和方向思考,以求引出更多的设想和答案。发散式思维具有相当大的灵活机敏性,如发热时降温的方法,可以用冰袋也可以用酒精擦浴。

(四) 问题解决的思维过程

1. 问题解决的具体心理过程

(1) 发现问题:问题解决从发现问题开始,发现问题是认识问题的存在,并产生解决问题的需要和动机。发现问题与个人的知识经验、兴趣、爱好有关。

(2) 分析问题:找出问题的关键所在,需要对可收集的材料进行全面系统的分析。分析问题依赖于已有的知识经验,知识经验越丰富,越容易在分析问题的过程中抓住主要矛盾。

(3) 提出假设:是指提出解决问题的方法、策略,或者是对某种现象产生的机制提出解释的理论。

(4) 验证假设:是指通过实验室的实验或者认知操作来检验所提出的假设是否正确。验证假设的过程要有客观的、实事求是的态度,不能主观地使验证结果偏向于原定的假设。

2. 影响问题解决的心理因素

(1) 动机:动机是问题得以解决的强大动力,动机的强弱影响问题解决的进程。根据伯奇的研究,动机强弱与解决问题的关系,呈现一条“倒转的U型曲线”,即动机过强或过弱,都不利于问题的解决;中等强度的动机,最利于问题的解决。

(2) 知识:具备有关知识,是解决问题的基础,只有凭借有关知识,才能确定解决问题的方向、选择途径和方法。对某一知识领域一无所知的人,是不可能解决这个领域中的问题的。从这个意义上看,一个人的知识、经验越丰富,越有可能解决问题。

(3) 功能固着:功能固着是指人们习惯于把某种功能牢固地赋予某一物体。例如,笔是用来写字的,钥匙是用来开锁的。这些已有的知识、经验对解决问题有时会产生消极的影响,这是因为传统的认识或老一套的方法束缚着人们从新的角度看问题。因此,人们能否改变事物的固有功能以适应新的问题情境的需要,常常是解决问题的关键。

(4) 定势作用:定势是心理活动的一种准备状态。这种心理准备使人以特定的方式进行认识或行为,或在解决问题时具有一定的倾向性。在相同相似的情境中,定势有助于问题解决,但在变化的情况下定势则可能会起消极作用。

(5) 个性:解决问题的效率也受个性因素的影响。其中智慧发展水平对解决问题有重要影响。另外,自信心、灵活性、创造精神、意志力、情绪稳定等品质也会影响问题的解决。

五、想像与创造思维

(一) 想像的概念

想像是在头脑中对原有表象加工改造形成新形象的过程。想像可以在人脑中创造过去未曾感知的事物形象,或将来才能实现的事物形象的思维活动。如作家笔下的人物形象,是作家根据自己的耳闻目睹,对已有的形象进行再创造而形成的。

(二) 想像的分类

1. 无意想像　是指没有预定目的的、不由自主的想像。梦是无意想像最典型的例子。俗话说

"日有所思，夜有所梦"，白天我们的大脑皮质处于高度兴奋状态，接受并处理大量的感性资料。在睡眠时大脑皮质处于一定的放松状态，一些白天未来得及处理或记忆深刻的事件会重新呈现出来，成为梦的内容。

2. 有意想像　是有预定目的、自觉产生的想像，也称随意想像。在有意想像中，根据想像的独立性、新颖性和创造性程度的不同分为再造想像和创造想像。

(1) 再造想像：是指根据言语描述或图形等提示形成相应的新形象的心理过程。

(2) 创造想像：是指不依据现成的描述，而是运用头脑里储存的记忆表象或感知材料作为原型或素材，经选择、加工、改组而独立地创造新的形象，如作家的写作、科学家的创造发明等，都是创造想像。创造想像具有首创性、独立性和新颖性。

第二节　情绪和情感

一、情绪和情感的概念

情绪是人对客观事物是否满足自身需要的态度反映。情感是情绪的高级形式，是人对社会性需要是否满足而产生的态度体验。情感为人类所特有，也就是说动物有情绪，却没有情感。情绪、情感的定义包含以下几方面的内容。

(1) 情绪和情感产生的基础是需要，客观事物符合主体的需要就会产生积极的情绪情感体验，反之就会产生消极的体验。例如，婴儿饥饿时就会哭闹，若妈妈能及时发觉孩子的情绪变化，并给孩子喂奶，婴儿很快就会安静下来；又如患者急切需要治疗，若医生及时给予了治愈，治病的需要就会得到满足，患者就会产生愉悦和感激的情绪。

(2) 情绪和情感的区别和联系。情绪和情感是同一过程、同一现象所侧重的不同方面。情绪是在有机体的生物需要是否得到满足的情况下产生的。情绪具有较大的情境性和短暂性。而情感是人类所特有的与社会性需要相联系的体验，责任感、自豪感、耻辱感、美感等都是情感，它是在人类社会的历史进程中产生并发展起来的。情感具有较大的稳定性和深刻性。

(3) 情绪和情感是主体的一种内在体验，这种内在体验的外部表现形式是表情。表情包括面部表情、身段表情和言语表情。面部表情是指通过眼部肌肉、脸部肌肉和口部肌肉来表现出人的不同的情绪和情感，是鉴别人的情绪和情感的主要标志。如快乐时会眉开眼笑，痛苦时会愁眉苦脸。身段表情是指情绪发生时身体动作上所呈现的姿态，如高兴时会手舞足蹈，痛苦时会弯腰驼背。言语表情是情绪发生时在说话的音调、速度、节奏等方面的变化，如兴奋时表现为音调高、语速快，紧张时表现为音调低、语速缓慢、带有颤音。表情既有先天的、不学而会的性质，又有后天模仿学习获得的性质。一方面，人类表达情绪的主要方式是一样的，笑表示快乐，哭表示痛苦；另一方面，不同文化背景的影响也使人表达情绪的方式带有不同的色彩，如东西方民族表达欢迎的方式就有很大的差异。

(4) 情绪、情感会引起一定的生理上的变化，包括心率、血压、呼吸和血管容积上的变化，如愉快时面部毛细血管扩张，害怕时毛细血管收缩。

二、情绪和情感的分类

描述情绪的词汇很多，分类方法也不少。中国古代按情绪内容将其分为喜、怒、忧、思、悲、恐、惊（《内经》）或喜、怒、哀、惧、爱、恶、欲（《礼记》）等七情。目前比较公认的有以下几种分类方法。

(一) 基本的情绪形式

1. 快乐　是愿望得以实现时所产生的情绪体验。快乐的程度从微弱的满意到狂喜，分为程度不同的级别。

2. 悲哀　当追求的事物未得到或愿望破灭时所产生的情绪体验，悲哀的强度依赖于失去的事物的价值。悲哀按程度表现为遗憾、失望、难过、悲伤、哀痛。

3. 愤怒　由于目的和愿望在实现的过程中一再受到阻碍，内心的紧张逐渐积累而产生的情绪体验。愤怒从弱到强的变化是轻微不满、生气、愤怒、暴怒。

4. 恐惧　是指当面临危险而又缺乏应付能力时产生的紧张又害怕的状态。引起恐惧的关键因素是缺乏处理可怕的情境或事物的能力。

（二）情绪状态

根据情绪状态在强度、紧张水平和持续时间上的不同表现，可分为心境、激情、应激3种状态。

1. 心境　心境是一种比较微弱而持久的情绪状态。心境具有弥散性，它不是针对某一特定事物的。当一个人处于某种心境时，就好像戴上了一副有色眼镜，无论看什么事物都有当时情绪色彩的影子。所谓“人逢喜事精神爽”、“情哀则景哀，情乐则景乐”，指的就是心境。心境产生的原因多种多样，生活中的重大事件，如事业的成败、工作的顺利与否、人际关系好坏，是产生心境的重要原因；机体的状况，如健康程度、工作疲劳等都影响个人的心境。心境对我们的影响在于，积极良好的心境可以提高我们的工作和学习的效率，有助于形成良好的身心状态和人际关系；消极的心境则会使我们悲观、消沉，无法正常工作和学习，严重时会引发心理疾病。

2. 激情　是指对个体有重要意义的事件发生时产生的一种强烈的、暴发性的、时间短暂的情绪状态。这类情绪就像狂风暴雨，突然侵袭并笼罩整个人。例如，暴怒时摩拳擦掌，暴跳如雷；狂喜时，捧腹大笑，手舞足蹈等。处在激情状态下，人的意识范围会缩小，往往局限于与体验有关的事物。理智分析能力减弱，往往不能有效地约束和控制自己的行动，不能正确地评价自己行为的意义和后果。但激情持续的时间往往较短。激情也有积极和消极之分，积极的激情可以使人们更积极地投入到行动中去；消极的激情不仅可以引起强烈的生理变化，使人言语混乱，动作失调，甚至休克和致死。例如中了大奖，强烈的兴奋状态可能会引发心脏病等疾病的突然爆发。

3. 应激　是指出乎意料的紧迫情况下所引起的高度紧张的情绪状态。在突如其来的或十分危险的条件下，如车祸、地震、火灾等重大事件后可能出现应激状态。在应激状态下，人可能有两种表现：一种是目瞪口呆，手足无措，陷入困境；另一种是急中生智，迅速判明情况，果断作出决定，及时摆脱困境。如果一个人长期处于应激状态之下，机体往往难于应对，从而可能导致身体功能紊乱，直至崩溃。

（三）社会性情感

社会性情感起因于社会文化因素，为人类所独有。可分为道德感、美感、理智感3种。

1. 道德感　道德感是根据一定的道德标准，在评价自己或他人的言行、思想、意图时产生的情感体验。当思想和行为符合道德标准时，即这些标准得到遵守时就会产生肯定的体验，反之则产生否定的体验。道德感存在一定的文化差异。

2. 美感　美感是指根据一定的审美标准来评价客观事物、人的行为和艺术作品时产生的情感体验。同一个对象，有的人认为是美的，有的人觉得不美，是因为审美标准和对美的鉴赏能力不同。例如，美好的音乐使人产生放松的体验，山清水秀的地方使人有神清气爽的体验，穿戴和动作端庄大方有仪表美等。美感具有一定的社会历史性，不同的历史阶段、不同的文化背景的人对美的评价也不同。

3. 理智感　理智感是指个人在智力活动过程中认识和追求真理的需要是否得到满足而产生的情感体验。理智感与人的上进心、求知欲、追求真理等社会需要相联系，它是人在认识事物、探索世界的过程中所产生。

三、情绪的理论

(一) 詹姆斯-兰格理论

对体内的生理唤起的感知就是情绪。美国心理学家詹姆斯和丹麦生理学家兰格分别于 1884 年和 1885 年提出了观点基本相同的学说,因而被称为詹姆斯-兰格理论。詹姆斯认为情绪不是由外界刺激引起的,而是因为身体上的变化让我们觉察到情绪的变化。根据这一理论,对一种危险刺激的感觉,先产生机体的逃跑和内脏生物学反应,当内脏反应通过自主神经系统被个体感觉,并与原来对危险刺激信号的感觉相汇合,才产生一种意识性的害怕情绪知觉。例如,当一辆汽车突然向你猛冲过来,你迅速做出了回避,并出了一身冷汗,此时你才开始发抖和感到恐惧。也就是先有机体的生物学反应,而生理反应进一步导致情绪体验的产生。兰格提出的理论认为情绪体验的感觉来源于血管的变化。

该理论首次涉及生理变化对情绪的影响,从而促进后来对情绪的各种实验心理学研究。但该学说中枢系统的调节作用,存在一定的片面性。

(二) 坎农-巴德理论

坎农对詹姆斯-兰格的理论提出了以下 3 点质疑。

(1) 在各种情绪状态下,机体的生理变化并没有多大的差异,因此根据生理的变化难以分辨出不同的情绪。

(2) 机体生理的变化很缓慢,而情绪却是瞬息万变的。

(3) 情绪体验的产生并不是在机体生理变化之后,而是同时产生的。

坎农认为中枢神经系统的丘脑才是情绪的中心。当丘脑接收到刺激信号后,向大脑皮层和植物性中枢同时转发信号,经过一系列神经过程产生情绪体验、行为变化和生理反应,而无所谓先后之分。该学说后来被巴德扩展,故称为坎农-巴德理论。

(三) 认知生理学说(沙赫特-辛格认知三因素理论)

美国心理学家沙赫特于 20 世纪 70 年代提出情绪的产生是认知过程、环境刺激、生理变化三者互相作用结果的学说,其中认知因素起着重要作用。

沙赫特和辛格在 1962 年做了以下实验:他们给志愿参加实验的大学生注射肾上腺素,以引起生理唤起状态。对第一组注射肾上腺素被试的生理唤起原因不加真实说明,将其中部分被试者安置在事先布置好的能引起快乐情绪的情景之中,另一部分则处在愤怒的设计情景之中,结果发现处于快乐情景中的被试者容易产生快乐情绪,处于愤怒情景中的被试者则易产生愤怒。第二组被试者虽然也注射肾上腺素,但如实告知药物可引起的生理唤起如心跳、易激动等,结果他们在上述同样的设计情景中基本不产生情绪反应。第三组为对照组,不注射肾上腺素,他们在上述设计情景中分别产生中等的情绪反应。总结该实验说明:①情景刺激、生理唤起和认知因素三者相互作用可引起特定的情绪反应。②认知因素在其中更为重要,起着认知标签的作用。③生理反应对情绪体验不一定是必须的,但能根据个体对情景的认知起到始动作用。从实验中可以看出认知因素主要以经验为依据,个体将某种情绪的经验与环境刺激进行比较,以决定这种环境刺激是喜还是怒,如果两者相符合,就感受为具体的某一种情绪,喜或怒。

(四) 认知评价学说(阿诺德"评定-兴奋"说)

美国心理学家阿诺德也强调认知过程对情绪发生的重要作用,而且这种认知评价过程也以过去的经验和情景刺激对个体的作用为依据,当机体对环境刺激的评价结果是"好"、"坏"或"无关"时,机体则分别以接近、回避或忽视的具体情绪做出反应。可见她强调这种对外部环境刺激的评价过程是发生在生理反应、情绪体验和行为变化之前。这种理论被称为认知评价说。

该学说以后被拉扎勒斯等人所支持和扩展。后者认为对每一种情绪的评价与当事人当时所处的情景交互作用方式、当事人社会文化背景等有关。例如,同样的情景,美国人、中国人、日本人,其情绪体验和表现可以不同,甚至相反。

四、情绪和情感的作用

(一) 情绪、情感对工作效率的影响

情绪、情感既有积极的一面,又有消极的一面。一般来说,积极的情绪、情感能够提高人的活动能力、充实人的体力和精力;消极的情绪、情感会抑制人的活动能力、降低人的体力和活力。但是实验研究证明,焦虑过度或焦虑程度很低都不利于工作效率的提高,但是消极情绪不一定在所有时候都会减低工作效率,比如适当的焦虑状态往往可以维持人们对任务的兴趣和警觉,利于工作效率的提高。

(二) 情绪、情感对人际交往的影响

根据情绪情感的两极性,肯定的情绪和情感对人的活动有积极的增力作用,否定的情绪和情感对人的活动则起着消极的减力作用。从心理学的角度而言,人类社会的交往无论形式如何都离不开语言的参与。然而情绪的作用不亚于语言,情绪通过面部表情、身段表情、言语表情传递着交际的信息。

(三) 情绪的适应作用

情绪是时代进化发展的产物,而且随着大脑的发展而得到分化,它有帮助人类适应环境的价值。情绪最根本的意义在于适应,有人把情绪看做是机体的再调整。例如,愤怒的情绪是当机体的活动遭受严重障碍时引起的,这时机体会再调整去动员能量,以克服障碍。其实人类的许多表情行为和面部反应是曾有实际意义的或有用动作的残留物。例如,原始丛林中动物裸露尖齿的动作,在文明社会中演变成了表示愤怒的表情行为。另一方面,由于情绪与其他心理过程有着密不可分的联系,所以情绪的发展及表现是否正常,往往体现着个体整个心理状态。如前语言阶段儿童的情绪发展是否健康,决定着他早期智力的萌发,影响个性特点的形成,甚至影响到儿童晚期或成年后的行为表现。

第三节 意志过程

一、意志的概念

意志是自觉地确定目的,调节自己的行动,克服困难,从而实现预定目的的心理过程。我们所进行的社会活动并非都是一帆风顺的,常常会遇到一些困难,需要毅力和决心去克服困难并实现目标。

二、意志的基本特征

(一) 意志行动的前提是有目的的行为

意志的目的性表现为在行动之前行动的目的已存在于人的头脑之中,并以此来指导自己的行动。因此,冲动、盲目的行动都不是意志的行动。

(二) 意志行为的核心是克服困难的行为

意志行动是在克服各种困难的过程中实现的。一个人在活动中能够克服的困难越大,表明其意志越坚强。因此,在活动中克服困难的情况就成为衡量意志强弱的主要标志。

(三)意志行为的基础是随意行为

意志行动以随意运动为基础,随意运动是由人的主观意识控制和调节,具有一定的目的要求和目的指向运动。随意运动是意志行动赖以实现的条件,它可使人们根据目的,把一系列最基本的动作组合成复杂的行为,从而达到预定的目的。因此,如果没有随意运动,意志行动就无法实现。上述3个基本特征是相互关联的,目的是意志行动的前提,克服困难是意志行动的核心,随意运动则是意志行动的基础。

三、意志与认知、情感和个性的关系

意志与认知过程有着密切的联系。意志的产生是以认知过程为前提的,只有认知了客观规律和人类需要的关系,才能提出切合实际的目的,才有意志行动。反之,意志对认知过程也有很大的影响,人的各种认知活动,特别是系统的学习和独立的研究,都是有目的、有计划、需要不断克服困难的过程。因此,没有坚强的意志行动,就不会有深刻的认知活动。

意志与情感过程的密切联系在于情感可以成为意志的动力,也可成为意志的阻力。当某种情感对人的活动起推动或支持作用时,就会成为意志行动的动力。如在工作、学习中,积极的心境,对祖国的热爱和社会责任感都可以推动人们努力学习,辛勤劳动。而当某种情感对人的活动起阻碍或消极的作用时,就会成为意志行动的阻力。同样,意志薄弱者容易被消极情感所影响,使行动半途而废。

意志还与个性有着十分密切的关系。一个有正确的世界观,有坚定信念的人,必然是意志坚强者;一个对某种活动或事业充满浓厚兴趣和爱好的人,会表现出坚强的意志,以达到预定的目的。同样,意志十分坚强者,即使对所从事的某种活动不感兴趣,也会努力克服活动中的各种障碍,达到预定的目的。

人的认知过程、情感过程和意志过程以及个性心理是密切联系、相互影响的。意志行动以一定的认知和情感为依据,认知为意志确定目的和调节行动,情感则激励行动,而意志又推动认知活动和控制情绪。

四、意志品质

人的意志差异可表现在意志品质上的不同,一般把意志品质归纳为以下4个方面。

1. 自觉性　指一个人有明确的目的,并能充分认识行动效果的社会意义,使自己的行动符合社会、集体的利益,不屈从于周围人的压力,按照自己的信念、知识和行动方式进行行动的品质。与自觉性相反的特征是意志的动摇性(或称暗示性)和独断性。

2. 果断性　指一个人善于明辨是非,迅速而合理地采取决断,并实现决定的品质。这种品质以深思熟虑和大胆勇敢为前提,在动机斗争时,能当机立断,在行动时,能敢作敢为,在不需要立即行动或情况发生变化时,又能立即停止已做出的决定。与果断性相反的品质是优柔寡断和草率从事。

3. 坚韧性　指一个人能长期保持充沛的精力,战胜各种困难,不屈不挠地向既定的目标前进的品质。与坚韧性相反的品质是顽固执拗、见异思迁。

4. 自制力　是一种能够自觉地、灵活地控制自己的情绪和动机,约束自己的行动和语言的品质。这种人能够克服懒惰、恐惧、愤怒和失望等因素的干扰,善于使自己做与自己愿望不符合的事情,执行已确定的目的和计划。与自制力相反的品质是任性。

上述4种意志品质是相互联系的,其中坚韧性是自觉性、果断性和自制力的综合表现。意志品质受世界观、信念、理想的制约,并与人的认知、情感、修养等有极为密切的关系。

第四节 人 格

一、人格

(一) 人格的概念

人格或称个性,是指具有不同遗传素质的人,在适应生活的成长过程中,形成的比较稳定的心理特征的总和。

(二) 人格的主要特征

1. 社会性 人格是在社会的影响下而形成的,一个人如果离开其他人,离开了社会,人格便丧失了存在的基础。按马克思的观点,人的本质是一切社会关系的总和。

2. 独特性 俗语说"人心不同,各如其面",就是指每个人都有其独特的人格特性。人格的这种独特性除了受遗传因素影响外,还与一定的群体环境、社会环境和自然环境有关。

3. 稳定性 人格一旦形成,就具有一定的稳定性。所谓"江山易改,秉性难移"就是这个意思。当然,人格的稳定性是相对的,在个体与环境的相互作用过程中,人格不断被塑造而有所改变。

4. 整体性 人格特征的诸方面不是孤立的,而是有机地结合在一起,形成一个完整的人。换句话说,人格的特性也只有在作为整体的人中才有意义。

(三) 影响人格形成的因素

影响人格形成和发展的因素极为复杂,概括起来主要有两个方面:一是遗传,二是环境。两者相互作用,决定了人格的形成和发展。

1. 生物遗传因素 遗传素质决定了一个人的身体素质,是人格发展的自然前提条件。父母的容貌、体质和体态都有可能遗传给儿女。遗传因素的作用,在生命历程的早期比环境作用大。

2. 社会文化因素 社会文化对人格的影响因人而异,这要看社会对顺应的要求是否严格。社会文化对人格具有塑造功能,使其社会成员的人格结构朝着相似性的方向发展。

3. 家庭环境因素 家庭是社会的细胞,家庭成员间不仅有其自然的遗传因素,也有其社会的遗传因素。家庭对子女的教育作用,主要集中在家庭的差异和不同的教养方式对人格的影响。

4. 童年经历 幸福的童年有利于儿童发展健康的人格,不幸的童年也会使儿童形成不良的人格。但两者不存在一一对应的关系。早期经验不能单独对人格起作用,他与其他因素共同决定着人格的形成和发展。

5. 自然物理因素 生态环境、气候条件、空间拥挤程度等物理因素都会影响到人格的形成和发展。

二、能力

(一) 能力的概念

能力是指直接影响人的活动效率,能使活动顺利完成的个性心理特征。在完成某种活动中,各种能力的有机结合就称之为才能。

(二) 能力的分类

1. 一般能力 一般能力是指从事一些基本活动中所表现出来的能力。一般能力包括注意力、观察力、记忆力、思维力、想像力、创造力等,是活动能够顺利完成的基本保证。一般能力通常称之为智力。

2. *特殊能力* 特殊能力指完成相应的专业活动中所表现出来的能力。如音乐家对音色的分辨力、画家的色彩鉴别能力、演员的模仿力等。

一般能力与特殊能力的关系是辩证统一的，一般能力的发展是各种特殊能力形成和发展的基础；特殊能力的发展也会促进一般能力的发展。

(三) 能力的个别差异

1. *能力发展水平的差异* 能力的发展水平有高低之分，但就群体来说，智力在人群中呈常态分布。智力非常优秀和非常差的处于两个极端，而绝大多数人处于中间水平。也就是说智商的分布呈中间大，两头小。

智力的高度发展叫智力超常，一般把智商高于140的儿童叫超常儿童，这类儿童约占1%。智商远低于中等水平叫智力落后，一般把智商低于70的儿童叫弱智儿童，这类儿童约占3%。

2. *能力结构的差异* 一些人在一般能力方面有差异，如感知觉能力、记忆能力、思考能力。一些人在特殊能力方面有所不同，如有的人记忆力特强，有的人想像力丰富；有的人善于表达，有的人善于写作；有的人音乐能力强，有的人擅长绘画等。

3. *能力表现早晚的差异* 有的人在儿童时期就表现出非凡的能力，即所谓的"才华早露"，如王勃6岁善文辞，10岁能赋诗，13岁写出了《滕王阁序》。有的人到了中年甚至晚年才表现出创造力，即所谓的"大器晚成"，如达尔文在青年时期被人认为智力低下，却在50多岁写出划时代的科学名著《物种起源》。

三、需要

(一) 需要的概念

需要是人对内外环境有某种需求的主观状态，是个体的心理活动与行为的基本动力。个体要生长、活动，就需要进食、饮水；种族要延续，就需要繁衍和养育后代；人具有社会性，就需要工作，需要人际关系。

(二) 需要的分类

1. *按需要的起源分类*

(1) 生理性需要：是维持个体生存和种族延续必不可少的条件，如空气、水、食物、睡眠及性的要求等。生理性需要主要维持个体生理状况的平衡。生理性需要是先天的，体现了需要的自然属性。

(2) 社会性需要：是指人在社会生活中为适应社会生活而产生的需要，如劳动、交往、求知、尊重等。人的社会性需要是通过后天的学习而形成的，是人所特有的，体现了需要的社会属性。处在不同的经济地位或社会制度下的人们，社会性需要也是有所不同的。

2. *根据需要的对象不同分类*

(1) 物质需要：主要指个体对物质的需求，如对衣、食、住、行有关物品的要求，对劳动工具、文化用品的需要等。在物质的需要中，既包括有生理性的需要，又包括有社会性的需要。随着社会的进步和社会生产力的发展，人的物质需要将不断地发展。

(2) 精神需要：表现为对精神文化对象的需求，如对知识的渴求、对美的追求以及对交往、友谊等的需求。

(三) 马斯洛的需要层次理论

美国心理学家马斯洛的需要层次理论认为：需要是按层次发展的，由低级向高级分为5层，并且认为这5层需要只有当较低层次的需要获得满足后，才向上一个较高层次的需要发展；当层次较高的需要发展后，层次较低的需要并不消失，只是对人的行为的影响降为较次的地位。

1. *生理的需要* 是人类最原始、也是最基本的需要，是维持生存和种族延续而必不可少的需要。如饥、渴、睡眠等的需要，在5种需要中生理需要应该优先得到满足。

2. 安全的需要　即人对稳定的工作、安全并有秩序的生活环境等的需要。只有这一需要获得满足之后，才会有安全感；否则就会产生威胁感和恐惧感。马斯洛认为，安全需要与生理需要都属于低级需要。

3. 归属和爱的需要　当上述需要获得满足后，就会产生进一步的社会性的需要：归属和爱的需要。人希望参加一定的组织，归属于某一团体；希望得到爱并把爱给予别人，以及成家的需要。

4. 尊重的需要　在上述3个层次的需要获得满足后，尊重的需要才会充分地发展起来。尊重的需要包括自我尊重和受到他人的尊重。这种需要是和人们渴望拥有权力、名誉、成就，获得独立与自由相联系的。

5. 自我实现的需要　这是在前4种需要获得满足的基础上而产生的最高层次的需要。追求自我理想的实现，使个人的潜能得到充分的发挥，做一些自己认为有意义和有价值的事情。这是一种创造的需要，它的产生有赖于前面的基本需要的满足。

马斯洛认为，越是低层次的需要，强度越大；越是高层次的需要，强度越小。这些不同层次的需要的发展进程，大致与人的年龄的增长相适应，社会上多数人的需要，也与社会经济发展和文化教育程度有关。对于多数人来说，满足自我实现的需要只是一个奋斗的目标，只有少数人才能达到真正的自我实现。

四、动机

（一）动机的概念

动机是由需要所引起的有意识或无意识的行为指向，是直接推动个体活动以达到目的的内部动力。动机和目的并不相同，目的是动机所指向的对象，是人们在活动中所期望的结果，而动机则是推动人们去实现目的的心理活动。动机和人们的需要有着密切的联系，动机是在需要的基础上产生的，无论是物质的需要还是精神的需要，只要它以意向兴趣愿望或信念的形式指向一定的对象，并激发起人的活动，就可以成为活动的动机。

（二）动机的种类

1. 根据动机的性质分类　可将动机分为生理性动机和社会性动机。

(1) 生理性动机：也称驱力，它以有机体的生物性需要为基础。如饥、渴、疼痛、母性、性欲、睡眠等。由于人是社会的实体，人的生物学需要以及满足这些需要的手段，都受到人类社会生活的影响，因此，人的生理性需要也打上了社会生活的烙印。

(2) 社会性动机：它以人的社会文化的需要为基础。如人有权利的需要、社会交往的需要等，因而产生相应的权利动机、交往动机等。

2. 根据学习在动机形成和发展中的作用分类　动机可分为原始动机和习得动机。

(1) 原始动机：是与生俱来的不学而会的动机，它们是以人的本能的需要为基础的。上面提到的饥、渴、母性、性欲也都属于原始动机。

(2) 习得动机：是后天的、通过学习而获得的动机。

3. 其他的分类　根据动机的作用，可以分为主导动机和辅助动机。主导动机是一个人动机中最强烈、最稳定的动机，在各种动机中处于主导和支配地位，而辅助动机则往往与一个人的习惯和兴趣相联系，它能够起到对主导动机的补充作用。根据动机维持时间的长短，还可分为短暂的动机和长远的动机。例如，工作只是为了一时的成功或受到好评，这为短暂的直接动机，而为了一个远大的目标勤奋地学习和工作则为长远动机。

（三）动机冲突

当行为背后有多个动机存在时，往往使人处于相互矛盾的状态，并且难以割舍，这就是动机冲突。动机冲突有以下3种基本形式。

1. 接近-接近型冲突　两个对个人具有相同吸引力的目标出现时，行为的个体只能选择其中一种时而引起的冲突。这种“鱼和熊掌不可兼得”的情况在临床工作中经常可见，有的患者，既想住院治疗，又担心所肩负的工作重任因时间拖延而不能完成，造成难以取舍的矛盾心理状态。

2. 回避-回避型冲突　指一个人同时受到两种事物的威胁，而又只能回避其中一种时而产生的冲突。比如对于牙痛而又害怕拔牙的人来说，牙痛和拔牙都是想极力回避的，但是又必须接受其中一个，才能避开另一个，此时的矛盾冲突就是回避-回避型冲突。

3. 趋避冲突　指一个事物对人们有吸引力的同时又是人们极力想回避的，此时的矛盾状态称为趋避冲突。如有些手术前的患者，既想通过手术解除病痛，又担心手术可能对机体的功能造成影响，常在手术前提出撤消手术的请求。

(四) 挫折

1. 挫折概念　挫折是指个体在有目的地从事某种活动时，遇到不可克服的障碍而产生的紧张状态和情绪反应。人们的工作、学习、生活并非都是一帆风顺的，动机常常会受到干扰或完全受阻，使个体无法达到目标，因此挫折是经常发生的。

2. 产生挫折的原因　产生挫折的原因是多种多样的，总的来说有主观和客观两种因素。

(1) 客观因素：自然因素的影响，如天灾、意外、疾病、亲友的生离死别等；社会环境的影响包括个人社会生活中遭受的经济、道德、宗教、风俗习惯的限制。社会环境所造成的挫折往往比自然环境所引起的要多，且影响也较深远。

(2) 主观因素：包括个体的生理条件如身材、容貌等先天因素或缺陷所带来的限制，以及个体的主观认知等心理因素所带来的影响。

3. 影响挫折因素　挫折是一种主观感受，同样的挫折情景对不同的个体会引起不同的挫折感。影响挫折程度的因素主要有以下3个方面。

(1) 动机强度：一般来说，动机强度越大，一旦受阻，挫折感就越深刻。

(2) 抱负水平：抱负水平是指人对自己所要达到的目标规定的标准。规定的标准越高，即抱负水平越高，目标越不容易达到，越容易产生或加强挫折感，反之挫折感就不明显。如两个学生参加考试，甲的目标是要考90分以上，乙的目标则只要求及格，结果两人的成绩均为80分，乙会感到欣喜，而甲则会认为是失败而感受到挫折。

(3) 挫折承受力：承受力是个体对挫折情景的承受和适应能力。每个人承受挫折的能力各有不同，有的人能忍受严重挫折而毫不灰心丧气；有的人遇到轻微的挫折就意志消沉；有的人能忍受环境因素造成的挫折，而在人际关系因素所造成的挫折面前却焦虑不安。

五、气质

(一) 气质的定义

气质即人们常说的“脾气”、“秉性”，是表现在情绪和行为发生的速度、强度、持久性、灵活性等方面心理活动动力特征的总和。

心理活动的动力特征主要是指心理过程的速度和灵活性(如知觉的速度、思维的灵活程度)；心理过程的强度和稳定性(如情绪的强弱、注意集中时间的长短、意志努力的程度)；心理活动的指向性(有人倾向于外部事物，善于社交，有人倾向于内心世界，不愿意与别人交往)。

(二) 气质学说

关于气质的生理基础有各种不同的解释，因而形成了多种不同的学说。

1. 体液说　古希腊著名医生希波克拉底认为，人体内有4种体液：黄胆汁、血液、黏液、黑胆汁，不同的气质取决于这4种体液的混合比例。他根据4种体液在人体内哪一种占优势，把气质分成4种类型，即胆汁质、多血质、黏液质和抑郁质。体液说对气质的生理基础的解释及分类虽然缺乏科学根据，早已不被人接受，但其4种气质类型的概念却沿用至今，并被赋予了新的意义。

2. 高级神经活动类型说　俄国生理学家巴甫洛夫通过实验研究，提出的气质的高级神经活动说，已被我国心理学界所公认。

巴甫洛夫对条件反射的实验研究发现，高级神经活动的基本过程就是兴奋和抑制过程。兴奋和抑制过程有3个基本特性：神经活动的强度、平衡性和灵活性。神经活动的强度是指大脑皮层细胞经受强烈刺激或持久工作的能力；神经活动的平衡性是指兴奋过程和抑制过程之间的强度是否相当；神经活动的灵活性是指对刺激的反应速度以及兴奋过程与抑制过程相互转换的速度。神经过程3个基本特征的独特组合就形成高级神经活动的类型，即兴奋型、活泼型、安静型和抑制型。巴甫洛夫指出，高级神经活动类型与气质类型具有一定的关系，兴奋型相当于胆汁质，活泼型相当于多血质，安静型相当于黏液质，抑制型相当于抑郁质。

六、性格

（一）性格的概述

性格是一个人在社会实践中所形成的对现实的稳定态度以及与之相适应的行为倾向。性格在人格心理特征中具有核心意义，它最能反映人的本质属性。

（二）性格与气质的关系

性格和气质既相互区别又相互联系。表现在以下几点。

（1）气质主要是先天的，较多地受高级神经活动类型的制约，无所谓好坏；而性格主要是后天的，更多地受社会环境的影响，有好坏之分。

（2）气质可塑性小，变化慢；而性格可塑性较大，变化较快。

（3）气质的表现范围较窄，只反映了人的心理活动的动力特征；而性格的表现范围较广，几乎包括了人的一切稳定的心理特征。

（4）性格在生活实践过程中所形成的稳定态度和行为方式，可以在一定程度上掩盖或改变气质，使它服从于生活实践的要求。

（三）性格的特征

性格是一种十分复杂的统一体，包含各种性格特征。

1. 性格的态度特征　指人在处理各种社会关系方面所表现出来的性格特征，包括对社会、对他人的态度的特征（如善于交往或性情孤僻，礼貌或粗暴，正直或虚伪等），对学习和工作的态度的特征（如认真或马虎，勤奋或懒惰等），对自己的态度的特征（如自信或自卑、谦虚或骄傲等）。

2. 性格的意志特征　指人为了实现既定目标，调整策略、克服困难时表现出的性格特征。如对行为目的明确程度的特征（如目的性或盲目性），在危急情况下表现出来的特征（如勇敢或怯懦，坚决果断或优柔寡断）。

3. 性格的情绪特征　是指人在情绪活动时在强度、稳定性、持久性和心境等方面表现出来的性格特征。如热情或冷漠，乐观或悲观等。

4. 性格的理智特征　是指人在感知、记忆、想像和思维等认知活动中表现出来的特点和风格。如感知觉方面的快速型和精细型，记忆方面的形象记忆型和逻辑记忆型，想像过程中的独创型和依赖型，思维过程中的分析型和综合型等。

（四）性格的类型

心理学家们曾以各自的标准和原则，对性格进行分类，现仅介绍以下两种。

1. 场独立型和场依存型　美国心理学家威特金根据人对信息的加工方式不同，把人的性格分为场独立型和场依存型。场独立型的人，往往利用内在的参照标准主动对信息进行加工。这种人不易受其他因素的干扰，受暗示性较小，在活动中易于发挥自己的能力，比较有创造性。场依存型的人常处于被动、服从的地位，缺乏主见，受暗示性强。但这种人社会敏感性强，善于交际。

2. 内倾型和外倾型　瑞士心理学家荣格根据里比多的倾向划分性格类型，个体的里比多活动倾向于外部环境，就是外倾型的人，里比多的活动倾向于内部，就是内倾型的人。外倾型的人，关注外部世界，爱社交、开朗、自信、勇于进取，容易适应环境；内倾型的人，关注内部主观世界，好沉思，善内省，喜自我欣赏，孤僻，缺乏自信，易害羞，寡言，较难适应环境。荣格认为没有纯粹的外倾型或内倾型的人，只是由于情境的影响而使得一种倾向占优势。

复习题

【A 型题】

1. 人脑对客观事物的属性及其规律的反映称之为：（　）
A. 情感过程　B. 认识过程　C. 意志过程　D. 个性

2. 感受性是：（　）
A. 能引起感觉的最小刺激量　B. 感觉器官对适宜刺激的感觉能力
C. 感觉阈限的大小　D. 最小可觉察的大小

3. 以下对知觉特征理解正确的是：（　）
A. 知觉是直接作用于感觉器官的客观事物的整体在人脑中的反映
B. 知觉常常是各种感觉器官协同活动的结果，不受人的知识经验和态度的制约
C. 同一物体，不同的人对它的知觉是相同的
D. 同一物体，不同的人对它的感觉是不同的

4. 两可图形反映出人对事物知觉的：（　）
A. 整体性　B. 选择性　C. 恒常性　D. 理解性

5. 联觉是指：（　）
A. 同一分析器由于受不同刺激物的作用而使感受性发生变化的现象
B. 由于感受器受到刺激物的持续作用而使感受性发生变化的现象
C. 刺激作用停止后依然保留的感觉
D. 一个刺激引起一种感觉的同时还引起另一种感觉的现象

6. 注视一个红色的正方形一定时间后，再将视线转到白色的背景上，就会看到一个蓝绿色的正方形的现象，称为：（　）
A. 知觉　B. 适应　C. 对比　D. 后像

7. 一支白粉笔，无论把它置于明亮处还是黑暗处，人们都会把它知觉为是白粉笔，这种知觉特性被称之为：（　）
A. 知觉的整体性　B. 知觉的理解性　C. 知觉的选择性　D. 知觉的恒常性

8. 知觉过程中以过去经验来对知觉对象作出某种解释，使其具有意义的特性，被称为：（　）
A. 知觉的整体性　B. 知觉的理解性　C. 知觉的选择性　D. 知觉的恒常性

9. 记忆过程包括：（　）
A. 识记、保持和遗忘　B. 识记、再认和回忆
C. 识记、保持和联想　D. 识记、保持、再认或回访

10. 一位亲眼目睹美国9·11事件的妇女到现在头脑中还经常浮现出那悲惨的一幕。这属于：（ ）
A. 形象记忆　B. 情景记忆　C. 情绪记忆　D. 动作记忆
11. 艾宾浩斯发现的遗忘规律是遗忘的进程不均衡，表现为：（ ）
A. 先慢后快　B. 先快后慢　C. 时快时慢　D. 均匀递减
12. 1956年，英国心理学家提出短时记忆容量的组块数量为：（ ）
A. 5～9　B. 7～9　C. 5～7　D. 9～11
13. 学生解题能够一题多解，说明他具有何种较强的思维能力？（ ）
A. 再现思维　B. 求同思维　C. 辐合思维　D. 发散思维
14. 根据言语的描述或图样的示意，在人脑中产生相应的新形象的过程称为：（ ）
A. 想象　B. 表象　C. 再造想象　D. 创造想象
15. 下面哪一种对梦的态度是正确的：（ ）
A. 梦是一种正常的生理和心理现象　B. 梦是焦虑和紧张状态的产物
C. 我们不能对梦做科学的研究　D. 做梦时人感觉不到外界刺激
16. 人对客观事物是否符合个人的需要而产生的态度体验称为：（ ）
A. 气质　B. 性格　C. 意志　D. 情绪
17. 情绪的功能有：（ ）
A. 适应功能、动机功能、组织功能、信号功能
B. 调节功能、动机功能、组织功能、信号功能
C. 适应功能、动机功能、组织功能、控制功能
D. 调节功能、动机功能、组织功能、信号功能
18. 情绪和情感所反映的是：（ ）
A. 客观事物的本质属性　B. 客观事物的外部现象
C. 客观事物之间的关系　D. 客观事物与人的需要之间的关系
19. 身段表情可以分成：（ ）
A. 语言和动作　B. 手势和身体的姿势
C. 行走和比划　D. 身体姿势和四肢动作
20. 由于缺乏准备，不能处理，不能驾驭或摆脱某种可怕或危险情景时所表现的情绪体验是：（ ）
A. 快乐　B. 悲哀　C. 愤怒　D. 恐惧
21. 个体在意外事件或危急情景出现时表现出高度紧张的情绪状态，被称为：（ ）
A. 愤怒　B. 心境　C. 应激　D. 激情
22. 忧者见之则忧，喜者见之则喜，这是受一个人的什么的影响所致？（ ）
A. 激情　B. 心境　C. 热情　D. 应激
23. 对于人的举止行为是否合乎一定的道德准则而产生的态度体验是：（ ）
A. 理智感　B. 美感　C. 激情　D. 道德感
24. 强烈而短促的情绪状态被称为：（ ）
A. 愤怒　B. 激情　C. 应激　D. 心境
25. “人是因为哭了才发愁，因为动手打了才生气，因为发抖才害怕”这是情绪的______理论。（ ）
A. 情绪的外周理论　B. 情绪的丘脑理论　C. 情绪的认知理论　D. 情绪的动机-分化理论
26. 美国心理学家沙赫特认为，情绪的产生是外界环境刺激、机体的生理变化和认知过程三者相互作用的结果，而什么又起着决定的作用？（ ）

A．外界环境刺激　B．机体的生理变化　C．认知过程　D．丘脑

27. 强调情绪的发生与机体内部生理变化的关系的情绪理论被称为：（　）

A．坎农-巴德学家　B．伊扎德的情绪理论

C．詹姆斯-兰格情绪理论　D．沙赫特-辛格的情绪理论

28. 认为情绪的中心在中枢神经系统的丘脑，由外界刺激引起感官的神经冲动传至丘脑，再由丘脑同时向上向下发出神经冲动，向上传至大脑，产生情绪的主观体验，向下传至交感神经，引起机体的生理变化。这种情绪理论被称为：（　）

A．坎农-巴德情绪学说　B．伊扎德的情绪理论

C．沙赫特-辛格的情绪理论　D．詹姆斯-兰格理论

29. 强调情绪的主观体验是起动机作用的心理结构，是驱动有机体采取行动的动机力量的情绪理论被称为：（　）

A．坎农-巴德情绪学说　B．伊扎德的情绪理论

C．沙赫特-辛格的情绪理论　D．詹姆斯-兰格理论

30. 下列与自我评价有关的情绪和情感是：（　）

A．害羞　B．厌恶　C．恐惧　D．兴趣

31. 需要是指：（　）

A．对有机体内部不平衡状态的反映，表现为有机体对内外环境条件的欲求。

B．对有机体内部不平衡状态的反映，表现为有机体对内环境条件的欲求。

C．对有机体外部不平衡状态的反映，表现为有机体对外环境条件的欲求。

D．对有机体外部不平衡状态的反映，表现为有机体对内外环境条件的欲求。

32. 获得性需要就是：（　）

A．自然需要　B．社会需要　C．物质需要　D．精神需要

33. 根据马斯洛的需要层次理论，在最高层的是：（　）

A．尊重的需要　B．归属和爱的需要　C．缺失需要　D．自我实现

34. 动机就是：（　）

A．激发个体朝着一定的目标活动，并控制这种活动的一种内在的心理状态或外部动力。

B．激发个体朝着一定的目标活动，并维持这种活动的一种内在的心理状态或外部动力。

C．激发个体朝着一定的目标活动，并控制这种活动的一种内在的心理过程或内部动力。

D．激发个体朝着一定的目标活动，并维持这种活动的一种内在的心理过程或内部动力。

35. 根据不同的需要为基础，动机可划分为：（　）

A．生理性动机和社会性动机　B．原始动机和习得动机

C．有意识动机和无意识动机　D．内在动机和外在动机

36. 内驱力其实就是：（　）

A．生理性动机　B．社会性动机　C．内部动机　D．外部动机

37. 在确定活动目的的过程中，拿不定主意来作出决策时就产生：（　）

A．挫折　B．焦虑　C．动机冲突　D．愤怒

38. “鱼与熊掌不可兼得”，这种动机冲突属于：（　）

A．接近-回避　B．回避-冲突　C．多重接近-回避　D．接近-接近

39. 既怕考试不及格又不想放弃玩耍时引起的是哪种冲突？（　）

A．双趋　B．双避　C．趋避　D．多重趋避

40. 一位小学生在没有人督促的情况下，能够独立地完成各项作业，反映了其意志的：（　）

A．独立性　B．果断性　C．自制性　D．坚韧性

41. 与盲目性、易受暗示性相反的品质是：（ ）
A. 独立性 B. 坚韧性 C. 果断性 D. 自制力

42. 有的人遇事总是举棋不定，优柔寡断，这说明他们的意志缺乏：（ ）
A. 独立性 B. 自制性 C. 果断性 D. 坚韧性

43. 与意志品质的自觉性相反的不良品质特性是：（ ）
A. 盲目性 B. 散漫性 C. 顽固性 D. 动摇性

44. 完成意志活动最重要的阶段是：（ ）
A. 确立目标 B. 动机斗争 C. 采取决定 D. 执行决定

45. 一位演员刚发生了不愉快的事情，但上台演喜剧时仍能谈笑风生，反映了其意志的：（ ）
A. 果断性 B. 坚韧性 C. 自制性 D. 自觉性

46. 下列属于个性心理特征的成分有：（ ）
A. 能力 B. 需要 C. 动机 D. 信念

47. 能有效完成某种活动的心理条件是：（ ）
A. 人格 B. 气质 C. 能力 D. 兴趣

48. 能力在一定程度上决定着掌握知识技能的：（ ）
A. 多少、速度、巩固程度、能达到的水平
B. 方向、速度、熟练程度、能达到的水平
C. 方向、速度、巩固程度、能达到的水平
D. 多少、速度、熟练程度、能达到的水平

49. 巴甫洛夫认为神经活动的基本过程是：（ ）
A. 兴奋 B. 抑制 C. 兴奋与抑制 D. 反射

50. 人心不同、各如其面，这句俗语最好的诠释了：（ ）
A. 稳定性 B. 独特性 C. 整合性 D. 功能性

51. 智力综合了：（ ）
A. 观察能力 B. 思维能力 C. 一般能力 D. 特殊能力

52. 遗传素质是能力发展的：（ ）
A. 动力系统 B. 自然前提 C. 心理基础 D. 核心成分

53. 完成活动所需要的各种能力的结合被称为：（ ）
A. 技能 B. 天才 C. 才能 D. 智力

54. 在总人群中，智力呈哪种状态分布？（ ）
A. 正态 B. 偏态 C. 正偏态 D. 负偏态

55. 卡特尔将一种以神经系统的生理功能为基础的认知能力称为：（ ）
A. 模仿能力 B. 液态智力 C. 晶态智力 D. 一般能力

56. 谁对特质进行了分类，他把特质分为共同特质和个人特质。他还进一步把个人特质划分为 3 个重叠和交叉的层次，首要特质、主要特质和次要特质？（ ）
A. 奥尔波特 B. 卡特尔 C. 艾森克 D. 荣格

57. 谁对特质进行了分类，他把特质分为根源特质和表面特质？（ ）
A. 奥尔波特 B. 卡特尔 C. 艾森克 D. 荣格

58. 谁认为可以用两个维度来描述人格，一个是同一外向，一个是神经质倾向的情绪稳定性，各种人格特质都可以用这两个维度来表示？（ ）
A. 卡特尔 B. 艾森克 C. 荣格 D. 奥尔波特

59. 将一个动物关在装置中，通过此装置可以给这个动物一条前腿一个轻微的电击。在此电击之前

会出现铃声，铃声停止后便施行电击，几次这样的事件发生后，这个动物在铃声响的时候就把它的腿躲开了。铃声响把腿躲开是一个：（　）

A. 条件刺激　B. 无条件刺激　C. 条件反射　D. 无条件反射

60. 与巴甫洛夫高级神经活动类型中的强、平衡、灵活性相对应的气质类型是：（　）

A. 胆汁质　B. 多血质　C. 黏液质　D. 抑郁质

【简答题】

1. 什么是感觉？感觉在人类的生活和工作中有什么意义？
2. 艾宾浩斯遗忘曲线的意义？
3. 简述思维的含义及特征。
4. 简述情绪、情感的区别和联系。
5. 影响人格形成和发展的因素有哪些？

第三章 心理健康

导学

内容及要求

心理健康包括3个部分的内容，心理健康的基本含义、评估心理健康的标准及人在各个发展阶段的心理特点、常见心理问题及护理要点。

心理健康的基本含义主要介绍健康的心理应遵循的原则、国内外专家学者从多个角度对心理健康的概念进行的深入研究及不同定义。在学习中，应重点掌握心理健康应遵循的原则；熟悉心理健康的概念。

评估心理健康的标准主要介绍对于心理健康的理解3个不同的层次，奥尔波特、马斯洛及王登峰提出的评估心理健康的指标。在学习中，应重点掌握王登峰提出的评估心理健康的指标；熟悉奥尔波特、马斯洛提出的评估心理健康的指标；了解对于心理健康的理解的3个层次。

人在各个发展阶段的心理特点、常见心理问题及护理要点主要介绍儿童期、青少年期、成年期及老年期的心理特点、常见心理问题及护理要点。在学习中，应重点掌握各年龄阶段患者的护理要点。熟悉儿童期、青少年期、成年期及老年期的心理特点及常见心理问题。

重点、难点

心理健康的重点是第四节青少年期的心理健康和护理、第五节成年期的心理健康和心理护理和第六节老年期的心理健康和心理护理。其难点是3个阶段的人的心理特点。

专科生的要求

专科层次的学生对儿童期的心理特点及一般心理问题作一般了解即可；能够熟悉第五节成年患者的住院心理状况。

第一节 概 述

心理健康是指人们在适应环境过程中的心理体验与行为模式的状态和水平。一个人的心理健康与否没有绝对分界线，一般认为，健康的心理应遵循以下原则。

(一) 心理与环境的统一

正常的心理应与客观环境相协调，如果与客观环境失去统一，就难以被人理解，是不正常的。

(二) 心理与行为的统一

个体的认知、情感、意志行为应该是一个完整协调的统一体，如果一个人对一件事情的体验或行为与正常的情感体验相悖的话，也是不健康的异常表现。

(三) 人格的稳定性

人格是人在长期的生活经历中形成的，具有相对稳定性和独特性。如果一个人的性格发生明显的改变，说明他的心理和行为出现了问题。

国内外专家学者从多个角度对心理健康的概念进行了深入研究及不同定义。1946 年召开的第三届国际心理卫生大会将心理健康定义为："在身体、智能及情感上与他人的心理健康不相矛盾的范围内，将个人心境发展成最佳的状态。"世界心理卫生联合会则将心理健康定义为："身体、智力、情绪十分调和，适应环境，人际关系中彼此能谦让，有幸福感，在工作和职业中，能充分发挥自己的能力，过着有效率的生活。"

综上所述，我们可将心理健康概念定义为：广义的心理健康是指一种高效而满意的、持续的心理状态。在这种状态下，人能做出良好的反应，具有生命的活力，而且能发挥其心身潜能。狭义的心理健康是指人的心理活动和社会适应良好的一种状态，是人的基本心理活动协调一致的过程，即认识、情感、意志、行为和人格完整协调。

第二节 评估心理健康的标准

一、心理健康的标准

心理健康是一个相对的概念。对于心理健康的理解，可以有 3 个不同的层次。

(1) 最低层次：克服心理疾病。

(2) 中间层次：超越"亚健康状态"。

(3) 理想层次：自我实现。

所以，心理健康不是指某种固定的状态，而是富有弹性伸缩的相对状态。一般心理学者多主张以正常的认知、完善的个性、稳定的情绪和个体行为的适应情况，作为鉴别心理健康的标准，而不是以个别症状之有无为依据。

对于心理健康标准的描述，并无一个普遍模式。不同的人，心理健康可以是以不同的方式表现出来的。即使同一个人，在不同的时期，其心理健康的特点也可能是不同的。

二、奥尔波特的心理健康标准

奥尔波特在哈佛大学一直从事对高心理健康水平的人的研究。他认为心理健康的人即是"成熟者"。为此，他提出了 7 个指标。

(1) 能主动、直接地将自己推延到自身以外的兴趣和活动中。

(2) 具有对别人表示同情、亲密或爱的能力。

(3) 能够接纳自己的一切,好坏优劣都如此。

(4) 能够准确、客观地知觉现实和接受现实。

(5) 能够形成各种技能和能力,专注和高水平地胜任自己的工作。

(6) 自我形象现实、客观,知道自己的现状和特点。

(7) 能着眼未来,行为的动力来自长期的目标和计划。

三、马斯洛的心理健康标准

马斯洛是人本主义心理学的创始人之一,其学说旨在研究和挖掘人类心理的最大潜能。他把那些能发挥自身遗传限度内最大可能力量的人,称之为"自我实现者",亦即真正的心理健康的人。其特点有如下表现。

(1) 对现实的更有效的洞察力和更适宜的关系。

(2) 对于自我、他人以及人性的客观现实的高度接受。

(3) 思想、感情以及行为具有更大的自发性。

(4) 以问题为中心,而不是以自我为中心,视野宽阔,常常关注各种社会问题。

(5) 高度的自主性。

(6) 离群独处的需要。

(7) 具有清新不逊的鉴赏力。

(8) 能够产生某种神圣意义上的神秘体验和高峰经验。

(9) 宽厚的社会感情。

(10) 深挚而精粹的私人关系。

(11) 民主的性格。

(12) 强烈的道德感和责任感。

(13) 富于哲理的善意和幽默感。

(14) 更富有创造性。

四、我国学者王登峰的心理健康标准

我国学者王登峰提出 8 条心理健康的指标。

(一) 了解自我,悦纳自我

一个心理健康的人能体验到自己的存在价值,既能了解自己,又能接受自己,具有自知之明,即对自己的能力、性格、情绪和优缺点都能做到恰当、客观的评价,对自己不会提出苛刻的非分期望与要求,对自己的生活目标和理想也能定得切合实际,因而对自己总是满意的;同时,努力发展自身的潜能,即使对自己无法补救的缺陷,也能安然处之。

(二) 接受他人,善与人处

心理健康的人乐于与人交往,不仅能接受自我,也能接受他人,悦纳他人,能认可别人存在的重要性和作用。他能为他人所理解,为他人和集体所接受,能与他人相互沟通和交往,人际关系协调和谐,在生活的集体中能融为一体,乐群性强,既能在与挚友团聚之时共享欢乐,也能在独处沉思之时而无孤独之感。在与人相处时,积极的态度(如同情、友善、信任、尊敬等)总是多于消极的态度(如猜疑、嫉妒、畏惧、敌视等),因而在社会生活中具有较强的适应能力和较充足的安全感。

(三) 热爱生活,乐于工作

心理健康的人珍惜和热爱生活,积极投身于生活,在生活中尽情享受人生的乐趣。他们在工作中尽可能地发挥自己的个性和聪明才智，并从工作的成果中获得满足和激励，把工作看作是乐趣而不是负担。他能把工作过程中积累的各种有用的信息、知识和技能存贮起来，便于随时提取使用，以解决可能遇到的新问题，能够克服各种困难，使自己的行为更有效率，工作更有成效。

（四）面对现实，接受现实，适应现实，改变现实

心理健康的人能够面对现实，接受现实，并能够主动地去适应现实，进一步地改造现实，而不是逃避现实。对周围事物和环境能做出客观的认识和评价，并能与现实环境保持良好的接触，既有高于现实的理想，又不会沉湎于不切实际的幻想与奢望，对自己的能力有充分的信心，对生活、学习、工作中的各种困难和挑战都能妥善处理。

（五）能协调与控制情绪，心境良好

心理健康的人愉快、乐观、开朗、满意等积极情绪状态总是占据优势的，虽然也会有悲、忧、愁、怒等消极的情绪体验，但一般不会长久。能适当地表达和控制自己的情绪，喜不狂，忧不绝，胜不骄，败不馁，谦虚不卑，自尊自重，在社会交往中既不妄自尊大也不畏缩恐惧，对于无法得到的东西不过于贪求，争取在社会规范允许范围内满足自己的各种要求，对于自己能得到的一切感到满意，心情总是开朗的、乐观的。

（六）人格和谐完整

心理健康的人，其人格结构包括气质、能力、性格和理想、信念、动机、兴趣、人生观等各方面能平衡发展，人格即人的整体的精神面貌能够完整、协调、和谐地表现出来。思考问题的方式是适中和合理的，待人接物能采取恰当灵活的态度，对外界刺激不会有偏颇的情绪和行为反应，能够与步调合拍，也能与集体融为一体。

（七）智力正常

智力正常是人正常生活的最基本的心理条件，是心理健康的主要标准，智力是人的观察力、记忆力、想像力、思考力及操作能力的综合。

（八）心理行为符合年龄特征

人的生命发展的不同年龄阶段，都有相应的不同的心理行为表现，从而形成不同年龄阶段独特的心理行为模式。

第三节　儿童期的心理健康和护理

一、儿童期的心理特点

儿童期是指个体从出生到12岁这一阶段，是人生发展较大、较快的时期。从出生到1岁的时期称为婴儿期，这个时期是儿童动作、语言、感觉形成和发展的时期。1岁到6～7岁的时期称为幼儿期。在这个时期，儿童的各种感觉都在迅速完善，各种知觉也在进一步发展，思维以形象思维为主，抽象思维也初步形成；言语能力迅速发展；情感具有易变性，易受外界的事物支配；这一时期自我意识和道德判断开始出现，个性开始形成。这一时期的主导活动是游戏，在游戏中会模仿和体会成人生活。6～7岁到11～12岁的时期为学龄初期，学习成为主导活动，感觉、知觉迅速发展，知觉的有意性、目的性逐渐提高。通过学习，观察能力、思维能力及语言能力，特别是书面语言得到很大发展。这一时期有意注意开始发展，有意记忆逐渐占主导，思维以抽象思维为主。学龄初期的儿童更能控制、调节自己的情感，情感更丰富、稳定；意志品质、自我意识、道德评价等方面迅速发展。此期儿童性格的发展有稳定期和骤变期，小学一年级到四年级主要是稳定期，四年级到六年级则主要是骤变

期，六年级以后逐渐步入青春期，是性格发展的关键时期。

二、儿童期的一般心理问题

儿童期的心理健康受到损害，主要表现为情绪障碍和行为问题。儿童情绪障碍是指自卑感、忸怩、害羞、社会退缩、焦虑、恐惧、易哭泣、过于敏感、忧伤等不良情绪过度，这些不良情绪一般是在持久的精神紧张之下产生。其原因主要是因与父母分离、家庭纠纷、教育方式不当、受到重大创伤等应激事件引起。一些儿童入学后，不能适应社会环境的变化，出现一些情绪和行为问题。儿童常见的行为问题主要有吮指、拔发、偏食、口吃、遗尿、说谎、偷窃、攻击、暴力等，这些行为会直接影响知识技能的获得及对社会的适应。

三、儿童期常见的精神疾病

（一）心理发育障碍

言语和语言障碍，其中包括构音障碍、表达性言语障碍、理解-表达型混合言语障碍、Landan-kleffner综合征；广泛发育障碍，主要包括孤独症障碍、童年瓦解障碍、Rett综合征、Asperger综合征；学校技能发育障碍；运动功能发育障碍。除此之外还有精神发育迟缓也属于心理发育障碍的一种。

（二）儿童情绪障碍

儿童情绪障碍包括儿童抑郁、焦虑、恐怖和强迫症。

（三）儿童行为障碍

儿童行为障碍包括儿童多动症、儿童少年品行障碍、抽动障碍。

（四）儿童精神分裂症

符合精神分裂症的诊断，但发病年龄在儿童期。

如果儿童的这些情绪和行为问题不能及时纠正，可能发展成严重的精神和行为障碍。与行为有关的品行障碍会延续至青少年，表现为药物滥用、少年犯罪、反社会行为、婚姻问题、工作关系不良、失业、人际交往问题和健康状况低下。

四、儿童患者的护理要点

儿童患病和住院不仅给儿童带来生理上的痛苦，而且极易对儿童的心理造成创伤。对于住院的患儿，不仅需要精湛的医疗技术，优质的护理质量，更需要积极的心理护理，才能使患儿减少恐惧、焦虑，以轻松愉快的心态，积极配合治疗，利于患儿早日康复。

（一）儿童住院患者常见的心理问题

儿童对疾病或住院的了解、反应和应付的方法都因各方面的压力来源及年龄的不同而有所差异。正处在生长发育阶段的儿童也是人格形成的重要阶段，儿童生病住院对他来说是个挫折，其心理上会出现很多问题，主要包括以下方面。

1. 紧张、恐惧　医院在儿童眼中是最不安全和最恐惧的场所。原有的生活方式被破坏，躯体疾病本身产生的不适让儿童感到难受，其生活受到很大限制。在医院，各种医疗护理操作（如注射、抽血化验等各种检查）和医疗用具（注射器、压舌板等）的随时使用，使其更加没有安全感。

2. 儿童的依赖心理增强，行为控制能力减弱　由于躯体疾病的影响，患儿常常精神及体力不佳，加之家长看到孩子生病后会给予加倍的照顾，患儿易产生因疾病获益的心理，依赖心理逐渐增强，造成患儿的行为退缩、情感脆弱。表现为易激动，激惹性增高，稍不遂意就乱发脾气，甚至顶嘴、说脏话、打人踢人，年龄较小的孩子以哭或喊叫的方式表现，不肯离开父母单独玩耍。

3. *焦虑* 患儿因为躯体不适和紧张造成焦虑情绪，包括做噩梦、睡不着、神经过敏、对自己的身体过度关心。

（二）护理儿童患者的沟通技巧

护患关系是临床治疗的一个重要方面，如何建立良好的护患关系是临床护理的重点。对于儿童患者，建立良好的护患关系，需要更多的沟通技巧。

沟通分为语言式、非语言式及抽象式沟通。

1. *语言式的沟通* 即使用语言表达，以微笑、温柔、甜美的方式对患儿表达。语气耐心温柔，声音平静且不急促，若护理人员的音调提高会使他们退缩甚至大哭。语言要简捷明了，尽可能使用形象化语言、鼓励性语言，以儿童能懂的方式说话。如你想让患儿配合输液操作时，可以告诉他"打针能让你快快好，你把手放好，阿姨轻轻给你扎，就一点点痛，你只要咬咬牙，数一、二、三就好了"，经过几次适应，患儿就能很好配合输液了。经常夸赞患儿"你今天真乖，你很勇敢，你是最棒的"。学龄前期患儿大多数经过奖励法、示范法均能配合治疗。

2. *非语言式的沟通* 又称为身体语言，包括护士的姿态、动作、脸部表情、姿势以及反应等。婴幼儿护理操作前可通过拥抱、抚摸来解除患儿因病情、恐惧造成的皮肤饥饿感。

3. *抽象式的沟通* 则以游戏标志、照片、欣赏能力、衣着的选择等形式表达。改善病房环境，如张贴儿童图画，配备一定数量的玩具，改变床被及服装的颜色，播放卡通影片，时间允许的话可主动和患儿一起做游戏，增加患儿的信任。如让患儿当护士给布娃娃、父母打"针"，通过角色互换联想，让患儿体会到要积极配合护士治疗，打针、搽药、雾化是帮助他们恢复健康，而不是处罚。

（三）临床护理要点

住院儿童心理上的变化与其自身、父母、家庭及护理人员均有密切关系。因此，临床护理人员应掌握儿童心理发育规律，帮助医生预测儿童对治疗的反应，对儿童的治疗效果具有十分重要的意义。对儿童患者的护理，应注意以下几点。

1. *加强护士与患儿的关系，增强信任感和安全感* 对不同年龄的患儿应施以不同的心理护理，对幼小儿童宜用儿童语言，多接近、逗引他们，以消除对医务人员的戒心，也可以用玩具、布偶等来演示护理内容，使患儿容易接受；对年长儿童可以选择看书、绘画、讲故事以及做游戏等活动，耐心地与其交朋友，使患儿对治疗及护理产生亲近感和信任感，使护患之间的关系更密切。

2. *做好住院患儿的宣教工作* 对入院的患儿进行心理安慰，使其保持良好的情绪。有的患儿入院一星期仍不适应，应尽可能地与其谈心，交流思想，让其感到医院里的阿姨一定能帮助他们战胜疾患，让患儿知道爸爸妈妈都在盼望着他们早日康复。因此需要患儿保持良好的精神状态，与护士阿姨密切配合以缩短住院时间。对一般性疾病可告之患儿，该病经过治疗很快就可以康复，减少恐惧心理。对特殊疾病可以采取保密性医疗，不要告之疾病的情况以及预后情况，可针对患儿目前的症状讲述一些小英雄的故事，鼓励患儿战胜病魔，不失时机地赞扬患儿的勇敢、坚强。鼓励他们表达自己的感受，减轻患儿的恐惧心理。

3. *改善医疗环境及工作人员的着装，减轻患儿的恐惧心理* 制造温馨、融洽的气氛，如墙的颜色可以涂成柔和的粉红色，墙上张贴各种儿童喜爱的卡通画及动物图片，病房门窗等设施应儿童化；工作人员服装可以颜色多样化。有条件的病房可以增添一些玩具、图书，播放一些轻松的音乐及儿童喜爱的动画片，缓解患儿对医院的恐惧感。

4. *减轻患儿家长的紧张心理* 现今社会，绝大多数儿童为独生子女，是家中的掌上明珠。儿童的患病使家长十分紧张，产生烦躁和焦虑心理，对医疗及护理质量非常挑剔。家长对患儿疾病的担心，加上孩子的哭闹，使其心情急躁，往往因细节问题产生偏激情绪。因此，护士在实施治疗前，应详细给家长讲述治疗过程及必要性，得到家长的理解和支持。少数家长由于孩子的突然生病产生焦虑心理，可能导致家庭成员之间埋怨及争吵，加重了患儿的心理负担及恐惧。此时应告之家长不要在孩子面前暴露家庭矛盾，否则会对患儿的治疗不利。应帮助他们化解矛盾，使家庭关系更加融洽，让患儿在愉快的状态下得到治疗。

5. 根据不同年龄患儿的心理特点，掌握心理护理的技巧，制定相应的护理计划，使护理工作具有针对性

(1) 一些婴儿哭闹时，应尽可能地抱抱患儿，轻轻抚摸其脸颊及四肢，患儿会很快停止哭闹。

(2) 学龄前患儿在生活和心理上都不成熟，尤其是独生子女，如果平时衣食住行均由大人安排，依赖性更加突出，自立性较差，入院后很难适应。有的患儿不能自己吃饭，整日哭哭啼啼，尤其怕打针吃药。对此，可以让他们看图片、讲故事，做这个年龄段孩子喜欢做的事情。根据这个年龄段孩子心理的随意性和好模仿的特点，让他们向配合治疗较好的大哥哥、大姐姐学习，从而取得良好的治疗依从性。

(3) 学龄期患儿(6～14 岁)已具备一定的生活常识，懂得了一定的道理，对医院的生活能较快适应。他们对于打针吃药已不再恐惧，往往担心自己的病是否很重，能否治好，能否继续上学。尤其是一些性格较内向的孩子，整日忧郁，影响了食欲；一些学习成绩较好的孩子，对疾病康复方面的知识渴求程度更大。取得患儿的信赖是做好心理护理的首要条件，对于因生病住院影响食欲的孩子，要耐心解释身体健康与饮食的密切关系。对年龄较大患儿，治疗和护理前要给予解释，根据其理解的程度，提供有关疾病及住院资料，尊重其看法，保护其隐私。

第四节　青少年期的心理健康和护理

一、青少年期的心理特点

青少年主要指 11～12 岁到 18 岁之间，这一时期是由童年向成年发展的过渡时期，常称为青春期，是生理、心理发育和社会性发展的关键时期。这个期间的发展很复杂，充满矛盾，又称为“危机期”。主要特点是身心发展不平衡、成人感和半成熟状态之间的错综矛盾及其带来的心理和行为的特殊变化。

这一时期是生长发育的高峰，是性发展初步成熟期，性器官发育，第二性征出现，性功能基本成熟。生理上的一系列变化对青少年的心理产生很大的影响。这个时期的主要特点是心理矛盾性，成人感使其希望独立，但精神依赖使其希望得到成人的理解、支持和保护，两种心理相互矛盾；心理闭锁性，即常常把自己的内心世界封闭、不向成人袒露。这时也易受成功感与挫折感的影响，容易骄傲自满或自暴自弃，情绪大起大落。

二、青少年期一般心理问题

(一) 学习类问题

青少年学生学习的压力越来越大，容易造成精神萎靡，出现食欲不振、失眠、神经衰弱、记忆效果下降、思维迟缓等多种症状。考试焦虑在青少年学习类心理问题中占突出地位，部分青少年存在考试焦虑情绪。考试焦虑通常出现一些身体上的症状，最常见的是头痛、头晕、睡不好觉、吃不好饭。考试焦虑严重的青少年，常常在考前坐立不安、心神不定。如果经常有严重的考试焦虑，可能导致孩子形成胆怯、紧张、不安的个性心理特征。

(二) 人际关系类问题

青少年的人际关系主要包括亲子关系、师生关系及同学关系。家庭是青少年主要的生活环境，

与家长之间的关系问题在青少年中多见。很多青少年认为家长不理解自己，对自己过度关心、不给自己留私有空间，不征求其意见便做出类似选课、选学的决定，这些问题导致了亲子关系的紧张和矛盾。从父母角度看，教养方式和父母关系是影响青少年人际关系的重要因素。父母是其最为亲近的人，子女对父母的一言一行都非常敏感。家庭教养方式上的种种缺陷，均会对青少年身体发育和心理成长造成影响。父母的行为如惩罚、拒绝及否认，容易使子女产生惧怕、躲避及消极应对的行为；过度的担心、保护容易造成子女的紧张、焦虑、缺乏自信心。学校是青少年另一个重要的生活环境。青少年在学校常见的人际交往问题包括：与同龄人之间的交往问题、与老师的交流问题等。与同龄人之间的交往问题主要表现出不知道如何把握与异性同学之间的关系，同学之间拉帮结派等。与老师的交流问题主要表现为担心老师不喜欢自己，非常在意老师对自己的态度和看法。

（三）情绪类问题

抑郁症是目前较常见的心理疾病之一，在世界各国的发生率呈上升趋势。资料表明，目前青少年患抑郁症的比例大大超过以往，严重者会导致自杀行为。对精神疾病的早期识别非常重要，如精神分裂症的早期干预，不仅使患者及家庭得到帮助，而且可以改善预后。

（四）人格障碍和品行障碍

人格是个体心理特征的总和，它反映了一个人的心理本质。人格障碍是较为严重的心理问题，以人格结构与人格特征偏离正常为特点。青少年中以依赖型人格和分裂样人格较为多见。依赖型人格的突出表现是缺乏独立性、自立性，遇到事情手足无措，在处理人际关系中常处于被动的地位。一般情况下，依赖型人格开始于幼年时期，到青春期后表现较为明显。分裂样人格的特点是内向、孤僻胆怯、不愿与人交往、社会适应能力不良。部分青少年可在行为上出现打架、骂人、说谎，考试舞弊、厌学、逃学等，严重的出现自伤或伤人现象，有的青少年会出现物质滥用的情况。

（五）青春期性心理类问题

青少年处于性生理和性心理的迅速发育时期，性心理成熟滞后于性生理的发育。性生理的成熟受营养状况和遗传因素的影响，而性心理发育不仅受生理心理的影响，而且受社会道德、文化及周围环境的影响。当代青少年营养状况良好，第二性征的发育明显提前，但心理发展并未与其相适应。青少年性心理既受中国传统性禁忌、性耻辱观念的压抑，又受到迅猛而来的西方开放性文化刺激和诱惑的影响。这种冲突导致青少年性心理发展的矛盾与迷惘。容易出现两种极端表现：一种是受传统性道德压制过重，性生理发育时期过于害羞、害怕、甚至产生厌恶及恐惧感，影响了青少年性心理的健康和人格的正常发展。另一种极端是仿效无所顾忌、不负责任的性价值观，走上性犯罪的道路。

（六）进食障碍

进食障碍包括神经性厌食、神经性贪食和神经性呕吐。常发生在青少年女性，与多种心理因素有关。青春期女孩第二性征发育，体重迅速增加，体形日益丰腴。容易产生恐惧不安、羞怯感。常常会通过过度控制饮食、呕吐、导泻等方法，体重明显下降至正常生理标准体重以下，严重影响身心健康。

三、青少年患者的护理要点

（一）青少年住院患者的心理特点

1. *青少年对疾病的反应较强烈，易产生偏激和固执的心理* 青少年是人生朝气蓬勃的时期，对于患病这一事实会感到很大的震惊。青少年往往不相信医生的诊断，不愿正视现实，否认自己得病。一旦承认有病，主观感觉异常敏锐，而且富有好奇心，事事询问。担心疾病耽误自己的学习和工作，易出现悲观失望的心理。在行为上表现为易怒、脾气暴躁，急于求成，只想病情迅速好转而不遵医嘱，过量服药，影响治疗。

2. 患慢性病或因意外事故可能致残以及其他较重疾病的青少年，极易产生悲观心理　青少年的情绪是强烈而不稳定的，时而欢快，时而愤怒。从自信到自贬，从自私至利他，从热心至冷漠，从兴高采烈至消极失望，容易从一个极端走向另一个极端。在遭遇意外重大事故或者久病不愈时，往往流露出对前途的渺茫感，拒绝他人的照顾，甚至产生轻生行为。

（二）青少年患者的心理护理要点

对于青少年患者，在心理护理方面应该注意以下几个方面。

（1）安排病床时，要考虑青少年的年龄特点，尽量满足其活泼好动的天性，提供适当的空间，创造条件，使其在住院期间心情愉快，安心接受治疗。向其介绍医院的有关规章制度以及疾病的有关知识、治疗方法等。

（2）青少年处于生理迅速发育阶段，第二性征的出现使其容易害羞，不喜欢异性医务人员进行个别的健康指导和身体检查，易于接受年岁较大、较成熟的医生、护士的指导。渴望了解自己的病情，又装成没兴趣、羞于启齿，这些和青少年自身的心理特点有关。因此，护士应洞察这一点，主动解释和介绍病情。

（3）由于对疾病知之不多，青少年对自己所患的疾病往往会产生各种反应，如恐惧、顾虑等；由于情绪波动大，对于一些相关的刺激也会产生较强的反应。

（4）青年人思维活跃，爱做“白日梦”，经常产生脱离现实的幻想，过分乐观或悲观估计病情，此时应当让其正确认识自身的疾病，鼓励其树立战胜疾病的信心。

第五节　成年期的心理健康和护理

成年期根据年龄可分为青年期（18～35岁）和中年期（35～60岁或65岁）。

一、青年期的心理特点

青年期一般指18岁到35岁这一阶段。生理上逐步发育成熟，男性骨骼日益粗壮，肌肉发达，女性皮下脂肪增多，体态日渐丰满；身体内部各器官功能增强，神经系统逐渐发育成熟。从心理方面看，青年期的智力发展达到高峰，记忆力、判断力、抽象思维及集中注意能力均明显增强。情绪情感反应强烈，可以因一点小事或欣喜若狂，或垂头丧气。在正确的世界观与理智支配下，能够借助强烈的情感做出惊天动地的事业，也容易误入歧途。青年期也是“性饥渴期”，顺利度过这一阶段需要有效处理性欲，加强自制力。

在这一时期，青年所处的社会环境发生了很大变化，他们开始接触学校以外的天地，成人意识增强。知识阅历增加，交往范围及生活领域扩大，渴望独立、渴望尊重、渴求知识及期望成就等需求不断增强。

（一）青年期的认知发展

1. 智力发展显著　由于大脑功能的不断增强，生活空间的扩大以及社会实践活动的不断增多，认知能力获得长足发展。这个时期，感觉、知觉灵敏，记忆力、思维能力不断增强，逻辑抽象思维能力逐步占据主导地位，通过分析、综合、抽象、概括、推理、判断来反映事物的关系和内在联系，并从一般的逻辑思维向辩证思维过渡，更多地利用理性思维，思维的独立性、批判性、创造性都有显著的提高。青年人已经开始用批判的眼光来看待周围事物，喜欢质疑和争论。开始思考人生和世界，提出许多有关“人生目的”、“人生意义”、“生活理想”等一类问题。

2. 思维的发展　青年期之前的思维发展主要表现在知识的获得上，青年期之后的成人思维主要表现在知识的应用上，辩证的、逻辑的、实用性的思维形式逐渐成为重要的思维形式。

(二) 青年期的社会性发展

1. *自我意识的发展* 青年期自我意识发展开始将注意力集中到发现自我、关心自我的存在上来。自我意识的修正主要依据两个方面：一是生活中所积累的经验，特别是成功和失败的经验；二是来自他人的评价。在修正自我意识的过程中，个体表现为自我接纳和自我否定两种形式。自我接纳是个体对自身以及自身所具有的特征持积极的态度，正确对待自己的长处和短处，以平常心面对自我现实。自我否定是否定自己的各个方面，忽视自己的优点。

2. *人生观和价值观的确立* 人生观是人们对于人生目的和意义的根本看法和态度。价值观是个体以自己的需要为基础对事物的重要性进行评价时所持的内部尺度。影响青年人生价值观的因素有3个方面：①人生价值观的形成和发展受个体成熟因素的制约。②人生价值观的形成是在青年期的社会化过程中发展和形成的，它不可避免地受到各种社会因素的影响。③属于个人的因素，如与个人命运相关的突发事件等。

3. *亲密感的建立* 青年期的主要任务是建立亲密感。亲密感的范围很大，包括朋友之间的友谊，最核心的关系是恋爱和婚姻关系。

4. *社会关系的变化* 恋爱和结婚、与家庭成员的关系、与朋友的关系被称为“人生护航舰”。青年期的朋友关系存在性别差异，女性的朋友数量要多于男性。女性朋友间谈更多的知心话，有更多的情感支持。男性朋友间是一起做事，共同创业。

二、中年期的心理特点

中年期一般指35～60岁或65岁之间。中年期生理成熟、心理稳定，是从青年期转化到老年期的过渡期。中年期是生理成熟的延续阶段，也是生理功能逐渐走向退化的转变期。

(一) 中年期的认知发展

中年期的记忆力：对表面细节的记忆下降，自然科学和数学领域的创造力在青年期达到最高峰，而人文科学领域的创造高峰是在中年期甚至老年期。

(二) 中年期的社会性发展

中年人对自我的看法表现出更加积极的、满意的变化。中年期的发展任务是获得繁衍感，避免停滞感. 这里说的“繁衍”并不单单指生育后代，更多的是指事业的发展。中年人的职业发展表现在两个方面：工作满意度和工作绩效。

(三) 人际关系的变化

与同事和领导的关系：竞争与合作的关系；与父母的关系：父母年迈体衰，需要他们的赡养和照顾，婆媳关系较难相处；与子女的关系：子女从青春发育期开始要求独立自主，与父母的情感交流、思想沟通相对减少；与朋友的关系：朋友数量少于青年期，但亲密程度要高于青年期。

三、成年人的一般心理问题

(一) 青年期的心理问题

青年人自我意识强烈，富有理想和抱负，对未来充满期望和憧憬，心理需求相对较多，其中包括实现自我价值、受人尊重和渴求爱情等。当今社会处于信息爆炸和经济迅猛发展阶段，青年人的自我期望时常会受到这种变化的影响。加之自身生理和心理发育尚未完全成熟，容易遭受打击和挫折。青年期常见的心理问题主要有以下几方面。

1. *环境适应性问题* 进入大学和走上工作岗位，面对陌生的环境，需要熟悉和适应过程。现今青年人多为独生子女，父母宠爱有加，对家庭有较强的依赖性，缺乏必要的生活经验与自信心，自理能力较差，如何尽早适应新的环境于其是一种挑战。如果这一时期难以适应会产生孤独、焦虑、紧张等心理。

2. 学习及就业问题　青年人要面对从被动学习向主动学习的过程。由于受多种因素的影响，就业理想与现实会出现一定的差距。青年人对就业形势要有充分的认识，做好求职道路上可能遇到的艰辛和曲折的心理准备。以主动适应的心态引导事物变化，更好地适应新事物和新环境。

（二）中年期的心理问题

中年人的生理功能和心理状态都处于成熟阶段。由于处于社会的中坚地位，承担着家庭和社会的双重责任，常会出现心理冲突和困扰。中年人的心理问题主要表现在以下几个方面。

1. 心理压力沉重，负性情绪增加　中年人不仅要面对各种竞争，处理繁杂的各种信息，还要应对各种复杂的人际关系，时时感到心理压力很大。如不能及时处理，会逐渐变得固执己见，容易冲动，好发脾气，焦躁不安。

2. 亲情减少、孤独感加重　长期工作压力或外出打工、创业，很少有时间顾及家庭，疏忽了夫妻感情的培养，有些会出现婚姻危机。对子女的教育机会减少，存在内疚感。有些知识分子认为其自尊心不能受挫，因此内心深处有压力也不肯轻易表露，孤独感逐渐加重。由于工作紧张和沉重的心理压力，他们无暇与老朋友来往，难以结交新朋友进行感情交往，长此以往，导致情感封闭，孤独感增加。

3. 心身疲惫，心理承受力下降　中年期易患高血压、心脏病、肿瘤、失眠及抑郁症等疾病。特别在耳闻目睹同事得病后，会担心自己的健康，产生恐惧和不安。中年人处于新旧交替的前沿地带，面对日新月异的变化，会产生风云突变、朝不保夕的危机感，有时会缩手缩脚，优柔寡断，缺少自信。

（三）成年期常见的精神障碍

由于长期的精神压力，一些人不能及时调整自己的心理状态，可能会患上某些精神疾病，常见的精神疾病如下。

1. 抑郁症　抑郁症目前被广泛受到关注，不断增加的各种压力对人的心理产生巨大影响。抑郁症主要表现为心情不好，对任何事物缺乏兴趣，病人常常说高兴不起来，终日愁眉苦脸，思维缓慢，反应迟钝，话少，精力疲乏，不爱活动，失眠、食欲下降、体重减轻，重者出现自责自罪感，甚至出现自杀行为。

2. 强迫症　强迫症是指控制不住、反复出现在头脑中的观念、冲动或行为。患者反复思考一些无意义的事情，如反复想自己是不是说错了话而反复询问他人；反复想自己是不是做错了事而反复检查其正确性；反复回忆以前发生的一些事；反复担心自己会受到某种细菌和毒物的感染而反复洗手、洗澡、洗衣服。患者的这些想法来源于自己的内心，明知没有必要却难以控制，患者为此感到痛苦，难以摆脱。

3. 恐惧症　恐惧症是对特殊的物体、活动或情境产生强烈的惧怕情绪，伴有头晕、心悸、出汗等自主神经功能紊乱症状。如害怕空旷、幽闭、高处等场所，害怕社交场合，怕猫、狗、打针等，患者明知这种恐惧是过分的、不必要的，但却不能控制地极力回避。

4. 焦虑症　焦虑症主要表现有两种，一种是惊恐发作，正常活动时突然发作的极度紧张、恐惧，心悸、窒息感，害怕自己会发疯或死去，濒死感，以致惊呼、求救；另一种为广泛性焦虑，经常的、持续的、无原因的紧张、担心，搓手顿足、来回走动等。

5. 失眠症　失眠症是对睡眠质和量长时间的不满意状况。包括难以入睡、睡眠不深、易醒、多梦、早醒、醒后不易再睡、醒后不适感、疲乏，或白天困倦。失眠可引起病人焦虑、抑郁，或恐惧心理，导致精神活动效率下降，妨碍社会功能。

6. 精神分裂症　此病好发于中青年，常无明显诱因缓慢发病，表现为思维、情感及行为方面的异常。临床分为5种类型，不同类型表现各异。偏执型表现为凭空听到有人说话的声音，敏感多疑，逐渐发展为夸大、被害等多种妄想，多数病人沉湎于幻觉或妄想之中，不与周围人接触。青春型表现为言语增多，情感喜怒无常，行为紊乱，幼稚、奇特。紧张型主要表现为动作缓慢，少语少动，长时间保持某一姿势不动或者正好相反，行为冲动，不可理解。单纯型表现为孤僻、被动、活动减少、生活懒散、情感逐渐淡漠，日益脱离现实生活。患病后多引起社会功能严重受损甚至导致精神残疾。

四、成年住院患者的心理状况

患者因疾病住院改变了其正常的生活状态和生活方式。生活节奏、周围环境的变化对患者的内心世界带来一种强烈的冲击，患者要改变原来的精神状态和生理状态来适应这种变化。加之疾病给患者带来的痛苦体验，不仅使患者的注意力集中到病体上，还会影响到心理状态、社会适应能力、自我评价乃至人格特征。患者常出现以下心理特征。

1. 恐惧、焦虑情绪　许多患者住院后都会产生恐惧心理。害怕新的环境和人际关系，如害怕医院、害怕面对医生护士及周围的环境和病友等；害怕各种医疗设备：害怕打针，尤其是对要做的各种检查；害怕疼痛，特别是对一些侵入性的治疗，如导尿、各种插管等；害怕失去身体的某一部分；担心医生、护士疏忽自己。需要手术治疗的患者，害怕体现的尤为明显，患者会出现失眠、心跳加快、焦虑不安，严重者需靠镇静药物缓解焦虑情绪。一些患者对疾病知识缺乏，担心自己有生命危险，产生对死亡的恐惧感。

2. 情绪不稳定　突然患病的患者处于一种高度紧张和焦虑的状态，在心理上不能完全接受现实。心理与现实、角色与角色之间的冲突，导致患者情绪不稳定，遇事易激动，甚至与医生护士发生口角。通常是人在与疾病和环境变化的抗争不能面对时而激发的情绪反应。

3. 依赖性和退行性行为反应　依赖、退行性行为是住院患者最常出现的行为反应。患者在患病时自然会受到亲人和周围人的照顾，成为关心、帮助的对象。有些患者会变得对事情无主见，自信心不足，变得软弱无力，事事都要依赖别人。此外，患者的行为会变得幼稚，如一个成年患者在静脉输液、换药时会大声喊叫或因疼痛而哭泣。

4. 主观感觉异常，疑心加重　患者来到陌生的环境，心理处于高度紧张状态，对周围的声、光、温度、湿度、疼痛等容易出现感觉过敏，如怕光、怕嘈杂、怕听到其他患者的喊叫声等，周围环境发生一点点的变化都会引起患者的感觉不适。尤其是过分注意躯体的变化，稍有不适就会紧张不安，不断地向医生护士询问。有时患者还会根据医生护士的细微表现来猜测自己的病情。

五、成年患者的护理要点

临床护理中，应及时评估患者的心理状态，有针对性地进行心理护理，提高患者的主观幸福感。引发患者的积极情绪，增强其心理适应能力，产生比较积极的情绪体验，提高患者应对疾病的信心和能力。做好临床心理护理要做到以下几点。

1. 健康宣教　及时提供有关疾病治疗的知识，满足患者需要。帮助患者认识到心理因素是发病的诱因，对患者存在的心理障碍及负性情绪进行疏导，耐心解答患者提出的各种疑问。告知患者在生活中要尽量保持心情舒畅，培养其在生活中面对压力的乐观态度。

2. 建立良好的护患关系　建立良好的医患和护患关系是实行人性化、个性化服务的一个良好开端。医护人员在这方面起着主要的作用。首先，医护人员要在已经掌握的医学知识的基础上不断扩展自己的知识广度和深度，在给患者做病情介绍和入院宣教时尽量不要用医学术语，要用患者能听懂的语句来描述，这样可以消除患者心中的恐惧和不安。其次，要尊重患者人格，包括在操作时保护患者的隐私，这样能使患者避免窘境，得到患者的信任。在工作中要做到“四轻”：操作轻、说话轻、走路轻、关门轻。这样患者会觉得自己在医院得到了充分的尊重，会消除对医护人员的一些隔阂和恐惧。对患者的一些依赖性和退行性行为，应允许其充分地、适宜地表现，同时医护人员要给予安慰和鼓励。

3. 消除患者的恐惧心理　患者在患病期间难免会有恐惧心理。作为医护工作者，要体现一切"以患者为中心"的服务宗旨，在生活上要多给予询问和帮助，做好健康宣教。在进行各项操作时要做到准确无误，以增加患者的信任感。消除患者对医护人员的疑虑，减少恐惧。对其将要做的各项检查和治疗要讲解清楚。一方面可使患者了解自己的治疗措施，另一方面可以减轻因对各种检查和治疗的不了解而带来的恐惧心理，取得患者的主动配合。对需要手术的患者，前一日要对其进行心理指导，指导他如何配合麻醉和手术，缓解心理压力。在病情发生变化时，患者往往相应产生某种心理状态，例如病情恶化的患者会出现情绪紧张、焦虑不安及消极悲观情绪。医务人员要主动关怀患者，鼓舞患者，使其看到希望。当患者病情好转时，有的人可能盲目乐观，对治疗掉以轻心。医务人员要及时提醒，不要麻痹大意。

4. 调动患者的主动性　医护人员要让患者知道，疾病的康复不只靠药物治疗，还要依赖于患者自身的努力，要有战胜疾病的信心，保持良好的心态。战胜病魔不仅靠高超的医疗技术，更要靠自己。医务人员与家属要安慰与鼓舞患者，增强他们战胜疾病的信心。医务人员主动接触患者，尽量表示亲切和热情，根据患者病情给予指导。这些都有助于消除患者的不安全感、寂寞感和孤独感。

5. 即将出院患者的心理护理　有些将要出院的患者会担心疾病复发，有的因住院耽误了工作或学习而焦急。医务人员要针对具体患者的心理活动及时做好宣教工作，使患者情绪愉快地出院。

6. 绝症患者的心理护理　绝症患者的心理活动很复杂。医务人员与家属更要接近患者，亲近患者，安排患者参加一些力所能及的活动，使他们生活过得充实和愉快。弥留患者的心理表现差异很大，从极度惧怕死亡到希望迅速死亡。对于弥留患者，要尽量满足患者的要求，想方设法解除患者的痛苦，要尊重患者的人格，给予最大的精神安慰。

第六节　老年期的心理健康和护理

一、老年期的心理特点

人到了老年，生理上的衰老更加明显，除了体态和外形的变化，机体内细胞数量减少，脏器萎缩，分泌功能下降，大脑、运动和消化功能退化，表现为易患脑血管病、骨质疏松、思维迟缓、记忆力下降等。

老年期生理上发生一系列变化，心理功能也出现老化。突出的表现一方面是身心变化，感知觉的能力降低。感知觉是老年退化最早的心理功能，视觉、听觉和味觉等逐渐迟钝，食量减少，易疲劳而且恢复很慢，工作效率下降。另一方面是意志减退，精神老化，生活失去积极性，懒散而不愿活动。逐渐出现意志衰退，情绪消沉，意志减退反过来加重了生理和心理功能的退化。

步入老年之后，社会功能弱化，人际关系也发生淡化。首先面临的就是社会关系的变化，社会职能消失，生活环境改变。尤其一些从领导岗位退下来的老年人，往往产生诸多的感慨，过去的风光一去不复返，失去归属感，因此会有明显的失落感，容易感觉寂寞和惆怅。人际交往变得越来越简单，朋友亦随之减少，产生明显的孤独感。

二、老年期一般心理问题

(一) 老年人常见的心理改变

1. 情绪改变　老年人容易变得多疑、易激动，常为一点儿小事就发脾气，对周围人和事看不顺眼;有的变得郁郁寡欢、情绪低落;有的淡漠无情,仿佛什么事都与之无关。

2. 智力改变　老年人记忆力逐渐减退,尤其是近记忆减退明显,做事丢三落四,精力和脑力不足,理解能力、计算力均减退。

3. 孤独、无价值感　很多老年人伴有一些躯体疾病,这些疾病造成老年人生理上和心理上的负担。由于对病情不了解,往往会出现恐惧、焦虑的心理。如果长时间不能调整,则引起心理上的消极状态。一些老年人因为退休、老伴去世、子女不在身边等生活事件的影响,会出现孤独、无价值感。

4. 性格改变　有的老年人变得优柔寡断,有的变得更加固执,有的多疑,常怀疑别人。值得注意的是,正常老年人也会出现性格的改变,但若过分突出,与其他老年人相比明显不同,则要考虑老年性精神疾病的可能。

(二) 老年期常见的心理疾病

老年人常见的心理疾病表现在以下几个方面。

1. 退休综合征　是老年期典型的心理适应社会不良,常引起心理障碍和身心功能失调。主要特点是孤独、空虚和忧郁。原本快乐的人变得情绪消沉,健康状况每况愈下。主要的原因如下。

(1) 失落感:社交范围缩小、人际关系淡化以及交往减少,导致心理失衡。

(2) 怀旧感:退休后往往喜欢追忆过去美好的时光,产生无可奈何花落去的遗憾,如不能及时调整,将出现抑郁情绪。

(3) 恋友感:退休后远离同事和朋友,经常回想在一起交往时的快乐。如果朋友、熟人相继离去,失去同伴,常感到凄凉和悲切。

2. 老年焦虑和抑郁　我国已经开始步入老龄化的社会,老年人的心理问题越来越得到社会的关注。老年焦虑和抑郁是老年人重要的心理疾病之一。焦虑是老人对自己衰老的恐惧,担心自己成为子女的负担,对子孙的未来担心等。抑郁是对丧偶、疾病、经济收入减少以及退休等心理上的压抑,有厌世、自责的情绪体验,时间长久会引起睡眠障碍、食欲减退、心率加快、血压上升、血糖升高等,容易诱发其他疾病。抑郁严重会造成老年人自杀。

3. 记忆障碍和老年性痴呆　记忆障碍主要是大脑细胞数量减少的结果。表现记忆力减退,对陈年的往事能记忆犹新,对新的事物很快忘记。常常会烧水不关火、出门不带钥匙、戴着花镜找花镜。老年痴呆是脑器质病变引起的一种心理疾病,主要表现之一是人格的改变。以自我为中心,情感冷漠,情绪不稳易怒争吵,不讲卫生,缺乏道德感和羞耻感。二是痴呆症状,记忆障碍、判断障碍,多疑妄想等。第三种较常见的症状是睡眠障碍。

4. 疑病症　有的老人过分担心自己的健康,害怕或坚信自己患有不治之症,为此忧心忡忡,焦虑不安,这种心理状态必定影响生理功能,削弱机体的抵抗力,引发紧张感,导致病情严重。

三、住院老年人的心理状况

(一) 知识型老年患者的心理状况

(1) 知识型老年患者的负性情绪较大,需要引起医护人员的高度注意。

(2) 对医疗与医学信息的需要多于其他患者。

(3) 渴望得到来自外界的尊重和帮助。

(4) 担心医疗费用过高会导致报销困难或加重家庭经济负担。

(5) 盼望早日康复,关注生活能力的恢复程度高于其他群体。

(二) 内科老年患者的心理状况

内科老年患者多数罹患慢性疾病,如高血压、心脏病、糖尿病或脑血管病等,具有长期性和反复性,给老年患者带来沉重的心理负担。如果疾病长期不愈或加重,会出现焦虑、恐惧、抑郁、自卑、自弃等心理。

(三) 外科老年患者的心理状况

大多数老年患者对手术感到紧张和恐惧,认为手术也难以延续生命,具体表现为性情暴躁、情绪低落、遇事主观、多疑,担心给子女增加经济负担。老年患者术后并发感染,易产生非理智的猜疑、对抗、恐惧、悲观失望心理。

四、老年患者的护理要点

(一) 做好基础护理

老年患者入院后,首先要做好基础护理。老年患者反应迟钝、动作不协调、记忆力差,在护理工作中要突出一个"细"字。保持耐心和爱心,精心地做好生活护理。老年人由于年龄和患病的原因,常产生自卑感,总担心麻烦别人,护士更应该有足够的耐心和爱心无微不至地照顾患者,精心地做好生活护理,使患者感到医院就像家一样温暖。在日间护理的同时与患者谈心,及时了解其心理状况,使患者保持乐观情绪。如果认为护理不到位或者有其他要求,要告诉患者及家属及时报告医护人员给予解决。

(二) 掌握心理学知识与技能,提高护士自身素养

临床护士不仅要有系统的专业知识和熟练的护理技术,还要掌握必要的心理学知识,特别是护理老年人的心理学知识和技能。要不断提高自身素质,尤其要培养良好的心理品质,通过自己的态度、语言、行为等有意识地影响老年人,改变老年人不良的心理状态和行为。临床中应使用恰当的称呼,举止、言行文明有礼,充分理解、尊重老人,耐心倾听老人说话,对于老人的健忘和唠叨要给予谅解,避免奚落和讽刺。

(三) 建立良好的护患关系

良好的护患关系是患者康复的关键。护士应注重与患者感情上的沟通,尊重患者。根据其职业特点适当称呼,切忌轻率直呼姓名或床号;使用礼貌得体的语言。家属不来院探视时,护士应主动与患者聊家常,谈谈他的往事并与家属取得联系,鼓励探视,避免产生被遗弃感;创造舒服的环境,尽量把年龄大致相同,性格相似,文化背景相似的患者安排在同一病房,使他们更容易沟通交流;充分理解体贴、关怀患者,定期组织他们读报、下棋、打牌、唱歌,鼓励他们参加力所能及的活动,这样不仅能让他们忘却烦恼,消除孤独寂寞感,而且还能延缓大脑功能的衰退和记忆力、思维能力等心理功能的减退。目前倡导确立新型的护患关系,具有以下优点:①通过心身相关的综合分析、了解,预测可能发生的动机和行为,以便及时采取必要的心身防护措施。②通过对患者心身反应的深入了解和科学分析,采取行之有效的、针对性较强的综合医疗对策。③建立新型护患关系是一切心理治疗成功的基本保证。④解除患者的心理症结。⑤调动患者的主观能动性,提高其自身抗病能力,预防不良心理刺激,促进心身健康。

(四) 加强对老年患者的健康教育

健康教育指通过教学的途径帮助人们学到保持或恢复健康的知识,自觉地培养关心健康的态度,形成健康的行为,从而使人们达到最佳的健康状态。医务人员对患者进行健康教育,消除或减轻患者对疾病的紧张与焦虑,通过健康宣教让患者对自己疾病有正确的认识,恢复对周围环境的适应。

1. 入院的健康教育　从患者入院开始,就始终贯彻"以患者为中心"的宗旨,全心全意为患者服务。护士应主动热情地与患者打招呼,自我介绍,搀扶患者坐在床边并帮助其整理用物;亲切自然地介绍病房环境、作息制度、探视时间;向家属了解患者生活习惯、心理特征、性格爱好;耐心倾听患者询问,对有特殊需要的患者尽量予以满足。这样可使老年人感到受重视,被尊重,产生信任感,减轻

紧张恐惧的心理。

2．住院期间的健康教育　老年人对疾病及治疗知识的缺乏容易导致恐惧、焦虑的心理，在护理工作中可以进行个别宣教和集体宣教活动，以缓解紧张情绪，尽可能以放松的心理状态接受治疗。因老年人记忆力差，应根据不同的病种、不同文化素质和心理状态来进行健康教育，语言要通俗易懂，容易接受。根据不同的病情指导患者如何应对生活中常见的意外发生，使他们获得更多、更新的健康知识，提高生活质量。

复习题

【A型题】

1. 衡量心理健康的标准必须：（　　）
A．是与心理健康无关的因素　B．是与心理健康密切相关的因素
C．只能与心理因素正相关　D．只能与心理因素负相关

2. 下列说法中正确的是：（　　）
A．智力水平高，心理健康水平也高
B．智力水平高，心理健康水平则低
C．智力水平与心理健康的高低有显著相关
D．智力水平与心理健康的高低并无显著相关

3. 衡量心理健康水平，从长期经受精神刺激的能力来判断，被称为：（　　）
A．心理活动强度　B．心理活动耐受力
C．心理康复能力　D．心理自控力

4. 对情绪、思维和行为的控制程度进行调节的能力被称为：（　　）
A．心理活动强度　B．心理活动耐受力
C．心理康复能力　D．心理自控力

5. 遭遇精神打击时，不同的人对于同一类精神刺激，反应各不相同。这种对精神刺激的抵抗能力，被称为：（　　）
A．心理活动强度　B．心理活动耐受力
C．心理康复能力　D．心理自控力

6. 当生活环境的条件改变时，个体试图采用忍耐环境的这种适应方式是：（　　）
A．积极适应　B．消极适应
C．主动适应　D．拒绝适应

7. 一般情况下，躯体疾病患者在住院时不大可能产生的心理变化是：（　　）
A．感到自己更独立自由　B．情绪低落
C．更多地关心自己身体的感觉和状态　D．感到时间过得很慢

【简答题】

1. 何谓心理健康？
2. 王登峰提出的心理健康的指标是什么？
3. 简述儿童患者的临床护理要点。
4. 青少年期有何心理特点？
5. 青少年常见的心理问题是什么？

6. 青少年患者的心理护理要点是什么？
7. 成年期常见的精神障碍有哪些？
8. 简述老年期常见的心理疾病。
9. 老年患者的护理要点。
10. 马斯洛描述“真正心理健康的人”的特点是什么？

第四章
应　　激

导　学

内容及要求

应激章节包括3个部分的内容：应激、应对和危机干预、应激相关障碍及护理。

应激部分主要介绍应激、心理应激及应激源概念、心理应激过程模型、应激源分类、应激理论及意义、应激中介因素、应激反应。其中应激理论包括生物学理论和心理学理论，应激中介因素包括生理中介因素、心理中介因素，应激的心身反应。在学习中，应重点掌握应激、心理应激及应激源的概念，应激反应；熟悉应激的生理、心理中介因素；了解应激理论及意义。

应对和危机干预部分主要介绍应对、危机和危机干预概念，应对方式、危机干预的步骤及方式。在学习中，应重点掌握应对和危机干预概念；熟悉应对的各种方式；了解危机干预的步骤及方法。

应激相关障碍及护理主要介绍急性应激障碍、创伤后应激障碍、适应障碍临床表现及相关护理措施。在学习中，掌握应激相关障碍的护理措施，熟悉应激相关障碍的临床症状。

重点、难点

应激的重点是第一节概述、第四节应激反应、第六节应激的应对和危机干预。其难点是应激的生理和心理中介因素。

专科生的要求

专科层次的学生对应激中介因素、应激相关障碍作一般了解即可；并且能够熟悉第四节应激反应、第六节应激的应对和危机干预。

第一节　概　　述

一、应激和心理应激的概念

应激的本意是“压力、外力、负荷”。是一种普遍存在的心理生理现象。20 世纪 30 年代，加拿大病理生理学家塞里通过一系列动物实验及对患者的观察研究，提出“应激是内、外环境中各种因素作用于机体时所产生的非特异性的反应”。

心理应激的概念和理论的提出和发展经历了较长的历史过程，在 20 世纪 60 年代末，美国拉扎勒斯提出心理应激是个体对外界环境有害物、威胁、挑战经认知、评价后所产生的生理、心理和行为反应。本书将心理应激定义为：心理应激是个体面临或觉察到自身需求与满足需求的能力不平衡时，做出的适应性和应对性反应的过程。

二、应激过程模式

应激看作是一个连续的动态过程，其中包括引发机体应激状态的生物、心理、社会等刺激（应激源）；个体对不良刺激和应激情境的反应（应激反应）；刺激物与机体之间的互动（中介机制）；个体对应激过程的应对（应对过程）（图 4－1）。

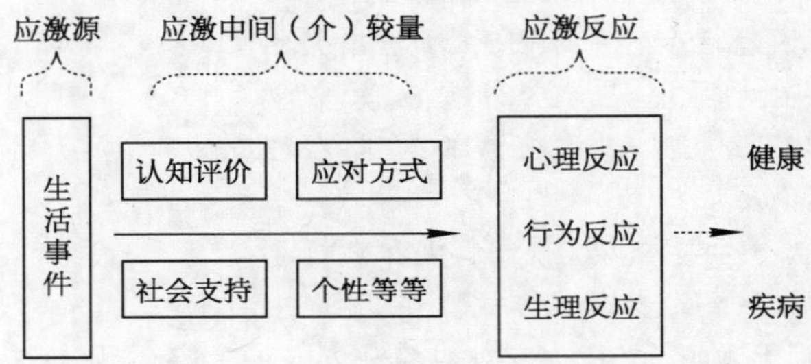

图 4－1　应激作用过程模型（自姜乾金 1993）

三、应激源

应激源是指能够引起个体应激反应的各种刺激因素。其形式多种多样，不同学者对其有不同的分类。

（一）按照来源分类

1. 生物性应激源　直接作用于躯体，包括理化、生物性刺激物，如有高温、潮湿、疾病等。

2. 社会性应激源　指个体在日常生活中遇到的事件。社会应激源是最广泛的应激源，包括重大事件，如战争、天灾人祸等，还有日常小事，如争吵等，这些都可能是造成应激并可能进而损害个体健康的重要应激源。

3. 心理性应激源　指各种心理冲突和挫折情境、人际关系紧张不和睦、抑郁、焦虑和恐惧等多种消极情绪以及不切实际的凶事预感等。其中挫折和心理冲突是最重要的两种。

（1）心理冲突：两种或两种以上不同方向的动机、欲望、目标和反应同时出现而引起的紧张情绪，是心理不平衡的重要原因。基本的动机冲突包括双趋冲突、双避冲突、趋-避冲突和多重趋-避冲突。①双趋冲突是指在个体同时面对两个具有同样具有吸引力的目标，必须从中选择其一时发生的心理冲突，是一种难以取舍的心理困境。典型的双趋冲突就是“鱼和熊掌不可兼得”。②双避冲突是指当个体发现两个目标可能同时具有威胁性，就会兴起两者都要逃避的动机，但是迫于形势，必须接受两者之中的其一时，即将形成双避冲突。如“前遇断崖，后有追兵”。双避冲突对个体行为影响大。③趋-避冲突又称正负冲突，指同一目标对于个体同时具有趋近和逃避的心态。这一目标可以满足人的某些需求，但同时又会构成某些威胁，既有吸引力又有排斥力，使人陷入进退两难的心理困境。例如，大学生既想担任学生干部使自己得到实际锻炼，又怕占时太多，影响学习的这种两难选择。趋-避冲突是最常见的心理冲突。④双重或多重趋-避冲突：当个体面临两个或两个以上目标，每个目标都有积极和消极两方面时，进行抉择时就会出现心理冲突。例如，择业时有两个单位可供选择，而每个单位又利弊相当，就有可能举棋不定而陷入这种冲突中。个体如果不能及时解决心理冲突，就会产生一系列负性影响，如造成挫折、心理应激和心理障碍，甚至可以影响机体的身心健康。

(2) 挫折：挫折是指个体在从事有目的的活动中，遇到了障碍或干扰，导致其动机不能实现，需要不能满足时产生的情绪反应。挫折原因来源于个体内部和外部两个方面。来自个体内部原因包括：年龄、性别、文化程度、经验等。来自个体外部的原因包括：失业、人际关系的冲突、父母教养方式不当、生活环境恶劣等。个体遭遇挫折就会产生负性的情绪、行为和心理防御反应。情绪反应表现为焦虑、恐惧、愤怒、忧郁、敌对、悲观失望、绝望和淡漠等。行为反应有坚持和攻击以及逃避退缩。如果挫折持续存在，个体出现情感淡漠麻木、或出现物质依赖如酗酒或吸毒。

(二) 按照强度分类

1. *灾难性事件*　刺激强度高、对个人影响比较大的事件。自然灾害如地震、火山爆发等。人为重大灾害如美国的9·11恐怖事件、伊拉克战争等，这一类事件影响范围广，刺激强度大，涉及的人数多，当事人不可避免地发生生理及心理方面的应激。

2. *应激性生活事件*　这些事件对个人有很大影响，但是和灾难性事件比较起来影响范围、刺激强度等比较小，如失恋、离婚、人际关系紧张、生活环境骤变等。

3. *慢性应激源*　主要来自于个体生活的环境之中，这些应激源的刺激强度不高，但是持续时间长，如工作负荷太重、人际关系紧张等。个体在慢性应激源的影响下，容易出现健康问题。

(三) 对个体的影响分类

1. *良性应激源*　是指个体认为对自己具有积极意义或令其身心愉快的事件，如升职、获奖等。

2. *恶性应激源*　是指个体认为对自己产生消极意义或是令其厌恶、哀伤、痛苦的事件，如人际关系差、财务损失、罹患重病、亲人去世等。应激是全身性的适应性反应，在生理学和病理学中都有非常重要的意义。应激既可以对人有利，也可以对人有害。

(四) 护理工作中应激源

1. *生物性应激源*　包括由于医院环境的特殊性，护理人员长期近距离接触各种致病菌、病毒、放射线等。

2. *社会性应激源*　护理人员工作强度较大，工作时间较长，可能由此不能很好处理工作和家庭之间关系，引发家庭矛盾等。

3. *心理性应激源*　工作中面对与其他护理人员、医生、患者、患者家属等多种复杂人际关系，如果处理不当，很可能造成误会甚至冲突而影响工作，成为应激源；护理的患者死亡，可能要面对家属的不理解等。

第二节　应激的理论及意义

一、生物学理论

目前有关应激的生物学理论有很多学说，其中影响比较深远，意义比较重大的主要是由坎农提出的应激反应学说和塞里提出的一般适应综合征理论。

(一) 应激反应学说

应激反应一词由坎农首先提出。他以几种不同的观点探讨机体应激反应行为的机制，通过对实验动物的观察研究发现：处于危险情境中的动物，会产生一系列的生理反应，这些生理反应似乎都是为了让动物做好准备，或者投入搏斗、或者逃脱。由此他又提出“或战或逃反应”的概念。在急性应激时，人类也可产生“应激反应”，但常常不伴有搏斗或逃脱的行为反应。这种反应是机体生存的行为保护模式，当机体遇到威胁，交感-肾上腺髓质轴就会在体内被激活。

(二) 塞里的一般适应综合征理论

塞里从基本的生理学观点说明应激，通过大量动物实验和对患者的观察，他认为应激是机体应对任何需求所作出的非特异性反应。是整个身体对任何作用于其的刺激所进行的调整，以调动全身心抵抗有害因素(或进行适应)。不论处于精神紧张、外伤、感染、冷热、X线侵袭等任何情况下，机体对这些刺激都要进行反应，这涉及全身各个系统，是非特异性的。一般表现为全身不适，如：疲倦、精神不振、食欲下降、睡眠不佳、免疫力下降、情绪低落、易发脾气等。引起全身各个系统反应的伤害刺激或需求称为“应激”，后改称为“应激源”，并且把应激源持续存在引起的机体症状与体征称为“一般适应综合征”。塞里认为一般适应综合征与刺激的类型无关，而是机体通过激活下丘脑-垂体-肾上腺皮质轴所引起的生理变化，是机体对有害刺激作出防御反应的普遍形式。一般适应综合征分为警觉、抵抗和衰竭 3 个时期。

1. 警觉期　机体为了应对或适应外部刺激而唤起体内的防御能力，机体总会产生一系列非特异性生物学变化，即引起垂体-肾上腺皮质系统的功能反应，表现为肾上腺髓质分泌增加，血压升高，脉搏与呼吸加快，心、脑、肺和骨骼肌血流量增加，以及血糖升高，应激激素增加，使机体抵抗力增强，与坎农的“或战或逃”行为反应模式相似。

2. 抵抗期　如果持续暴露于有害刺激下，此时，以交感-肾上腺髓质兴奋为主的警觉反应将逐步消退，而表现出肾上腺皮质激素分泌增多为主的适应反应。通过动员机体内部防御力量以增强对应激源的抵抗程度，机体代谢率升高，炎症、免疫反应减弱。肾上腺皮质和淋巴组织恢复正常，激素水平保持恒定。

3. 衰竭期　如果持续处于严重的有害刺激之下，应激源未消除，机体抵抗力下降进入衰竭阶段。机体适应力是有限的，持续强烈的有害刺激将耗竭机体的抵抗能力，警觉期的症状可再次出现，肾上腺皮质激素持续升高，但糖皮质激素受体的数量和亲和力下降，机体内环境明显失衡，应激反应的负效应陆续出现，当较高的皮质醇水平对循环、消化、免疫和身体其他系统产生显著效应时，将出现应激相关的疾病、消化道溃疡和对感染抵抗力的下降、器官功能衰退甚至休克。此期间是在应激因素严重或应激持久存在时才会出现。它表示机体“能源”的耗竭，防御手段已不起作用。如果继续发展下去，可能会导致死亡。在一般情况下，应激只引起第一、第二期的变化，只有严重应激反应才进入第三期。

二、心理学理论

心理应激理论涉及各种心理学流派，产生各种关于心理应激学说，如适应模式、电过程模式、社会环境模式等。这里主要讨论拉扎勒斯提出的认知评价交互作用理论。

20 世纪 70 年代，拉扎勒斯提出“认知评价交互作用”的应激模式，成为非常有影响的理论。在这一模式中，将应激描述为“既不是环境刺激，也不是个人的性格，更不仅仅是一种反应，而是在需求与不以疯狂或死亡为代价的处理需求的能力之间的关系”。也就是说，应激只有在环境需求超过了个人处理需求的能力之时才存在。如果某人应对能力很强，应激便不会产生，即使是其他人认为这种需求是应付的极限。反过来讲，如果某人应对能力很弱，应激就会产生，即便其他人认为这种需求可以轻易解决。依据拉扎勒斯的观点，心理应激是一种人和环境的特殊关系，该环境被个体认为是某种负担，或被评价为超越了他（她）能力并危害着他（或她）的健康。因此拉扎勒斯特别强调在相同强度的应激源作用之下，应激反应的个体差异性和可塑性，引入了“认知-评价-关系”的中介机制。应激引起的负性情绪反应可有愤怒、恐惧、焦虑、羞惭、罪恶感、骄傲等。只了解一个人处于应激反应状况是不够的，如果了解由应激所引起情绪反应的性质，就可以进一步了解这个人的性格，如愤怒、易激惹或焦虑倾向。

对应激源的评估在于明确个体与其所处环境的关系。评估过程包括6个决定性的因素：①与个体直观的利害关系。②利害关系的大小。③与个人价值观的联系（引起骄傲、愤怒等不同性质的情绪反应）。④归结应激的形成原因。⑤个体是否可以应对。⑥预计应激事件的发展倾向。而评价的重点则包括伤害或损失、威胁和挑战的评价，其中每一项都具有不同的应对结果：①伤害：是已经造成的心理伤害，个体可以出现愤怒、厌恶、抑郁或绝望等负性情绪。②威胁：是对伤害的估计，个体可以产生焦虑或恐惧等负性情绪。③挑战：是个体克服困难所具备的信心或期望。

拉扎勒斯认为，评估情境时，会经历以下几个阶段。

1. *初级评估* 就是需要首先评估事件来源的严重性，评价事件是否与自己有关及是否受到威胁。人会在潜意识中思考“发生了什么事？”“这件事对我而言是严重的、好的、坏的还是无关紧要的？”如果评估事件与自己无关，则无应激反应；如果评估事件是“重要的”，并非“无关紧要的”，就会继续展开第二阶段的评估。

2. *次级评估* 初级评估之后，对自己控制状况或应对伤害、威胁的能力形成了自我的印象，个体已决定如何应对威胁或挑战，选择自己认为最恰当的应对方式，如要判断自己能够利用的人、物质和社会资源，以及能够消除应激的各种应对方式。影响次级评价的因素包括：个体的性格、能力，事件对个体的需求，社会支持度等。

3. *重新评估* 建立在前两级评价发生后的处理所引起的反馈的基础上的，当得到有用的新讯息时，评估总是能够改变。如果不被评为威胁，则摆脱应激。如果仍评价为威胁，进入次级评估，选择应对方式，如此循环。重新评估不一定每次都会减少压力，有时也会增加压力。

三、应激的意义

应激程度和性质不同，对个体的影响也不同，既有积极的意义，也有消极的意义。

（一）积极意义

适度的应激促进和提高个体的成长、发展以及生存适应能力。许多研究表明，在童年期经历适度的心理应激和外界环境的刺激可以使身心得到明显的发展变化。早期经历心理应激可以提高个体在日后生活中的应对和适应能力，从而可以更好地适应各种紧张性刺激物和致病因子的侵袭。童年期过得一帆风顺、没有任何挫折的孩子，随着年龄的增长，在遇到挫折等一系列应激时，往往会发生各种各样适应问题，甚至因长期、剧烈的心理应激而中断学业或患病。人离不开刺激，适当的刺激和心理应激有助于维持人的生理、心理和社会功能。许多实验研究证实，缺乏适当的环境刺激会损害人的心身功能。适当应激有利于机体动员自身潜能，体育运动员一次一次创造的世界记录，就是面对应激发挥自身潜能突破自我的过程。考试、检查等，也是最常见的心理应激，它可以使个体消除厌烦情绪，改善机体的心身功能，是促进工作和学习效率的常用手段。

（二）消极意义

长期的或强烈的应激可以耗损机体的资源、损害机体的健康，引起躯体或精神方面的障碍。应激所引起心理和生理反应，可以造成机体产生周身不适、虚弱、疲惫等一系列非特异性症状。应激通过对机体内分泌、免疫等系统的改变，可以降低机体免疫力，从而增加对疾病的易感性。如果机体本身还存在其他躯体或精神方面的疾病，那么应激状态还能够导致这些疾病的加重甚至恶化。如原有高血压的患者，在面对重大变故等心理应激事件或外部环境的变化，可能导致脑血管意外、高血压危象等。在其他不良因素的共同影响下，应激可导致新的躯体疾病或精神疾病。

第三节 应激中介因素

应激的中介因素是指机体将应激源的刺激转化为应激反应的加工过程，是应激过程的中间环节。中介因素分为两大类：一类是生理中介因素；另一类是心理中介因素，包括认知评价、应对能力、人格特征、社会支持等。

一、生理中介因素

(一) 神经-内分泌系统中介机制

该机制通过下丘脑-垂体-靶腺轴进行调节。在应激反应的早期，由于交感神经活动增强和肾上腺髓质分泌儿茶酚胺增加，使非特异系统兴奋效应加强，体力迅速得到补充，机体可以应付所面临的问题。如果应激源作用强烈或持久，冲动传递到下丘脑引起促肾上腺皮质激素释放因子(CRF)分泌，通过脑垂体门脉系统作用于腺垂体，促使腺垂体释放肾上腺皮质激素释放激素(ACTH)，进而促进肾上腺皮质激素特别是糖皮质激素的合成与分泌，从而引起一系列生理变化，包括血内 ACTH 和皮质醇、尿中 17-羟皮质类固醇增多；血糖上升，抑制炎症，蛋白质分解，增加抗体等。实验还证明，在应激状态下，分解代谢类激素如皮质激素、肾上腺髓质激素和甲状腺素等水平升高；而胰岛素、睾丸素等合成代谢类激素水平下降。在恢复阶段，上述变化正好相反。

(二) 神经-免疫系统中介机制

中枢神经系统、行为及免疫系统之间密切相关。免疫系统并非一个功能自主的单位，在应激反应中，免疫系统与中枢神经系统进行着双向性调节。多项研究表明，应激对免疫系统的功能有显著的影响，一些与免疫有关的疾病如类风湿关节炎、系统性红斑狼疮及癌症等可受心理社会应激影响。一般认为，短暂而不太强烈的应激不影响或可略增强免疫功能，强烈的应激则显著抑制细胞免疫功能，长期较强烈的应激可以使神经系统作用于胸腺、淋巴结、骨髓、脾脏等免疫器官，通过去甲肾上腺素、5-羟色胺等递质作用于免疫细胞上的受体；此外下丘脑通过 CRF 使垂体释放 ACTH 并伴随 β-内啡肽的分泌。ACTH、内啡肽均可通过淋巴细胞表面的受体发挥作用；ACTH 还可通过使皮质激素的分泌增多，使内环境严重紊乱，从而导致胸腺和淋巴组织退化或萎缩，抗体反应抑制，巨噬细胞活动能力下降，嗜酸性粒细胞减少和阻滞中性粒细胞向炎症部位移动等一系列变化，从而造成免疫功能抑制，降低机体自身免疫及对抗感染的能力，减少变态反应的产生。

(三) 生理-神经中介机制

主要通过交感神经-肾上腺髓质轴进行调节。应激刺激被中枢神经接收、加工和整合后，将冲动传递到下丘脑，激活交感神经-肾上腺髓质轴，释放大量激素，以兴奋或抑制的形式实现对生理活动的影响，引起一系列躯体功能和脏器活动的变化。如果应激源刺激强度大或持久存在，则可造成机体内环境平衡的失调，进而可导致疾病。

二、心理中介因素

(一) 认知评价

认知评价是应激源是否会造成个体应激反应的关键因素之一。认知评价，就是指个体对客观事件、事物的看法和评判。根据个体以往的经验和认识，对各种应激源的性质、程度和可能造成的后果作出带有主观意义的评价。由于个体的认知评价不同，面对相同的应激，表现出各自不同生理与心理方面的变化，机体内外环境刺激并不一定会引起个体应激反应。应激发生于个体察觉或评估一种有威胁的情景之时。由此可见，机体内外环境刺激是否成为应激源，关键在于个体是否觉察到威胁，即个体是如何评价刺激物的。拉扎勒斯提出“认知评价交互作用”前文有叙述。我国心理学家梁宝勇指出：“许多事物本身是中性的、无关紧要的，它们之所以引起心理应激，仅仅是由于人作出错误的估计和判断。从另一个角度看，一个本来属消极性质的事件，却可由于一个人对它做出积极的评价而不引起心理应激。”

（二）应对能力

恰当评估应激源和自己的应对能力，并能合理运用心理防御机制，能较好地适应和应对应激源。过高或过低估计自己的应对能力，或对应激事件缺乏足够的心理准备而导致不能很好地应对应激事件者，则应激强度高。个体的应对能力越强，应激对机体造成消极影响越弱，或者说机体恢复的越快。拉扎勒斯认为所谓应对是指：“在情境改变超出个体资源的承载能力时，为适应新情境的要求，个体做出认知改变和行为努力的过程。”拉扎勒斯等强调，应对具有 4 个特点：首先，应对是一个过程，而不是特性；其次，应对建立在意志努力的基础之上，而不是下意识的适应行为；再次，应对是个体努力的过程，而不是努力的结果；最后，应对不同于一般的问题解决。目前，学术界使用比较广泛的应对概念是由 Matheny 等在综合大量文献和研究的基础上提出来的：应对是个体为预防、消除或缓解压力源的困扰而做出的努力。Matheny 等认为，这种努力可能是健康的，也可能是不健康的，可能是有意识的，也可能是下意识的，甚至可能是以最小的痛苦忍受压力带来的影响。虽然应对能力是个体对应激源的经常性的、总体的表现特征，但由于个体生活经历不同、所处环境不同，面对相同的应激，个体可表现出不同的应对能力。机体健康的状况也会影响应对应激的能力，如疲劳、虚弱、患病、月经期、更年期等。当然，随着年龄的增长，人体的应对能力也在发生变化，年幼和年老时的应对能力均比壮年时的应对能力低。

（三）人格特征

人格特征与应激源、认知评价、应对方式等因素之间相互关联。个性特征影响个体对应激的评价以及应对，甚至可以影响应激的形成。内向、孤僻、怯懦的个体，面对突发的事件可能会产生恐惧和担心，不知道如何应对。这时，这种突发的事件就变成了应激源。而争强好胜、习惯苛求自己的个体则会要求自己完美解决该事件，有时会过高地估计自己的能力，将其变成应激源。缺乏自信、遇事悲观的个体，则易受到应激的消极影响，容易引起心理、生理功能失调。而积极、乐观、自信的个体则可能将威胁转变为挑战，他们乐于变化并将挑战视为正常生活的一部分，并从中学习和提高自己能力。

（四）社会支持

社会支持是指个体与社会各方面包括亲戚、朋友、同事等社会人以及家庭、单位、党团和工会等社团组织对个体所产生的精神和物质方面的支持程度。在社会学中，将社会支持分为两类：一是客观的支持，包括物质上的直接援助和社会网络、团体关系的存在和参与，是人们赖以满足他们的社会、生理和心理需求的家庭、朋友和社会机构的汇总。二是主观的支持，即个体所体验到的情感上的支持，也就是个体在社会中受尊重、被支持、被理解因而产生的情感体验和满意程度。许多研究者都指出社会支持对应激带来的消极影响起到缓冲或延缓的作用，维持个体良好的情绪体验从而使个体的应对能力增加。多项研究证明社会支持与应激引起的应激反应呈负相关。个体的社会支持度与上述的其他心理中介因素存在交互关系，Sarason 等发现社会支持数量与艾森克个性问卷的外向分数呈正相关，而社会支持数量和社会支持满意度两者均与神经质分数呈负相关，说明社会支持与人格特征有一定关联。当个体有较好的社会支持时，就能够更好地处理工作压力、失业、婚姻困扰、严重疾病、其他各种灾难及他们日常生活中遇到的各种应激源。

第四节 应激反应

应激源作用于个体时，个体在生理和心理上出现的一系列非特异性反应，称为应激反应。生理反应主要体现在神经、内分泌、免疫方面，以及由此而来的激素、细胞、机体系统、新陈代谢方面的变化。心理反应主要产生情绪、行为和自我防御反应。

一、生理反应

（一）应激的神经内分泌反应

1. 蓝斑-去甲肾上腺素能神经元(LC-NE) LC-NE的主要作用是在应激过程中引起与之相关的情绪反应。整合部位主要位于脑桥蓝斑，上行主要与大脑边缘系统有密切的往返联系，下行主要至脊髓侧角，行使调节交感-肾上腺髓质系统，蓝斑是应激过程中脑内最敏感的区域之一。NE能神经元上行纤维投射到新皮质、边缘系统和杏仁核，与应激时情绪反应有关；下行纤维投射到脊髓侧角，引起交感-肾上腺髓质反应和儿茶酚胺的分泌，具有广泛的上、下行纤维联系。另外，LC-NE部分上行纤维投射到下丘脑室旁核，引起CRF和ACTH释放，从而可启动下丘脑-垂体-肾上腺皮质激素系统发生应激反应。应激时LC-NE的中枢效应主要是引起兴奋、警觉及紧张、焦虑等情绪反应。这些与上述脑区中去甲肾上腺素的释放有关。外周效应主要表现为血浆肾上腺素、去甲肾上腺素和多巴胺浓度迅速增高，胰岛素分泌减少，胰高血糖素分泌增加。介导心血管变化和一系列的代谢，如心功能增强、血液重分布、血糖升高。交感-肾上腺髓质系统的强烈兴奋主要参与调控机体对应激的急性反应，有利于其动员全身，投入战斗。对于人来说，有利于其集中精力，来应付突发的事件。

2. 下丘脑-垂体-肾上腺皮质系统(HPA) HPA轴是由下丘脑的室旁核(PVN)、腺垂体和肾上腺皮质组成，PVN为中枢位点。上行至杏仁核、边缘系统、海马结构。下行主要通过激素调控腺垂体和肾上腺皮质的功能。应激时，HPA轴兴奋释放CRF，CRF刺激ACTH的分泌增加，进而使血浆糖皮质激素(GC)浓度的升高。GC浓度增加是HPA轴激活的关键环节。上述过程也是应激时最核心的神经内分泌反应。适量CRF增加可促进适应，使机体兴奋或愉快感；但过量CRF增加会造成适应障碍，出现焦虑、抑郁和食欲不振等，这也是重症慢性患者都会出现的共同表现。CRF促进LC-NE神经元的活性，与LC-NE轴形成交互影响。GC促进蛋白质分解和糖异生，还能抑制外周组织对葡萄糖的利用，从而提高血糖水平，保证重要器官的葡萄糖供应。GC可提高心血管对儿茶酚胺的敏感性，对血压的维持起一定的作用。

（二）应激的细胞反应

1. 急性期反应蛋白 指炎症、感染、大手术、创伤应激源可诱发机体于短时间内(数小时至数天)，产生以防御反应为主的非特异性的快速反应，此时血浆中某些蛋白质浓度迅速升高，这些蛋白质称为急性期反应蛋白(APP)。应激时APP中的蛋白酶抑制蛋白生成和释放都增多，可减少组织的损伤。

2. 热休克蛋白(HSP) 是指细胞在应激源特别是环境高温诱导下所生成的一组蛋白质。主要功能在于稳定细胞结构，修复被损伤的前核糖体，提高细胞对应激源的耐受性。

（三）应激时机体的物质代谢变化和功能变化

1. 应激时机体的物质代谢变化 应激时物质代谢发生相应变化，总的特点是代谢率升高，分解增加，合成减少。应激时，由于胰岛素的相对不足和机体对葡萄糖的利用减少；以及儿茶酚胺、胰高血糖素、生长激素、肾上腺糖皮质激素等促进糖原分解和糖原异生，患者可出现应激性高血糖或应激性糖尿。肾上腺素、去甲肾上腺素、胰高血糖素等脂解激素增多，脂肪的动员和分解加强，因而血中游离脂肪酸和酮体有不同程度的增加。同时组织对脂肪酸的利用增加。严重创伤后，机体所消耗的能量有75％～95％来自脂肪的氧化。应激时，蛋白质分解加强，合成减弱，尿氮排出增加，出现负氮平衡。严重应激时，机体脂肪动员明显加强，外周肌肉组织分解旺盛，使代谢率升高十分显著。当机体处于分解代谢状态时，造成物质代谢的负平衡，所以，患者出现消瘦、免疫力下降等。

2. 应激时机体的各系统功能变化

(1) 中枢神经系统的病变：中枢神经系统是应激反应的调控中枢，HPA轴的过度兴奋或不足出现抑郁、厌食，甚至自杀倾向。多巴胺能、5-羟色胺能、γ-氨基丁酸能以及脑内阿片肽能神经元等都有相应的变化，并参与应激时的神经精神反应的发生，其过度反应也参与了GAS中情绪、行为障碍的发生。

(2) 免疫功能的变化：应激时，机体的免疫功能增强，但是持久过强的应激会造成机体免疫功能的紊乱。

(3) 心血管系统的变化：应激时，机体心率加快、心收缩力加强、外周总阻力增高以及血液的重分布等变化，有利于提高心排血量、提高血压、保证心、脑和骨骼肌的血液供应，但同时也有使皮肤、腹腔内脏和肾缺血缺氧，引起酸中毒，心肌耗氧量增多引发心室纤颤等心律失常；持续血管收缩诱发高血压等不利影响。

(4) 消化系统的变化：应激时，主要为食欲减退，但也有出现进食增加的病例。应激时交感肾上腺髓质系统兴奋，胃肠缺血可引起黏膜糜烂、浅溃疡、渗血，又称应激性溃疡。

(5) 血液系统的变化：急性应激时外周血中白细胞数目增多、核左移，血小板数增多、黏附力增强、部分凝血因子浓度升高等，表现出抗感染能力和凝血能力增强。慢性应激时，患者可出现贫血，血清铁降低，似缺铁性贫血，但与之不同，补铁治疗无效。

(6) 泌尿生殖系统的变化：肾血管收缩，肾小球滤过率降低，抗利尿激素(ADH)分泌增加，出现尿少等。应激对生殖功能产生不利影响，如过强应激源作用后妇女出现的月经紊乱、哺乳期妇女的泌乳停止等。

二、情绪反应

应激反应几乎能唤起所有的负性情绪，包括焦虑、恐惧、愤怒、抑郁、自卑、内疚、羞愧等，这里主要学习以下几种。

(一) 焦虑

焦虑是人们对环境中一些即将来临的、可能会造成的威胁灾难或对环境变化还未找到处理方法时，主观上出现紧张、不安或无根据的恐惧。焦虑是心理应激下最常见的反应，与恐惧不同的是，恐惧在面临危险时发生，而焦虑发生在危险或不利情况来临之前，是一种不愉快的期待情绪。焦虑是生理和心理为将要到来的危险做必要的准备，是一种保护性反应。适度的焦虑可以提高人的警觉水平，促使人投入行动，以适当的方式应对应激源。过度的焦虑则是有害的，它妨碍人准确地认识、分析和考察自己所面临的挑战与环境条件，从而就难以作出符合理性的判断和决定。

(二) 恐惧和愤怒

恐惧是个体企图摆脱、逃避某种情景而又无能为力的情绪体验，对发生的威胁表现出高度的警觉。如果威胁继续存在，个体的活动少，注意范围缩小，严重时甚至可以出现思维和行为失去控制，甚至休克。愤怒是当愿望不能实现或为达到目的的行动受到挫折时引起的一种紧张而不愉快的情绪，是一种原始的情绪，个体往往会做出一些发泄的行为，甚至会做出一些失去理智的行为。争吵是愤怒常见的发泄行为，在临床工作中会遇到因为疾病而处于应激状态的患者，他们往往易与医护人员发生争吵来发泄愤怒情绪。

(三) 抑郁

抑郁包括一组负性情绪,如悲观、失望、无助感、过度依赖、绝望等。抑郁导致个体闷闷不乐甚至悲痛欲绝,做事无愉快感、精力明显减退,感到无原因的持续疲乏、自卑、内疚感、甚至有自杀的观念或行为。对于个体刺激较大的应激源常会导致抑郁的发生,如亲人去世、罹患重病等。个体长期在上述负性情绪的作用下,会导致认知功能损害,采取消极的方式认识和评价事物。在与其他心理功能和行为活动的相互作用下,可以使自我意识变狭窄、注意力下降、判断能力和社会适应能力下降等。

三、行为反应

根据坎农的应急学说,应激状态下个体的行为可表现为"战"或"逃",或不"战"不"逃"。"战"是接触应激源,包括以愤怒为心理基础的敌对与攻击行为,也可以是积极的、非攻击性的,表现为正视应激,积极寻找解决问题的方法。"逃"则是回避远离应激源的防御行为,表现为逃避和回避,逃避是指已经接触到应激源后而采取的远离应激源的行动:回避是指事先已知应激源将会出现,在应激源到来之前采取的避免同应激源遭遇的行动。多受避免伤害的安全动机驱使,与恐惧情绪有关。不"战"又不"逃"的行为称为退缩性反应,表现为退化和依赖,多与保存实力及安全的需要有关,多见于经历严重应激事件幸存者或是慢性病患者。在应激状态下产生的行为反应都是个体改变原有状态,应对和适应应激的行为表现。在一定范围内对机体是有益的,但超越了一定范围与限度则会损害机体,出现一系列症状。

四、自我防御反应

心理防御机制是精神分析学说的一个基本概念,是一种潜意识的心理保护机制。自我防御机制是自我面对有可能的威胁和伤害时一系列的反应机制。即当自我受到外界的人或者环境因素的威胁而引起强烈的焦虑和罪恶感时,焦虑将无意识地激活一系列的防御机制,以某种歪曲现实的方式来保护自我,缓和或消除不安和痛苦。常见的心理防御机制如下。

1. 否认　否认是指对某种痛苦的现实无意识地加以否定,不承认似乎就不会痛苦。即拒绝接受不愉快的现实以达到保护自我、减轻心理压力的作用。如近亲属已死亡,可仍相信或认定他还活着或即将回来,甚至还为他做些什么;罹患重病如癌症、艾滋病的患者可否认自已患了严重的迫近死亡的疾病,这一过程可使一个人逐渐地接受现实而不致一下子承受不了坏消息或痛苦,是一种保护性质的、正常的防御。只有在干扰了正常行为,造成社会功能损害时才能算是病态的。

2. 退行　也称退化,当受到严重挫折时放弃原有习惯化的成熟应对策略。而使用早期幼稚的不成熟的方式应对挫折情境。退化机制在医学临床有重要意义。例如,在经历危重症、大型手术等抢救脱险后,有时患者仍不愿离开监护室,或者躯体疾病已完全康复但仍不愿出院,完全依赖医护人员和医疗环境。

3. 移置　是指当一个人因限于理智或社会的制约,无意识地将指向某一对象的情绪、意图或幻想转移到另一个对象或替代的象征物上。在心理治疗中,情感的无意识移置既是移情的基础,也是反移情的基础。

4. 合理化　又称文饰作用,指个体无意识地用一种似乎有理的解释,但实际上解释不通的理由来为其难以接受的情感、行为或动机辩护以使其可以接受。合理化有很多形式,如"知足常乐"、"比上不足、比下有余"等。日常生活中合理化机制在普通人均有所表现,但严重者往往出现的是神经症样症状。

5. 幽默　处于尴尬的境地时,有的人常会自发地以发笑、说俏皮话等幽默方式进行自我解嘲,既无伤大雅又可解除尴尬的局面，是一种积极的、成熟的心理防御机制。

6. 压抑　是指把意识所不能接受的观念、情感或冲动抑制到无意识中去。它虽不能随意回忆，但可通过其他心理机制的作用以伪装的形式出现。如对痛苦体验或创伤性事件的选择性遗忘就是压抑的表现。

7. 转换　指内心冲突或情绪躯体化的潜意识机制。如一位剧烈心理冲突的患者，虽然身体无恙，却出现心悸、头昏、四肢发麻等形式多样的躯体形式症状。临床上神经症、躯体形式障碍和癔症患者的瘫痪、感觉缺乏(失明、失聪)、内感性不适及心因性疼痛等症状，均可能解释为由于应激时发生的心理反应导致通过转换成为功能性躯体症状，借此摆脱心理上的痛苦。

8. 幻想　脱离实际的空想。现实社会中遇到了难以实现的愿望和困境时，人们用幻想的形式来满足自己为达到的目的。“白日梦”就是幻想最常见的方式，所有个体均可以出现。当个体的幻想已经不能区分现实和虚幻，就发展成一种病态。

应激几乎发生在每个人每一天的日常生活中，对于每个人都是不可避免的。但是，应激反应对个体造成的影响程度却是各不相同，面对应激能迅速找到适当的应对策略的个体，积极应对应激的生理和心理反应，通过应激，实现了个体身心的成长。与之相反的个体，却可能因为应激，出现严重的心身功能障碍。这种差异不仅与应激程度强弱、持续时间长短有关，还与个体身心素质、个性特征、社会文化背景等心理中介因素有关。

第五节　应激相关障碍及护理

一、应激相关障碍概念及分类

应激相关障碍是指由于应激反应持续时间或反应强度超过一定限度，并严重影响个体社会功能的一组疾病，是由心理、社会环境因素导致的功能性精神障碍。根据症状出现的时间和表现将应激相关障碍分为急性应激障碍、创伤后应激障碍、适应性障碍 3 大类。

(一) 急性应激障碍

急性应激障碍又称为急性应激反应，是指以强烈而急剧的精神打击为直接病因，患者在受刺激后数分钟或数小时发病，行为具有一定的混乱性和盲目性，并具有强烈恐惧体验的精神运动性兴奋，或者表现为精神运动性抑制，甚至木僵。症状往往持续数小时至 1 周，通常在一个月内缓解，预后良好，可以完全缓解。

临床表现多为意识恍惚或朦胧状态，意识范围狭窄，清晰度下降、对外界刺激无反应、通常存在定向力障碍、自言自语、词句无条理，令人难以理解。可出现精神运动性兴奋或精神运动性抑制两种表现，精神运动性兴奋表现为激越或情感爆发等，可以出现冲动性行为，并伴有如出汗、皮肤潮红、心动过速自主神经功能紊乱等表现。精神运动性抑制表现为情感反应迟钝、呆滞、甚至出现木僵。这些症状往往在 24～48 小时后开始减轻，一般持续时间不超过 1 周。

(二) 创伤后应激障碍

创伤后应激障碍是指由于异常强烈的威胁性或灾害性的心理创伤等严重应激因素所导致的一种异常的精神反应，是一种延迟性、持续性的精神障碍。在遭受创伤后数日至数月后，罕见延迟半年以上才发病。症状严重持久，多数患者在 1 年内恢复正常，少数患者可持续多年，甚至迁延不愈。

特征性临床表现为症状闪回，以各种各样的方式重复体验当时创伤性事件，这种体验生动清晰，有可能出现与之相关的梦魇，警觉性增高。患者极力回避与创伤性事件有关的一切场景、想法、感受及话题等。患者还可能出现情感淡漠、麻木、不愿与外界沟通。少数患者会出现自杀观念和行为。

(三) 适应障碍

因为日常生活的不良刺激，本身具有易感个性，而出现的一些情绪反应、生理功能障碍及行为变化，精神病性症状。起病通常在应激事件发生后1个月之内，持续时间一般不超过6个月。

临床表现多种多样，主要有以情绪低落、悲观绝望等症状为主的抑郁症状，严重者可有自杀行为；敏感多疑、紧张不安、担心害怕的焦虑症状；头痛、易疲劳、心悸等躯体症状；青少年以品行障碍多见，出现逃学、斗殴、偷盗等行为；儿童则可能出现尿床、吮吸手指等退行性行为。

二、护理措施

(1) 为患者创造一个舒适、安全的病房环境可以向患者介绍或直接带领患者熟悉病房环境，帮助患者尽快熟悉、适应病房环境，增强心理安全感。对于自理困难的患者，要加强生活护理，对有意识障碍的患者防止摔伤等，尽量满足患者的基本需要。

(2) 善于倾听、与患者主动沟通，建立良好的护患关系。主动增加患者接触的次数，建立患者对护理人员的信任感。给患者详细讲解有关疾病知识，并鼓励患者讲述内心想法和情感，帮助患者认识应激相关障碍的症状、原因及危害。经常安慰患者，态度和蔼可亲，可以帮助减轻患者的抑郁情绪。指导患者使用放松技术，如缓慢深呼吸、全身肌肉放松、听音乐等；配合医生做好心理治疗。鼓励患者进行适当的活动，积极寻找一切有利于患者的社会支持系统，取得家属的配合等。

(3) 配合医生，严格执行医嘱给予相关药物治疗，检查患者服药情况，对于出现的不良反应应及时掌握，主动向出现不良反应的患者解释，使其了解药物的作用及不良反应，从而积极配合治疗。向家属宣传学习相关疾病知识，以便出院后识别患者是否复发，并帮助患者家属学习疾病康复途径，使患者家属能够正确帮助患者恢复社会功能，以利于患者重返社会。

第六节 应激的应对和危机干预

一、应对的概念

在日常生活中，每个人都要面对应激，适度的应激有利于健康，并能更好地适应环境，提高工作效率。但是应激的消极影响也比较大，如何利用各种积极有效的措施应对应激，促进和维护身心健康，对每个人都十分重要。

应对是个体有能力或成功地对付环境的挑战或处理问题。拉扎勒斯和弗克曼认为：应对是个体为实现被自己评价为超出自己能力资源范围的特定内外环境要求而做出的不断变化的认知和行为努力。由于多个学科领域均涉及应对这一概念，使得应对的涵义广泛，可以说应对是个多维度的概念，本书将应对定义为：是指个体处理应激事件所采取的各种措施，包括行为和认知两方面。应对是心理应激过程中的重要中介因素，与应激的强度和结果密切相关。

应对的分类多种多样，如果根据应对的针对性分类，可以把应对分为：①针对问题的应对，也就是采取各种方法直接解决应激事件。②针对情绪的应对：解决自身出现的情绪问题，使之恢复、情绪平衡。根据应对的目的可以把应激分为：①通过认知和行为手段改变应激源或个体与应激的关系。②通过认知和行为改变自我，达到缓解应激的目的。根据应对的类型分为：①积极的认知应对。②积极的行为应对。③回避应对。

对个体应对方式的评估方式主要包括行为观察、晤谈、心理测量等方法。其中，行为观察和晤谈的研究相对较少，目前多数采取心理测验的形式进行评估，正式出版的关于应对方式测量量表包括应对适应量表、应付方式问卷、防御方式问卷、应对量表等。因为应对方式还包括个体利用和获得社会支持的多少。国内已有社会支持评定量表和领悟社会支持量表可供应用。

二、应对方式

(一) 消除应激源

清除应激源，这是最根本、最理想的控制应激的办法，如指导个体采用“回避”的应对办法，远离应激源，减少心理应激反应的发生。

(二) 改变认知，重新评价和看待应激事件

由应激事件造成的心理压力往往是个体认知评价的结果，因此，认知评价在心理应激反应中起关键作用。当应激源不能被消除时，改变对它的认知评价，换一个角度思考问题，便可以显著减轻由它所造成的心理应激反应，甚至可以将应激带来的心理压力变成动力，从而促进个体成长进步。

(三) 改进现有的应对方法

(1) 对于所要做的事情，重新审视重新计划，排出先后顺序、分清主次。

(2) 合理利用时间，集中精力做好目前最主要的任务。

(3) 适当放慢节奏，对于应激仓促应对，反而会给自己增加更多的压力。

(4) 建立自我奖惩机制，用于促进个体更加积极应对应激。

(四) 学习放松技术

1. *进行锻炼* 运动可增强心肺功能，促进肌肉放松，还能增加脑血流量，刺激自主神经系统，引发一系列激素释放，这些效应有抗抑郁焦虑的作用。运动还可以改变生活节奏，增加生活乐趣，锻炼意志、减轻紧张，缓解应激反应。

2. *放松训练* 包括渐进性肌肉放松、自生训练、自我催眠、静默、生物反馈辅助下的放松。

3. *承认自己能力有限* 认识到应激有时候是自己的完美主义造成的，给自己设定循序渐进的目标。

4. *学会发泄* 除了靠锻炼发泄外，还可以用写日记的方式，将自己的烦恼、压力等写下来，也可以减轻心理应激反应。

(五) 建立良好的社会支持系统

良好的社会支持包括可以沟通和倾诉的亲朋好友，特别是近亲属的支持，会促进个体积极应对应激。达到减轻应激反应的作用。

(六) 必要时寻求专业人员的帮助

专业人员可对个体进行心理咨询、心理治疗、药物治疗及危机干预。如果应激反应很重，个体无法自我应对，出现一系列应激反应，严重影响个体社会功能，尽快找到专业人员予以帮助。出现急性重大应激事件，则需要进行危机干预。

三、危机干预

(一) 危机和危机干预的概念

危机是指个体应用固有的方式无法应对解决所遭遇的重大问题或变化。危机的出现往往是出乎个体预期，打破原有思维和行为模式，如果不能得到迅速处理和控制，就会导致个体在认知、行为和情感上出现障碍以及社会功能的损失，处于一种心理失衡状态。危机持续的时间一般在6～8周。

危机可分为情景性危机和发展性危机。情景性危机是指个体遭遇突然发生且持续时间短暂的事件，这类事件是严重而异乎寻常的，如严重的交通事故，自然灾害等。发展性危机则是个体在成长过程中，未完成本应该在该阶段完成的任务，导致正常心理发展受阻。例如，刚毕业的学生找不到工

作等，发展性危机往往持续的时间较长。

由于处理危机的方法不同，后果也不同。一般有 3 种结局：①顺利度过危机，并通过危机学会应对危机的方法策略，提高了心理健康水平；②度过危机但未解决好危机造成的心理问题，日后会再次出现问题；③未能度过危机而出现严重心理障碍，并导致攻击、自伤、自杀等行为或精神疾病等严重后果。

从心理学的角度来看危机干预是一种心理咨询和治疗的技术，通过专业技术，调动个体自身潜能及一切可以利用的资源，使个体心理平衡状态得以重建或恢复，度过心理危机。目前危机干预已经成为临床心理服务的一个重要分支。

(二) 危机干预步骤

危机干预的目的在于通过专业手段，使个体缓解自身负性情绪和压力，改变现有的认知行为方式，利用所有可利用的社会支持和资源，顺利度过危机，预防发生更严重和持久的精神和躯体伤害。危机干预的步骤如下。

1. 与求助者建立联系、沟通渠道　干预者通过各种方法与求助者建立联系，为进一步了解和评估求助者具体情况做准备。

2. 危机评估　进行认知、情绪、行为方面的危机评估。确定自我或他人危险伤害行为的可能性，并据此采取相应行动。同时进行评估其所有可能存在的社会支持及资源。

3. 制定干预目标和方式　根据求助者具体情况，在全面评估后制定目标和方式。干预的最低目标应是保护求助者安全，预防各种意外发生；最高目标是安全度过危机，恢复心理平衡状态，促进身心成长。根据具体情况，制定出符合实际可操作的目标。

4. 实施干预　包括解释危机引发的具体心身反应，鼓励求助者说出并探讨自己的感受，并得以发泄，帮助求助者理清目前情况并积极面对现实，教授应对方法等。

5. 随访　在进行积极有效的干预后，多数求助者可以顺利度过危机，对经过危机干预后的求助者进行后期随访，避免不良事件复发，提高干预成功率及水平。

(三) 危机干预的方式

1. 非见面性危机干预　这种干预包括电话、网络等方式，这种干预由于不见面，求助者的隐私得到很好的保护，对问题的隐瞒性小，干预及时迅速而且比较方便。但是由于双方不见面，仅通过声音、文字联系，这就要求干预者在干预过程从语速、语调、文字中敏锐地察觉出求助者情绪和心理状态及变化，对干预者的专业水平要求较高。基本干预策略是了解求助者情况，疏导并稳定其情绪后，进行专业手段处理。

2. 面谈危机干预　对求助者神态、动作有直观体验，根据现场情况进行干预，效果较好，因为涉及到隐私或人类固有的防御机制等，有些求助者可能不会完全配合，对干预的进行造成一定程度的影响。

复习题

【A 型题】

1. 一般适应综合征(GAS)分以下 3 期：　(　　)

A. 警戒期、阻抗期、衰竭期　　B. 觉醒期、阻抗期、适应期

C. 警戒期、阻抗期、适应期　　D. 觉醒期、阻抗期、衰竭期

2. 应激过程中的认知评价受以下因素的影响：　(　　)

A．生活事件的性质　B．个性特征　C．社会支持　D．以上均是

3. 合理化机制又称：（　）

A．合理应对　B．文饰作用　C．白日梦　D．矫枉过正

4. “前遇断崖，后有追兵”属于：（　）

A．双趋冲突　B．双避冲突

C．趋-避冲突　D．双重或多重趋-避冲突

5. 升职属于：（　）

A．良性应激源　B．应激性生活事件　C．恶性应激源　D．慢性应激源

6. 能作为应激源的是：（　）

A．高温　B．惊恐　C．中毒　D．以上都是

7. 参加应激反应的关键性器官是：（　）

A．心脏　B．肺　C．前列腺　D．肾上腺

8. 拉扎勒斯认为应激过程最关键的因素是：（　）

A．认知评价　B．应对方式　C．个性特征　D．社会支持

9. 一般在应激时体内分泌减少的内分泌激素是：（　）

A．儿茶酚胺　B．胰高血糖素　C．胰岛素　D．生长激素

10. 应激时物质代谢变化特点是：（　）

A．分解减少，合成减少　B．分解增加，合成增加

C．分解减少，合成增加　D．分解增加，合成减少

【简答题】

1. 如何理解应激的概念？
2. 心理应激的定义是什么？
3. 什么是应激源，请举例说明？
4. 结合自身谈谈身边有哪些应激源？
5. 应激的意义有哪些？
6. 应激过程的生理中介因素？
7. 应激过程中的心理中介因素有哪些？
8. 什么是自我防御机制？举例说明常见的防御机制？
9. 什么是应激相关障碍？具体有哪几种疾病？
10. 急性应激障碍反应的临床特点有哪些？
11. PTSD的临床表现有哪些？
12. 应激相关障碍的护理措施有哪些？

第五章 心身疾病

■ 概述
■ 几种临床常见的心身疾病及其心理护理

导学

内容及要求

心身疾病包括两部分的内容，心身疾病的概述和几种临床常见的心身疾病及其心理护理。

心身疾病的概述主要介绍心身疾病的概念、分类、流行病学特征、致病因素、发病机制、诊断与防治原则。在学习中，应重点掌握心身疾病的概念、临床表现特点；熟悉心身疾病的诊断与防治原则；了解心身疾病的分类、流行病学特征、致病因素、发病机制。

几种临床常见的心身疾病及其心理护理主要介绍原发性高血压、冠心病、支气管哮喘、消化性溃疡、癌症和银屑病。每个疾病包括流行病学特点、病因、发病机制、患者群人格特点、心理特点以及心理护理等内容。在学习中，应重点掌握每个疾病的患者群人格特点、心理特点；熟悉每个疾病的心理护理；了解每个疾病的流行病学特点、病因及发病机制。

重点、难点

心身疾病的重点是第一节概念、临床表现特点。其难点是心身疾病的诊断，以及临床常见心身疾病的人格特点、心理特点。

专科生的要求

专科层次的学生重点掌握心身疾病的概念；并且能够熟悉心身疾病的特点、诊断治疗原则、临床常见心身疾病的心理特点和心理护理方法；其余作一般了解即可。

第一节 概 述

一、心身疾病的概念

（一）心身疾病的定义

心身疾病，又称心理生理疾病，是一组与精神紧张有关的躯体疾病。它们具有器质性病变（即病理解剖学改变）的表现（如冠状动脉硬化）或确定的病理生理过程（如偏头痛）所致的临床症状，其发生、发展、转归和预后均与心理社会因素密切相关。心身疾病有狭义和广义两种含义。狭义的心身疾病指心理社会因素在疾病的发生、发展过程中起重要作用的躯体器质性疾病，如冠心病、原发性高血压和溃疡病等。广义的心身疾病范围要广些，指心理社会因素在疾病的发生、发展过程中起重要作用的躯体器质性疾病和躯体功能性障碍。而这种在疾病的发生、发展过程中，心理社会因素起重要作用的躯体功能障碍称为心身障碍，如神经性呕吐。因此，广义的心身疾病概念包括了狭义的心身疾病和心身障碍。

许多年来，在人们心目中，疾病有两大类，即一类是躯体疾病，另一类是精神疾病。自从1918年德国精神病学家 Heinroth 在关于失眠的论文中提出了“心身概念”之后，直到1948年美国精神病学家 Dunbar 才在《心身诊断和治疗纲要》一书中，对心身概念进行了系统的论述。随着对心身相关研究的深入和心身疾病概念的不断扩展，造成了疾病分类方面的混乱。于是，各种疾病分类系统的观点也在不断的改变。从权威的美国精神疾病诊断治疗手册（DSM）来看，DSM－Ⅰ（1952）设有“心身疾病”一类；DSM－Ⅱ（1968）更名为“心理生理性自主神经与内脏反应”；DSM－Ⅲ（1980）及 DSM－Ⅲ－R（1987）均用“影响身体状况的心理因素”分类；DSN－Ⅳ（1994）则将心身疾病有关的内容列入“影响医学情况的心理因素”分类中，指对医学疾病起不良影响的心理或行为因素。这些因素会引起或加重疾病，干扰治疗和康复，或促使发病率和死亡率升高，心理因素本身可能构成疾病的危险因素，或产生放大非心理危险因素的效应。像 DSM 一样，WHO 制订的 ICD 也有过“心理生理障碍”及“精神因素引起的生理功能障碍”的分类项。但目前 ICD－10（1993）将传统的“心身疾病”分别纳入不同的分类，归为“神经症、应激相关的和躯体形式障碍”，还有一些内容分散在“伴有生理及躯体因素的行为综合征”及其他分类当中。我国1958年的精神疾病分类中没有心身疾病的分类。《中华医学会精神疾病分类－1981》将“心身疾病”列为第十三类。1995年的《中国精神分类》第2版修订版（CCMD－2－R）则取消了心身疾病的分类，并把相关的内容放入“与心理因素有关的生理障碍”（分类5）和“神经症及与心理因素有关的精神障碍”（分类4）之中，另有一些放在“儿童少年期精神障碍”，这种情况一直延续至 CCMD－3。综上所述，心身医学的概念在目前的权威性心理障碍分类体系中已经消失，被其他概念取代，然而，心身疾病的精髓却已渗透到了整个临床医学。

（二）心身疾病的特点

（1）以躯体症状为主，有明确的病理生理过程。

（2）有一定成为某些疾病的易患素质的个性特征。

（3）疾病的发生、发展、转化与心理社会因素密切相关。

（4）生物或躯体因素是某些心身疾病的发病基础，但心理社会因素往往起“扳机”作用。

（5）心身疾病通常发生在自主神经支配的系统或器官。

（6）心身综合治疗比单纯生物学治疗效果好。

二、心身疾病的分类和流行病学特征

(一) 流行病学特征

近年来，流行病学调查资料显示，随着科学技术的发展、人类生活节奏的加快、人际关系紧张以及人们精神负担的日益加重，心身疾病在人群中的分布越来越广，且患病率呈增高趋势。据世界卫生组织报告，在欧洲一些工业发达国家，有1/4～1/3的人生活在不稳定、疲劳、抑郁和焦虑状态中；在我国有报道显示，综合性医院门诊的初诊患者中，略高于1/3的患者是一般躯体疾病，不到1/3的患者是神经症，其他1/3的患者则是心身疾病，人群的心身疾病的患病率在10%～60%之间。心身疾病在内科患者中所占的比例很高，徐俊冕(1993年)的研究结果显示，内分泌科占75.4%，心血管内科占60.3%，呼吸内科占55.6%，普通内科占30.8%，而皮肤病科的比例达到26.6%。

1. 心身疾病的性别分布　女性高于男性；也有些心身疾病，如消化性溃疡、冠心病、支气管哮喘，男性高于女性。

2. 心身疾病的年龄分布　更年期为患病高峰；青年人略高；65岁以上的老年人和15岁以下的少年患病率较低。

3. 心身疾病的职业分布　脑力劳动者高于体力劳动者。

4. 心身疾病的地区分布　工业化水平高的国家和地区高于发展中国家和地区；城市高于农村。

(二) 分类

美国心身疾病专家Alexander最早提出7种心身疾病，包括原发性高血压、支气管哮喘、消化性溃疡、溃疡性结肠炎、甲状腺功能亢进、神经性皮炎和类风湿关节炎。但随着现代医学模式及多因素发病理论被广泛认可，心身疾病也从狭义的“心理社会因素引起的躯体疾病”扩大到广义的“凡是疾病的发生、发展、治疗、康复各环节受到心理社会因素影响者，都属于心身疾病”，这样，心身疾病就几乎包括了人类所有的疾病，其范围得到了扩展。

心身疾病的分类有多种方法，一般习惯按机体各系统和临床各科进行分类，本教材将心身疾病分类如下。

1. 心血管系统的心身疾病　冠状动脉粥样硬化性心脏病、阵发性心动过速、心律不齐、原发性高血压、偏头痛、原发性低血压、雷诺病等。

2. 呼吸系统疾病的心身疾病　支气管哮喘、心因性呼吸困难、过度换气综合征、神经性咳嗽等。

3. 消化系统的心身疾病　胃、十二指肠溃疡、神经性厌食、神经性呕吐、肠易激综合征、溃疡性结肠炎、幽门痉挛等。

4. 皮肤系统的心身疾病　神经性皮炎、白癜风、斑秃、银屑病、多汗症、慢性荨麻疹、湿疹、瘙痒症等。

5. 肌肉骨骼系统的心身疾病　类风湿关节炎、腰背疼、痉挛性斜颈、肌肉疼痛、书写痉挛等。

6. 泌尿生殖系统的心身疾病　慢性前列腺炎、勃起功能障碍、过敏性膀胱炎、早泄、性欲低下、性欲减退等。

7. 内分泌系统的心身疾病　糖尿病、甲状腺功能亢进、低血糖、艾迪生病、更年期综合征、肥胖症等。

8. 神经系统的心身疾病　血管神经性头痛、肌紧张性头痛、睡眠障碍等。

9. 妇科的心身疾病　痛经、月经紊乱、经前期综合征、功能性子宫出血、功能性不孕症等。

10. 外科的心身疾病　术后神经症、整形手术后综合征、器官移植后综合征、肠粘连症等。

11. 儿科的心身疾病　口吃、夜惊、遗尿症等。

12. 眼科的心身疾病　弱视、眼睑痉挛、原发性青光眼等。

13. 耳鼻喉科的心身疾病 梅尼埃综合征、咽喉部异物感、晕车、耳鸣等。

14. 口腔科的心身疾病 复发性慢性口腔溃疡、特发性舌痛症、颞下颌关节紊乱综合征等。

15. 其他与心理因素有关的疾病 癌症、艾滋病等。

三、心身疾病的致病因素和发病机制

(一)心身疾病的致病因素

心身疾病由多种因素引起,各种因素之间又相互联系和影响。与心身疾病有关的危险因素主要有生理、心理、社会等诸多因素。

1. 生理因素 生理因素指生理始基,即某些心身疾病患者发病前的生理特点,它决定个体对疾病及种类的易患性。研究发现,一些重大灾难过后,仅有少数人患心身疾病,且所患疾病种类也各不相同,其原因除了个体的个性特征和行为方式外,主要取决于患者原有生理特点的差异。Mirsky发现在外界条件相同时,高胃蛋白酶的人群更易患消化性溃疡。他认为,正是由于这种由遗传因素所带来的素质上的易感倾向,加上在过去经历中所形成的生理或心理的反应模式,在遇到社会心理因素的刺激时,就有可能在某一器官首先出现病态反应。因此,高胃蛋白酶是消化性溃疡的生理始基。研究也发现,高三酰甘油血症是冠心病的生理始基;高尿酸血症是痛风症的生理始基;高蛋白结合碘是甲状腺功能亢进的生理始基。故心身疾病是生理始基和社会心理因素刺激共同作用的结果。

2. 心理因素 可导致个体产生损失感、威胁感及不安全感的心理刺激最易致病。心理因素是心身疾病的重要致病因素早已被大量研究证实,但近期研究进一步发现,不是事件本身,而是个体对生活事件的主观认知和评价引起个体情绪变化导致疾病。

人们置身社会与周围环境发生相互作用时,对作用于个体的大量外界信息,都要做出主观评价并采取相应的态度,这就必然产生相应的情绪体验。心理因素对躯体内脏器官的影响,正是以情绪活动为中介而产生作用。积极情绪对生命活动具有促进作用,可动员机体的潜能,以适应不断变化的环境;而消极的情绪如恐惧、愤怒、忧郁等,虽然也是适应环境的心理反应,但强度过大或时间过久,都会使个体的心理活动失去平衡,导致神经系统功能失调,从而引起某些系统或器官为基础的心身疾病,如焦虑、抑郁等可引起消化不良。另外,情绪对心血管、肌肉、呼吸、泌尿、内分泌等系统的功能也有明显影响。最新研究甚至显示,持久的负性情绪可导致大脑结构的器质性改变。

另外,由于心理刺激引起个体的情绪变化主要与个体的主观认知和评价相关,因此,1935年Dunbar提出了某些疾病与性格特点和生活方式密切相关的理论。其后,Friedman提出了A型性格的理论,认为这种性格与高血压和冠心病的发病密切相关,表现为比较急躁和难以克制、富有竞争性、争强好胜、有雄心等特点。与此相反的B型性格的人则无此特点。但研究发现,消化性溃疡的患者多数属于B型性格,比较被动、顺从、依赖、孤僻、缺乏创造性等。而癌症患者往往具有克制自己的情感、不善于发泄,并长期处于孤独、矛盾、抑郁和失望中,有人称之为C型性格。因此,个体的性格特点也是心身疾病的易患因素之一。

3. 社会因素 社会因素是指人们的生活和工作环境、人际关系、家庭状况、角色、社会制度、经济条件、社会地位、职业、文化传统、风俗习惯、宗教信仰、种族观念等诸多方面的因素。流行病学调查显示,社会文化背景不同,心身疾病的发病率也不同。美国每年死于冠心病的高达60万人,占死亡总数的1/3以上;而尼日利亚在8 000例尸体解剖中,仅发现6例心肌梗死,占其死亡总数的0.75%。这种差异固然与种族、饮食习惯等有关,但更重要的可能是社会文化因素的差异。此外,同一社会文化背景的人群,由于地位和社会分工的不同,心身疾病的发病率也各不相同。上海的一份7 000多名大于40岁的人的冠心病发病率调查显示,脑力劳动者为15.45%,而体力劳动者仅为1.72%。且所处工作状态不同,患者对疾病的心理反应也不同,如刚接任某一新职务和即将被重用之前的发病者,大多一时难以接受患病事实;对工作产生厌倦时的患病者,则可能容易接受患病,从此摆脱令其厌烦的社会环境；而工作、家庭负担重者通常可能心理反应较强烈。

生活事件也与心身疾病的发病密切相关。这一方面取决于刺激的强度、频度和时限；另一方面也取决于个人对生活事件的体验和态度。Greene 最初仅注意到心身疾病与性格和矛盾冲突的关联，但随后又注意到客观环境变化对患者的影响，尤其是人际关系的影响。他发现淋巴肉瘤、白血病和帕金森的患者，不仅有类似的病前性格特征，同时在起病前都遭遇过心理创伤，病情的恶化与患者的失落感密切相关，特别是亲人死亡、人际关系破裂等；而丧偶、离婚、失业等与心血管疾病及肝癌也密切相关。随着社会竞争压力的加大、生活节奏的加快、矛盾冲突的增多，这类生活事件的刺激必然会引起人类心身疾病患病率增高的可能。

（二）心身疾病的发病机制

心身疾病的发病涉及生理、心理、社会多方面因素，发病机制比较复杂，是目前医学心理学领域需要深入研究的课题之一。目前虽已有多种理论对其做出解释，但是尚无一种理论可解释所有的心身疾病。以下简单介绍目前主要的 3 种理论。

1. *心理动力理论*　心理动力理论是由精神分析学家提出的，重视潜意识心理冲突在各种心身疾病的发生中的作用，认为由于个体特异的潜意识特征决定了其特异的心理冲突从而引起特定的心身疾病，未解决的潜意识冲突是导致心身疾病的主要原因。早期，Alexander 认为是个体特异的潜意识动力特征，决定了其心理冲突，从而引起特定的心身疾病。例如，哮喘发作被解释为个体试图消除其被压抑的情绪（如与母亲隔离或承担不适当的社会角色而引起的焦虑）或避开危险物。但此时，患者不是靠有意识的行为，而是以躯体症状——哮喘来表达其对情绪的体验；溃疡病被解释为是由于患者试图得到他人喂养与款待的潜意识欲望被压抑而患病；原发性高血压是由于患者压抑自己的攻击性决断的潜意识而引起的等。后来的心理动力学学者修正了该理论，认为心身疾病的发病要有 3 个要素：①未解决的心理冲突。②身体器官的脆弱易感性。③自主神经系统的功能紊乱。

心理冲突多出现于童年时代，常常被压抑到潜意识中，而在个体成长的过程中，如果受到许多生活变故或社会因素的刺激，这些冲突就会重新出现。如果这些复现的无意识心理冲突找不到恰当的途径疏泄，就会引起患者焦虑及一系列无意识的防御性和退行性的心理反应。焦虑的唯一功能是向自我发出危险信号以便动员应对。如果危险信号持续存在会导致相应的自主神经功能紊乱，一旦作用在相应的脆弱器官和易患素质的个体身上，将会产生器质性或功能性变化而导致心身疾病。例如，潜意识心理冲突在迷走神经功能亢进的基础上可造成哮喘、溃疡病等；在交感神经亢进的基础上可造成原发性高血压、甲状腺功能亢进等。因此，心理动力理论认为，只要查明致病的潜意识心理冲突，即可了解心身疾病的发病机制。很显然，心理动力理论发病机制有其一定道理，但其存在夸大了潜意识作用的缺陷。

2. *心理生理学理论*　心理动力学理论强调病因，心理生理学理论则侧重于发病机制，其重点在于说明哪些心理社会因素通过何种生物学机制作用于何种状态的个体，导致何种疾病的发生。它以著名生理学家坎农的情绪生理学说和巴甫洛夫高级神经活动类型学说为基础，研究心理因素在疾病中的作用，并用数量表示研究中的变量，研究有意识的心理因素（如情绪）与可测量的生理、生物化学变化之间的关系。

近几十年，心理生理学理论的研究相当活跃，积累的资料也颇为丰富，目前的研究显示，心理神经中介途径、心理神经内分泌途径和心理神经免疫学途径是心理社会因素导致心身疾病的重要心理生理中介机制。由于心理社会因素对不同个体可能产生不同的生物学反应，且其反应过程涉及不同的器官组织，因而不同的心身疾病可能存在不同的心理生理中介途径。例如，在免疫系统方面，心理社会因素与躯体健康和疾病的联系，可能通过 3 个途径：①下丘脑-垂体-肾上腺轴：应激产生暂时性的皮质醇水平增高，而后者会损伤细胞免疫功能，但持久应激与短期应激对免疫系统的影响效果不同，有时也可使细胞免疫功能增强。②通过自主神经系统的递质：交感神经系统通过释放儿茶酚胺类递质，与淋巴细胞膜上的β受体结合，从而影响淋巴细胞的功能。③中枢神经与免疫系统的直接联系：免疫机制可通过形成条件反射，改变免疫功能。有研究发现，免疫后的大鼠下丘脑内侧核的电活动增强，推测是因为抗原刺激与下丘脑功能之间存在着传入联系，实验性破坏下丘脑可以阻止变态反应。心理生理学研究也重视不同类别的心理社会刺激因素可能产生心身反应的不同，以及不同的遗传素质个体的疾病易感性的差异。

3. 学习理论　传统的学习理论，仅指条件反射的学习，所以无论巴甫洛夫的经典条件反射或斯金纳的操作条件反射，都将强化作为学习过程的要素加以说明，但是人类心身疾病的发病机制，还应包括社会学习理论中的观察学习及模仿。著名的巴甫洛夫经典条件反射实验，狗的唾液分泌反射，说明条件反射是一种独立的生理反应。学习理论以此为基础，认为某些社会环境刺激引发了个体习得性的心理和生理反应，表现为情绪紧张、呼吸加快、血压升高等，并由于个体素质上的、或特殊环境因素的强化、或通过泛化作用，使得这些习得性心理和生理反应被固定下来，而演变成为症状和疾病。例如先把小白鼠置于一封闭箱内给予反复电刺激，然后进行逃避学习训练，会发现小白鼠不逃避电击，即使示意逃避过程，小白鼠的训练成绩依然不好，说明它固守无效的应对方法而不做新的尝试，是一种类似抑郁症的情绪状态，即习得性无助。

心身疾病有一部分属于条件反射性学习，如儿童哮喘因发作会获得父母的额外照顾而被强化，不孕妇女因求子心切可出现停经和早孕反应；也有是通过观察或认知而习得的，如儿童的有些习惯可能是对大人习惯的模仿。Miller 等关于“植物性反应的操作条件反射性控制”的实验，说明人类的某些疾病可以通过学习而获得，如血压升高或降低、腺体分泌能力的增强或减弱、肌肉的舒缩等。基于此原理提出的生物反馈疗法和其他行为治疗技术，被广泛的应用于心身疾病的治疗中。

四、心身疾病的诊断与防治原则

（一）心身疾病的诊断

1. 心身疾病的诊断要点　①疾病的发生涉及心理社会因素，并且其与躯体症状的发生有明确的时间关系。②躯体症状有明确的器质性病理改变，或存在病理生理学变化。③排除神经症性障碍或其他精神疾病。

2. 心身疾病的一般诊断程序

(1) 病史采集：在采集病史的同时，着重了解病前的相关心理紧张刺激的来源、性质、程度及患者对此的反应，并注意了解患者心理社会方面的有关资料，如患者本身的心理发展情况、个性或行为特点、人际关系状况、家庭或社会支持资源、个体的认知评价模式等资料，并分析这些心理社会因素与疾病发生发展间的关系。

(2) 体格检查：与临床其他科室体检相同，但要注意患者对待检查的情绪及合作态度，以恰当判断患者心理素质上的某些特点。

(3) 心理行为检查：对疑为心身疾病的患者，应结合病史材料，采用会谈、行为观察、心理测量或必要的心理生物学检查方法，恰当评估心理社会因素在其疾病发生中的作用。所选取的心理测验应着重患者的情绪异常的检查，必要时还可以采用适当的手段评估心理应激、应对能力、社会支持等。评估结果有助于确定心理社会刺激的性质、内容、程度，利于评价它们在疾病发生、发展、转归中的作用。

(4) 心理生理学检查：多采用多导生理仪记录患者的躯体反应，如心率、呼吸、血压、心电图、皮肤电反应和肌电图等。此外，还可采用自主神经功能检查法，如卧立实验、压颈或压眼球等，以帮助诊断。

根据以上程序中收集的资料，结合心身疾病的基本理论，对是否为心身疾病，是何种心身疾病，有哪些心理社会因素起主要作用及可能的作用机制等问题做出恰当评估，以便制订治疗方案。心理诊断往往伴随心身疾病治疗的全过程。因为在治疗过程中，患者旧的心理问题解决了，新的问题又会出现，这就要求医师针对变化了的情况，随时评估和制订新的相应干预措施。

（二）心身疾病的治疗原则

心身疾病应采取心、身同治的原则，但对于具体病例则应各有侧重。对于急性发病并且躯体症状严重的患者，应先以躯体对症治疗为主，辅以心理治疗。例如，对急性心肌梗死患者，综合性生物救助措施是解决问题的关键，同时也应对那些有严重焦虑和恐惧反应的患者进行心理指导。而部分虽然以躯体症状为主但已呈慢性过程的心身疾病患者，则可在实施常规躯体治疗的同时，重点安排好心理治疗。如原发性高血压、糖尿病的患者，除了给予适当的药物治疗外，做好心理和行为指导等应是重点工作。心身疾病的治疗按治疗措施可分为以下几种。

1. *心理治疗*　狭义的心理治疗是运用各种心理机制和心理技术作为治疗手段。广义的心理治疗，是医务人员通过言谈举止、操作行为等，对患者施加各种心理影响，改变患者的内心体验、认知、情绪和意志行为，从而减轻或消除心身症状。心理治疗通常遵循接受、支持、保证3项基本原则。

（1）接受：指医生有计划、有目的地与患者交谈，接受患者，站在患者的角度耐心听取患者的病情、烦恼，取得患者的信任与合作，从而产生良好的依从性，这对疾病的治疗非常重要。同时，医生的倾听对患者来说是一种情感的宣泄，也是获得了一种支持。医生可以从谈话中找出主要的心理矛盾与冲突，并仔细观察患者的行为及其动机和目的，帮助患者分析疾病的心因性本质，以及患者不合理的态度和观念，并指导其解决心理矛盾和冲突，以便重新适应社会，利于康复，并可预防复发。

（2）支持：指在交谈中，医生应对患者表示理解和同情，进而安慰、鼓励患者。支持对患者的心理和行为产生显著影响，受到支持的患者通常会因为对医生强的信任感，而增强对战胜疾病的信心，主动配合医生，利于病情好转。支持过程中医生切忌把个人观点强加于患者，以免引起逆反心理而影响治疗。

（3）保证：指在接受、支持的基础上，医生运用自己掌握的医学和心理学知识，用肯定、通俗易懂、科学的语言对患者进行疏导，要让患者相信，经过治疗，疾病肯定会稳定、好转或痊愈。操作过程中，医生谈话语气要坚定、富有权威性，同时避免表现得过于夸张而失去可信性。

在以上的3项原则中，接受最为重要，是心理治疗的基础，有时仅仅靠接受就能使患者从心理冲突中解脱出来。

心理治疗的目的：①要消除心理社会刺激因素，如对焦虑引起的紧张性头痛患者，通过心理支持、认知疗法、松弛训练或催眠治疗，使其认知发生改变，减轻焦虑，从而消除头痛。这属于治标，相对容易些。②要消除心理学病因，如与冠心病密切相关的A型性格患者，要帮助其改变不良的认知模式和生活环境以减少心理刺激，从而在根本上消除心理学因素，逆转心身疾病的心理病理过程，使之向健康方向发展，这属于治本，但难度较大。③要消除生物学症状：这主要是通过心理学技术直接改变患者的生物学过程，提高身体素质，促进疾病康复，如采用长期松弛训练或生物反馈疗法治疗高血压患者。

2. *药物治疗*　药物治疗是对处于应激状态下的患者的一种精神支持，药物可以减轻焦虑起到精神支持的作用，有利于进一步心理治疗的进行。药物治疗的目的是终止躯体症状及其与神经性焦虑的恶性循环。躯体病症状作为应激源，通过认知评价可引起患者的心理反应，如焦虑，而不良的心理反应又可使交感神经活动紊乱，加重心身恶性循环，而药物可以终止这种恶性循环。心身疾病的表现虽多种多样，但用药物治疗起码能短时间内迅速消除部分症状，这就减轻了心理上的消极面，增加了积极因素，实际上就是对心理状态进行了重新调整。另外，对急需心理治疗的患者，先用精神科药物减轻症状，有助于在患者心目中树立医生的威信，在以后进行的心理治疗中，可起到事半功倍的效果。研究表明，药物加心理治疗的效果要明显优于单纯心理治疗。

就目前来看，药物治疗作为一种工具，可以用于训练患者的自控能力，也就是说在药物的使用过程中，训练由他人控制过渡到自我控制。简井和中野(1996)将这一过程分为4个时期(表5-1)。

表5-1 心身疾病药物治疗分期

病期	控制方法	药物治疗	其他心身治疗
初期	他人控制	++(定期服药)	——
中期	自我及他人联合控制	+(不定期服药)	±生物反馈中练习自我控制
后期	医生指导下自我控制	±(必要时服药)	+学会自我控制
终止期	自我控制的自理	-(不用服药)	++日常生活情景的自我控制

在药物治疗中，要特别注意药物的不良反应、药物之间的相互作用及患者对药物的敏感性，避免因为药物的不良反应等引起患者对医生的不信任感，从而导致心理治疗的失败。

(三) 心身疾病的预防

心身疾病是心理因素和生物因素综合作用的结果，因而心身疾病的预防也应同时从心、身两方面进行；心理社会因素通常需要相当长时间的作用才会引起心身疾病，故心身疾病的心理学预防应及早做起。

具体的预防工作包括：对那些具有明显心理素质弱点的人，例如有易怒、抑郁、孤僻及多疑等倾向者应及早通过心理指导健全其人格；对那些有明显行为问题者，如吸烟、酗酒、多食、缺少运动及A型性格行为等，用认知行为疗法予以指导纠正；对那些工作和生活环境里存在明显应激源的人，应及时进行心理疏导，并尽量避开应激源；而对于那些本身具有心身疾病遗传素质的患者(如高血压家族史)或已经有心身疾病先兆征象(如血压偏高)的患者，则更应该注意加强心理预防工作。总之，有效的心理预防是减少心身疾病发病的重要环节。

第二节 几种临床常见的心身疾病及其心理护理

一、原发性高血压

原发性高血压是最早确认的一种心身疾病，近年来其发病具有上升趋势，但其病因至今尚未完全明确，目前普遍认为此病是由综合性因素所致。近25年的研究认为它是一种多因素疾病，除遗传因素、肥胖、高盐摄入、饮酒、缺乏运动外，心理社会因素也与其发生、发展有密切关系。与原发性高血压有关的生活事件和心理应激具有两个显著的特征。第一是职业特征，从事注意力高度集中、精神紧张而体力活动较少以及对视觉、听觉能形成慢性刺激的职业者，容易发生原发性高血压。第二是慢性应激事件比急性应激事件更易引起原发性高血压，失业、离婚、长期生活不稳定或长期生活在噪声环境中者，原发性高血压发病率高。而关于社会心理因素如何引起高血压的学说很多，一般认为除了肾素-血管紧张素-醛固酮系统及其他内分泌激素等的参与外，高级神经中枢功能失调在发病中也占重要地位。由于社会心理因素造成的不良刺激，引起长时间、强烈和反复的精神紧张、焦虑，使大脑皮质兴奋和抑制过程发生紊乱，不能对皮质下中枢进行正常控制，因而，当皮质下的缩血管中枢形成优势灶时，就会引起全身小动脉痉挛，进而使血压升高。

(一) 人格特点

高血压患者大多有容易焦虑、激动、行为带有冲动性、刻板主观、责备求全等性格特点。研究发现，暴露于竞争情况下，A型性格者(其特点为争强好胜、时间紧迫感、急躁与敌意)的血压和血浆肾素活性有较明显的升高，对应激呈现高反应性。因此，也有西方学者认为，原发性高血压患者具有与冠心病患者类似的性格特点，即A型性格。但关于原发性高血压患者的人格特征仍有争论，日本学者石川中认为，高血压患者的人格为多型性，如具有被压抑的敌意、攻击性与依赖性之间的矛盾，具有焦虑及抑郁的特点等，即原发性高血压患者的个性特征并无特异性，它可发生于各种个性特征的个体，但经常处于焦虑状态和易发生心理冲突的个体发生高血压的概率更高。

(二) 心理特点

1. 焦虑、紧张　高血压病程漫长，变化复杂，因而，有些患者对其康复期望值往往过高；也有些患者由于对疾病的了解不足，对自己的身体状况持有疑虑，整日惶恐，担心高血压如果治不好会引起并发症如脑出血、半身不遂等，经常处于恐惧、担心中，最终导致焦虑、紧张情绪的发生。

2. 猜疑　高血压患者常因久治不愈或反复发作，加之目前高血压病大多采用单纯药物治疗的方法，效果并不理想，服药后，有些患者血压居高不下，也有些患者血压出现明显波动，加之随着病程，患者了解自己所患疾病的不良预后等，所以内心缺乏安全感，常顾虑重重、敏感多疑。他们特别注意周围人的言行，同时又对别人的观点往往持怀疑态度，总认为医生、护理人员或家属对其隐瞒真实病情。

3. 恐惧　近年来，越来越多的人对高血压及其后遗症有了一定了解，所以高血压患者常因担心血压过高引起并发症，从而生活不能自理、失去工作能力甚至致残等产生恐惧感。

4. 偏执　该特点多见于知识分子或具有一定医学知识的高血压患者，他们虽然对高血压知识缺乏深入了解，却固执己见，希望医护人员按照其所认同的报纸杂志推荐的办法或生搬硬套书本上的治疗方法，对现行的治疗方案总有不信任、不安全感。

(三) 心理护理

1. 缓解心理应激源　社会环境、生活事件及心理状态等各种应激源均可诱发或加重高血压，而血压升高又加重患者的心理负担，导致情绪不稳定、终日担忧，结果使血压更增高，病情进一步加重，从而形成恶性循环。心理护理的目的就是针对社会环境、生活事件及患者的消极心理状态等心理应激源采取有针对性的干预措施，打破“应激源→血压升高→负性情绪→血压更高”的恶性循环。

(1) 综合运用观察法和调查法，评估患者的心理状态，并了解近期内生活事件对患者的影响。护理人员一方面可通过直接观察患者的情绪和行为作出判断；另一方面可运用临床量表和行为问卷，评估患者实际的心理状态。

(2) 在了解患者心理状态及其生活事件的基础上，运用沟通技巧，疏解患者的心理压力，稳定患者的情绪，消除焦虑、恐惧等不良情绪反应对患者的负面影响。

(3) 帮助患者理清思路，恰当评价自己的能力、所处社会环境及遭遇的生活事件，调节期望值与自身的能力使其相当，减少社会环境及生活事件的负性影响。

2. 指导患者实施自我心理护理　由于高血压病程漫长，变化复杂，一次治疗不能完全解决问题，因此，教会患者进行自我心理护理，做好自我心理调试，对提高其社会适应能力及预防复发非常重要。

(1) 建立合理认知：从心理学角度看，患者的负性情绪并不是直接由高血压引起的，而是通过患者对高血压的认知评价诱发的。合理的认知评价可使患者保持情绪稳定，不合理的认知评价可诱发负性情绪。所以，护理人员应向患者提供高血压病的一般医学知识、病因、药物的用法及不良反应，使其对高血压产生正确的认知，认识到高血压病并不可怕，不必惶恐担心，并做好充分的与疾病做斗争的心理准备。

(2) 控制情绪：告诉患者乐观大度的性格及平衡的心态对控制血压的重要性；教会患者控制情绪的方法，如在情绪失控前深呼吸，或者转移注意力，把注意力从消极情绪上转移到其他事情上去等，避免情绪波动对疾病的影响。

(3) 合理安排生活：指导患者合理安排工作和休息，保证充足的睡眠；鼓励患者适当参加活动，以调整身心状态，稳定血压。

3. 疏导负性情绪　心理疏导可帮助患者正确认识疾病，采用积极应对策略，减轻疾病的身心损害，保持心理处于最适宜状态。高血压患者往往自认为给家庭和社会造成负担，因而在巨大心理压力下，患者会改变行为模式和应对方式以尽力适应环境。若患者自觉无力应对时，则会产生紧张、烦恼和愤怒。护理人员可以言语为工具，通过与高血压患者的信息交流与反馈，引导其充分表达内心的隐情，实现从消极到积极的情绪反应、从逃避到面对现实的心理转化过程。具体措施如下。

(1) 帮助患者接受客观：护理人员以平等的态度与患者真诚交流，帮助其不回避压力及压力源，寻求合理的解决方式，学会积极的应对策略。有研究表明，应对作为影响应激反应效应的重要中间变量，具有增加或降低应激水平的作用，不同的应对方式可导致不同的应激反应水平，高血压患者采用积极应对方式可以更好地控制血压。

(2) 帮助患者了解自己：高血压患者存在两种自我能力评估的倾向，一种是估计过高，多见于年轻的人群，他们平素身体健康，忽视高血压的危害，常出现不遵医嘱服药等现象，反而使病情加重。另一种是评估过低，多见于病程长的患者，他们往往因病情反复或疗效不佳对治疗失去信心，不愿按时服药，很不利于血压的有效控制。此时护理人员应帮助患者客观了解并依据其实际状况评价自身能力，以采取适当、符合自身状况的治疗行为。

(3) 鼓励患者宣泄压力：为防止过高的压力导致患者情绪、行为发生改变，影响治疗，护理人员应及时鼓励高血压患者以宣泄减轻其精神压力。如可通过向亲友诉说、写日记等方式宣泄心中的烦恼、压力。

(4) 引导患者的能动性：鼓励患者增强同疾病作斗争的勇气和信心，使之明白其心理困惑需靠自己解决，逐步激发患者自我领悟能力、自我认识和自我矫正的能力，充分调动其治疗的主观能动性，以达到充分发挥疗效的目的。

二、冠心病

冠心病是由于冠状动脉粥样硬化导致心肌缺血、缺氧而引起的心脏病，是最常见的心身疾病之一。它的临床表现有 5 种：无症状性心肌缺血、心绞痛、心肌梗死、缺血性心肌病和猝死。该病多发生于 40～50 岁及以上的年龄组。随着社会经济的发展，人民生活水平增高，高龄人群所占人口比例增加，冠心病的发病率也随之增加，心血管疾病已经成为我国成年人的第一大死因，而冠心病就是其中最主要的疾病。以前人们普遍认为，高血压、胆固醇增高、吸烟、肥胖、体力活动减少、糖尿病和冠心病家族史，是引起冠心病的主要原因。但是，近几十年的众多研究发现，心理社会因素在冠心病的发生、发展过程中起着重要作用，同时，患冠心病后，患者会有明显的心理反应，对冠心病患者开展综合心理社会干预已越来越受到临床工作者的重视。

(一) 人格特点

A 型人格被认为是冠心病患者的行为特征，与健康人群的差异很大，冠心病患者多好胜、竞争心强、不怕困难、勇于进取。他们易急躁、易怒、好激动、性格外向、锋芒毕露、说话急速有力、不能容忍自己看不惯的事情。他们不知道休息和照料自己，不会享受生活的乐趣，整天处于“紧张状态”。与上述行为特点明显相反的称为 B 型人格。他们不争强好斗、无竞争压力、办事慢条斯理、不慌不忙、工作有主见、不易受外界干扰。紧张工作后能愉快地休息，拿得起放得下，能自行宽慰，消除各种烦恼。弗里德曼等用前瞻性研究证实了 A 型人格与冠心病的相关性：A 型人格者患冠心病的危险性约为 B 型人格者的两倍。此外，最近研究结果表明，减少 A 型人格行为的心理治疗可以改善冠心病的预后，即当 A 型人格行为减少后，冠心病的预后显著改善；冠心病生活方式的改变(包括体育锻炼、危机应对及小组治疗)也可以促进血管再造，改善心脏病患者的预后。因而，A 型人格确实是冠心病的危险致病因素，而非冠心病的结果，并且与冠心病的转归、预后密切相关。在A型人格中，有研究结果提示支配特质和时间紧迫感特征与冠心病的发生、发展有一定关系，但尚未得到肯定性结论，有待进一步研究。

（二）心理特点

1. *恐惧* 恐惧是冠心患者最主要、最普遍的心理状态，也是促使其病情恶化的原因。患者主要表现为神情紧张、惶恐不安、不敢活动、害怕死亡即刻降临。有的患者表面看似十分平静、少言寡语，但实际内心的恐惧却可能非常强烈。

2. *焦虑* 冠心病痊愈过程较长，容易反复，外加患者对自己的病情及预后了解不足，注意力总是集中于身体不适，所以，患者对疾病充满疑虑，担心疾病能否完全治愈、是否会引起心血管以外的疾病、是否遗留后遗症等。

3. *抑郁* 抑郁情绪往往出现于患者住院第三天后，患者常因担心生病会导致个人独立性的丧失、收入减少、地位改变、性功能障碍或躯体活动受影响等，而产生抑郁情绪。主要表现为：情绪低落、对生活失去信心、失眠、食欲减退等。

4. *依赖药物* 患者的药物依赖性较重，认为只要坚持服药，疾病就会有所好转。但有时依赖药物的心理也可提高药物疗效，甚至使某些无特效的药物起到安慰剂的效用。

（三）心理护理

1. *建立合理认知* 由于我国冠心病的发病率和死亡率呈逐年上升趋势，人们往往非常恐惧冠心病，认为冠心病也等于不治之症，严重影响康复信心。因此，改善其不合理的认知，对于患者保持良好的情绪非常重要。

具体方法：帮助患者了解心脏结构、冠心病的形成原因及常见的诱发原因等相关知识，使患者对冠心病有正确的认识。帮助患者了解冠心病用药的一般知识，以便合理运用药物，最大限度地发挥药物的生理效应，克服不利于疾病康复的药物依赖心理。

2. *实施行为矫正* 尽管冠心病患者的A型人格特征一般会获得社会赏识，但他们患冠心病后，意识到竞争和敌意等行为可加重心悸、胸闷、乏力等症状，便可产生改变原有行为的动机，也可使其行为矫正训练收到效果。①评估患者是否属于A型人格。虽然A型人格特征的个体易患冠心病，但并非所有冠心病患者都具有A型人格特征。②帮助患者实施行为矫正前，护理人员先与患者一起研究制订训练计划，明确训练目标，确定其需心理矫正之处，如对自己期望值过高、太过强烈的竞争意识和敌意等，并帮其分析产生此类行为的心理根源。③制订具体的矫正目标：目标设置应循序渐进，使患者经过努力能够达到，使患者看到希望，从而积极配合治疗；另外，目标必须具体，要针对患者的实际情况。④设置评价标准：标准要符合患者的实际情况和要求，患者感到满意是达到目标的关键。⑤具体矫正措施：首先，督促患者每日记录其主观的紧张或紧迫感。其次，进行放松训练。放松训练是一种启发患者通过沉思冥想放松身心的行为训练方式，通过训练使患者达到主观的安静状态，使交感神经兴奋性降低，逐渐产生安详和幸福的感觉，此状态有利于改善患者的负性情绪。最后，教会患者降低紧张感的方法，如通过自我控制技术学会自控行为。自我控制技术分为两个阶段：第一，自我监督阶段，要求患者记录其紧张感在什么情况下发生以及与什么因素有关等。通过一段时间的记录，使患者逐渐认识紧张感与冠心病相关性。第二，自我强化阶段，通过自我奖励和惩罚，强化其适宜行为，减弱其易诱发冠心病发作的危险行为。

此外，护理人员应明白行为矫正训练效果取决于患者本人，护理人员只能提出建议，真正的实施还必需通过患者；联合患者亲友参加，为患者提供社会支持，也有利于督促患者行为的改变。

3. *稳定情绪* 研究人员发现，紧张对于心脏病患者来说，突发的危险会大大增加。美国研究者对1 600名个体进行研究发现，在大发雷霆后2小时内，心脏病发作的危险增加一倍。另有研究发现，在亲人死亡后的24小时内，因为忧伤，引起心脏病发作的危险增加14倍。海湾战争中“飞毛腿”导弹发起攻击时，虽然没有人因导弹造成死亡，但因心脏病发作而死亡的人数却明显增加，也表明恐惧和紧张与心脏病发作相关。所以，培养患者保持积极乐观的情绪状态非常重要。

(1) 评估患者的情绪状态：护理人员可通过密切接触或应用量表评估患者的情绪状态，并通过访谈了解引起患者负性情绪的原因，以此为依据对患者进行沟通疏导，改善其情绪状态。

(2) 指导患者合理自我暗示：自我暗示是利用心理状态的可变性，主动使疾病所致消极、不良的心理状态，转变成可增强抗病能力的积极、良好的心理状态。其实本质是自觉地诱发积极、良好的心理状态。自我暗示的方法有很多种，言语自我暗示是常用的方法之一，患者可运用言语自我暗示诱发积极情绪并保持之。如患者可常提醒自己“慢一点”，遇事告诫自己“沉着、冷静、不要急躁”，并经常暗示自己“冠心病没什么，我有信心能战胜疾病!”等。

(3) 指导患者处理各种关系：对A型人格特征的患者，指导其凡事不要过分追求完美；以平和的心态对待各种竞争，合理设置期望值；正确对待其与环境的关系，随遇而安；生活中按照有进有退、有所为有所不为的原则，避免过大心理压力而引发消极情绪等。

(4) 指导患者消除负性情绪：如向朋友、亲友倾诉；或以写日记的方式，说出心中烦恼、压力或矛盾；或听听音乐，轻松欢快的音乐能促使人体分泌一些有益于健康的激素等活性物质，从而调节血流量和兴奋神经细胞，旋律优美的音乐可使人情绪安定、心情放松；有时自吟自唱也不失为消除消极情绪的方法。

4. 正确的健康指导　指导患者建立合理的饮食起居习惯，劳逸结合；矫正嗜烟或酒、过食等不良行为；忌看易致激动的电影、书籍等，避免产生可诱发心绞痛或心肌梗死的情绪激动、精神紧张等负性情绪。

三、支气管哮喘

支气管哮喘也是常见的心身疾病，它是一种变态反应性疾病，全世界支气管哮喘患者约1亿人，并且随着社会的发展，患病率、死亡率逐年增高，成为严重威胁人类健康的主要慢性疾病。心理社会因素可以诱发和加重哮喘发作，但它并不是直接作用于支气管，而是通过机体自主神经系统的影响而起作用，同时支气管本身具有本质上的弱点是重要的致病条件。实验证明，心理应激可引起支气管平滑肌收缩和哮喘症状，暗示和条件反射也可影响气管阻力增减，例如，有的由花粉所致的心因性哮喘患者，仅看见花粉图片时就可出现哮喘发作，而系统性心理治疗如系统性脱敏治疗有时可取得意想不到的疗效。

(一) 人格特点

早年的相关研究发现，支气管哮喘患者具有依赖性强、较被动顺从、敏感、情绪不稳定、易受暗示、希望被人照顾和自我为中心等特点。患者因为过度焦虑、依赖及心理压抑等因素影响自主神经系统，继而影响支气管平滑肌，导致哮喘发作。近年的研究认为：①支气管哮喘没有单纯或统一的人格类型。②部分支气管哮喘患者表现出依赖、强烈需求别人照顾和关心的特点，恐惧感和胆怯是引发哮喘的核心因素。许多哮喘患者(约占1/2)有强烈的乞求他人(特别是母亲及其替代者)保护的潜意识，且此潜意识使患者对与母亲分离特别敏感。③特殊的乞求愿望由母亲对哮喘儿童的态度所引起。儿童期，若母亲过度关注患儿的哮喘行为，可使儿童通过操作学习机制形成条件反射，致哮喘发作延续。此类哮喘患儿一旦住院，治疗方案不变，只要医务人员不像其父母那般对患儿的哮喘发作过分关注，反而有利于其病情改善。但目前对哮喘儿童及其家庭的研究并未找到单一形式的母子关系。

(二) 心理特点

1. 紧张、焦虑　支气管哮喘初次发作时，由于发病突然，症状明显，患者极度呼吸困难而不能平卧,甚至影响患者的饮食、睡眠和正常的语言交流,而且患者对本病缺乏足够的了解和心理准备,往往产生紧张、焦虑,担心不能缓解,担心再次发作。

2. 烦躁、恐惧　因哮喘多在夜间发作,患者自觉呼吸困难、胸闷、被迫坐位、张口呼吸、发绀,而且哮喘持续发作时,支气管舒张剂均无效,致使患者精疲力竭,有濒死感。患者易表现出烦躁、恐惧,对各项检查和治疗缺乏足够耐心和信心,过于担心疾病预后。

(三) 心理护理

1. 发作期　此期患者最典型的心理问题是紧张、烦躁。心理护理的重点是提供心理支持。护理人员要尽量帮助患者消除顾虑。当哮喘症状不能很快缓解,患者表现出消极、悲观情绪时,护理人员应针对患者的病情,耐心、细致地解释与安慰,多使用支持、鼓励性的语言,使之树立战胜疾病的信心;通过榜样示范,如请疗效好、乐观的患者现身说教,告知负性情绪对缓解症状的不利影响,调动患者的主动性。

2. 缓解期

(1) 了解发作诱因:支气管哮喘的病因虽不十分清楚,但目前一致认为主要原因是过敏和自主神经功能紊乱,重要诱因是情绪的强烈变化。故当患者哮喘状态有所缓解时,护理人员应耐心询问或与患者共同分析其哮喘发作的具体原因。

(2) 针对性心理护理:如果患者由于焦虑、恐惧等紧张情绪诱发哮喘,即针对造成其紧张情绪的事件,采取相应的情绪疏导,缓解患者的紧张;如果患者因周围有人哮喘发作,导致其情绪紧张,随之即感憋闷、呼吸困难、哮喘发作,可在条件允许的情况下使患者尽量远离刺激源,或实地训练和帮助患者克服敏感、易焦虑等不良人格特征。

(3) 指导患者自护:患者有时会根据既往经验,每当哮喘发作之前,即出现精神紧张,将注意力集中于对发病的恐惧,反而促成发病。针对此类患者,护理人员应指导其进行心理的自护。指导患者感到哮喘发作征兆时保持镇静,把注意力转移到其他事情上。可建议患者建立一份"档案",记录每次发作的时间、轻重程度、周围环境、当时的情绪、有无其他特殊事件、疲劳或剧烈活动等,以便找出其哮喘发作的诱发因素,采取适当措施避免疾病复发。

四、消化性溃疡

消化性溃疡是常见的心身疾病之一,人群患病率可达10%以上。消化性溃疡的病因和发病机制较为复杂,一般认为它是多种因素相互作用的结果,而心理社会因素与该病的发生、发展有密切关系。持续强烈的精神紧张和情绪激动,可通过大脑皮质作用于皮质下中枢下丘脑,改变自主神经系统的活动。当迷走神经异常兴奋时,就会导致胃肠道消化液的分泌紊乱,促使胃酸持续增高而发生消化性溃疡,同时,激动和紧张的情绪,通过丘脑-垂体-肾上腺皮质轴可使肾上腺皮质激素分泌增多,后者可增加胃酸、胃蛋白酶分泌和抑制胃黏液的分泌,降低胃肠黏膜的抵抗力,诱发消化性溃疡。消化性溃疡的发病率男性比女性高2~4倍。但近年来女性参与社会活动逐渐增加,她们在职业、个人责任等方面的压力越来越大,使其发病呈不断上升趋势。

(一) 人格特点

20世纪30年代,Dunbar等发现消化性溃疡患者具有负责、进取、易怨恨、常压抑愤怒及强烈的依赖愿望等人格特征。其后国外学者用艾森克人格问卷进行严格的配对研究,发现消化性溃疡患者具有内向(E分低)及神经质(N分高)的特点。其人格特点一般表现为孤独、刻板、缺少人际交往、依赖性强、被动拘谨、顺从、缺乏创造性、情绪不稳定,遇事过分思虑,易愤怒而常受压抑。由于其习惯于自我克制,使之应激时情绪得不到宣泄,从而使迷走神经反射更为强烈,胃酸和胃蛋白酶原水平明显增高,易诱发消化性溃疡。

也有研究表明，虽然人格特征与消化性溃疡有关，但无特异性，如十二指肠溃疡患者存在不同的人格特征，75.4%有明显的焦虑倾向，24%为神经质型，51%为依赖型，而24.6%的患者无病理型人格特征。

（二）心理特点

1. 焦虑　消化性溃疡患者的主要临床表现为慢性、周期性、节律性上腹部疼痛，胃溃疡表现为进食疼痛-自我缓解，十二指肠溃疡表现为疼痛-进食后缓解。由于疼痛影响患者的休息和工作，并且担心进餐后疼痛出血，所以进餐前后患者往往出现紧张、焦虑的情绪。

2. 抑郁　患者常因疾病久治不愈或反复发作，自认拖累亲人，给家庭造成经济负担，故而抑郁悲观。

3. 恐惧　患者由于对消化性溃疡的并发症有一定程度的了解，当其发生腹痛时，常担心腹痛加剧并导致胃穿孔，害怕严重大出血致死，害怕癌变，精神极度紧张、恐惧。而当其紧张、恐惧时，胃收缩明显增强或痉挛，胃酸分泌过多，可致溃疡加重，形成恶性循环。

（三）心理护理

鉴于心理因素在消化性溃疡的发生、发展过程中的重要影响，应特别注意患者的心理护理。

1. 增加对疾病的合理认知　患者的焦虑、抑郁及恐惧情绪，多与其对消化性溃疡了解不足有关。护理人员应运用通俗易懂的语言，向患者介绍疾病诊治的相关知识，消除其不良认知，随时耐心细致地解答患者的疑问，使患者了解消化性溃疡，帮助其树立战胜疾病的坚定信心。

2. 提供心理支持　患者因担心大出血而经常处于精神紧张甚至恐惧状态，不利其康复。护理人员应及时沟通，疏解患者的心理压力，改善其负性情绪状态。

(1) 建立和谐的护患关系：心理支持的必要条件是护理人员以言语和行为关心、体贴患者，与患者建立良好的人际关系，通过对其心理、情绪准确而深入的分析与评估，取得患者的信任。

(2) 倾听：心理支持有时不在于护理人员向患者讲，而在于听。护理人员应认真倾听，鼓励患者说出内心压力、烦恼及其原因，使其通过倾诉获得轻松感。

(3) 鼓励与安慰：护理人员应理解患者，站在患者的角度以同情、支持、鼓励和安慰使患者体验到被理解、被关心，从而振作精神。另一方面，护理人员除了提供疾病的相关知识外，还应帮助患者学会怎样对待他人及其生活事件，面对生活中的挫折与失败，提高心理耐挫率，减少负性情绪。

(4) 解释：帮助患者深刻认识到负性情绪对其疾病的消极影响，教会患者运用自控技术调节负性情绪，促进疾病的良好转归并防止疾病复发。

另外，护理人员应为患者营造温馨、安静的环境，让患者在轻松愉快的气氛中放松身心，恢复平和心态，达到消除不良情绪、有利疾病的转归和康复之目的。

3. 加强健康指导　鉴于此病有反复发作的倾向，且随着溃疡的反复发作，并发溃疡出血、穿孔、梗塞、甚至癌变的机会也增多，所以健康指导主要是指导患者预防复发。护理人员应针对性地做好出院患者的健康指导。告之保持平和心态，合理安排工作与生活，尽量心情愉快，避免精神紧张，减少负性情绪诱发疾病的概率等。

五、癌症

癌症是当前引起人类死亡的主要疾病之一。关于癌症的病因，多着重于研究病毒、物理化学刺激、药物、慢性感染、激素、遗传、衰老等因素对癌症发生的作用，但已有研究证据显示社会、经济、职业、生活习惯等社会心理因素所致的情绪紧张和人格特征在癌症的发生和转归中起着一定作用。亲人故去、遗弃、隔离、人际关系矛盾、突然失去安全保障等原因，可以造成心理紧张，促使癌症发生。尽管当今癌症已不再是人们普遍认为的“不治之症”，但治愈方法尚未问世，只能早发现早预防。

(一) 人格特点

近年来，人们就癌症患者的人格特征进行了大量研究，虽尚未得出一致性结论，但多数研究倾向于癌症患者具有C型人格特征。其特征是:情绪表达(即向外释放)减少和压制情绪(特别是愤怒、攻击、怨恨、敌意等负性情绪)反应。主要表现为与他人过分合作，原谅一些不该原谅的行为，尽量回避各种冲突，不表达负性情绪，屈从于权威等。他们常因感到无所依靠、无能为力而处于情绪低沉、悲观、绝望状态。

相关研究发现，具有C型人格特征者，癌症发病率较非C型人格者高3倍以上；但并非所有的C型人格特征者一定患癌症。但不良的社会心理因素对癌症具有促发作用。许多资料证明，忧郁、失望和难以解脱的悲哀是癌症的先兆。负性情绪可能是癌症的活化剂，它可降低和抑制机体的免疫力，减弱免疫系统识别及清除恶性细胞的监视作用，从而使恶性肿瘤株得以增殖。

(二) 心理特点

癌症一直以其高病死率令人恐惧。尽管随着医疗技术的不断进步，癌症患者的存活率和临床治愈率明显提高，但患者仍因面临死亡威胁而承受着巨大的心理压力。了解癌症患者的心理反应特点，对心理护理的实施有效具有重要意义。目前根据患者对其疾病的了解程度可将患者的心理特点划分为3个阶段。

1. *发现期*　在体检时被发现有占位性病变等征象，便会自然联想是否患癌症。此时，患者的心理特点主要是表现为焦虑伴侥幸。患者一方面因害怕癌症被证实而焦虑，另一方面又存在良性占位的侥幸心理。此期患者多急于四处求医，奔波于很多医疗结构和医生之间以求确诊，是否癌症的矛盾心理一直持续到获得疾病真相。

2. *确认期*　一旦被确认为癌症，患者的主要心理特点如下。

(1) 恐惧:这是患者得知患病之初的最典型表现。由于人们对癌症的认识仍存在不同程度的片面性，认为患癌症等同于被判死刑，因而最强烈的心理反应是恐惧，并伴有心慌、眩晕、晕厥甚至木僵状态等。女性患者常因惧怕而哭泣，而有的患者则表现出敌视态度，以此发泄其内心的恐惧。

(2) 怀疑与否认:被确诊为癌症，患者一方面恐惧，另一方面又怀疑医院误诊。许多患者害怕接受其患癌症的事实，便借助“否认”心理来应对恐惧。主要表现为:烦躁、紧张、焦虑，极力否认患病事实，到各大医院重复检查等。

(3) 愤怒与沮丧:一旦患癌症被证实，患者可有愤怒、攻击性行为等表现。有的患者会变得沮丧、悲观，感叹命运对自己不公，甚至绝望，出现轻生念头或自杀行为。

(4) 认可和依赖:随着时间和不断证实，患者的幻想破灭，不得不接受患癌症的事实时，其情绪会逐渐趋于平静。此时，患者表现为既不痛苦也不害怕，显得十分平静。但多数患者不能恢复知道患病前的情绪状态，易长期表现出抑郁和悲伤。另外，患者会出现强烈的依赖心理。一方面依赖家属和医护人员，他们非常愿意与家人相伴，以得到精神的鼓励和安慰，也希望得到医护人员更多的关心照顾；另一方面也产生较强的依赖药物和相关治疗的心理特点。

3. *治疗期*　此期患者的心理活动常随着治疗和病情变化而变化。如采用手术治疗的患者，会出现术前术后的心理特点；放疗和化疗的患者，可由于治疗的毒副作用，出现痛不欲生等严重的心理反应。

(三) 心理护理

诸多的研究表明，癌症患者的心理状态对病症的转归与康复起着至关重要的作用。临床治疗癌症不仅为延长患者的生命，更应重视提高患者的生活质量，癌症患者的心理护理也是我们的工作重点。

1. *谨慎告之诊断*　研究表明，医生和亲属对已确诊为癌症的患者，采取对其保密的做法弊多利少。因为那样做不利于患者建立足够的精神准备，无法有效地激发、调动其机体抵御癌细胞的能力。

但有时考虑到患者的机体已受癌细胞侵害，为避免其再受精神压力，保密的动机无可非议。故在实际工作中，护理人员应因人而异，根据患者的人格特征、适应能力、病情轻重、病程及对癌症的认知程度等，慎重决定如何告之患者真相及告之的时间。

2. 协助行为矫正 研究证明，C型人格行为特征与患癌症有很高的相关性，护理人员还应配合医生做好患者的行为矫正。护理人员可通过了解患者的生活方式、行为习惯，与患者共同分析其生活方式、行为与癌症的发生、发展、治疗、转归的关系，使患者认识到不健康生活方式及行为的危害性并加以矫正，做到生活有序，情绪乐观。

3. 积极心理暗示 晚期癌症患者常因受到持续性疼痛的折磨，盼望有特效药物能减轻其痛苦。而为避免患者产生药物依赖，护理人员可适当运用言语暗示法，如告诉患者“这种药物止痛效果很好，你的疼痛会很快减轻……”通过言语暗示不仅可发挥药物的心理效应，减轻患者的疼痛，也可避免药物成瘾。

正如异常心理可致癌，健康心理同样是抗癌的重要条件。事实证明，乐观抗癌的患者，携癌生存或延长生命的机会更多。护理人员应告诉患者：虽已患癌症，但药物及自身免疫系统仍在与癌症抗争，如指导患者经常运用自我暗示法，暗示“癌细胞正在被杀死，我会好转”。这不仅可使患者由消极被动治疗转变为积极主动治疗，还可提高患者战胜癌症的勇气和信心。

4. 实施心理疏导 许多癌症患者确诊后，由于长期处于负性情绪状态，可使机体的神经-内分泌-免疫网络进入负性调节，免疫功能急剧降低，加速肿瘤恶化。护理人员要为患者实施积极的心理疏导，帮助其调整心理状态，使其及时宣泄紧张、恐惧等不良情绪。

(1) 纠正错误认知：虽然“癌症不等于死亡”的理念已为不少人接受，然而谈癌色变者仍然很普遍，癌症患者本身更是意志消沉、情绪低落。大量研究表明，凡能正确对待癌症，保持乐观心态的癌症患者，其五年生存率显著增高。而纠正患者对癌症的错误认知，是维持其乐观情绪的第一要素。具体做法：加强癌症科普知识的普及，使患者了解癌症虽然是严重威胁人类健康的疾病，但只要及时发现、及时治疗，自身保持积极乐观的心理状态，癌症有可能治愈；即使不能完全治愈，也可提高生存质量等。

(2) 放松训练：指导患者通过听音乐、冥想、心身放松等行为训练方式，达到改善焦虑、抑郁等不良情绪的目的。

(3) 给予信息支持：在疾病的不同阶段给予患者相应的信息支持。如诊断后，患者需要关于疾病预后、治疗等信息支持；住院治疗，患者需要物质的支持；晚期、临终阶段，患者需要情感的支持。在疾病的不同阶段、根据患者不同需求给予信息支持，可减轻患者恐惧绝望情绪，利于其恢复心理平衡。

5. 引导有效应对 由于癌症本身带给患者极度的恐惧和忧虑，使其不敢正视疾病，出现否认、攻击、依赖等消极防卫反应，对治疗及预后造成不利影响。护理人员应引导患者恰当运用心理防御机制，如可运用转移机制，使患者及时疏泄紧张、恐惧等负性情绪，提高生存质量，延长生命。

6. 强化社会支持系统 家庭成员的支持和照顾对提高患者的生活质量举足轻重，因为家人最了解患者的心理状态、性格、行为方式和生活习惯，提供的关爱和支持为其他人难以替代。护理人员应关注每位患者的社会关系网，尽力做好患者亲属的开导和劝慰工作，使之克服悲观失望情绪，协同医护人员做好患者的心理支持，使患者积极配合治疗和护理。此外，单位领导的关怀，同事、亲朋的探望慰问，也可为患者提供相应的心理支持。

7. 榜样示范 病友的榜样示范作用，对增强患者抗击癌症的决心具有非常重要的作用。首先，护理人员有责任创建积极的群体氛围，使每位患者都感受到正性影响。其次，组织患者与“抗癌明星”座谈，使患者从病友的现身说法中获得巨大的心理支持和情感鼓励。此外。鼓励病友之间的讨论和交流。

六、银屑病

银屑病又称牛皮癣，一般认为，遗传、环境因素、精神因素、感染及某些药物是其发病因素，但是社会心理因素在银屑病的发生、发展及反复过程中也起重要作用。

(一) 人格特征

有资料显示，60%～80%的银屑病患者有神经质和抑郁质等人格特征。研究发现，银屑病患者具有高抑郁质和内向性人格特征，他们多表现为抑郁、敏感、内向、固执、交往困难、紧张性高、过于自我控制、缺乏自信、与他人的心理距离大、孤独等。有研究发现，恐惧、焦虑是银屑病患者病前情绪状态的主要反应。抑郁先于皮损症状出现，与银屑病的发作有关；负性生活事件的频数和强度与银屑病的发作呈正相关。

(二) 心理特点

1. 抑郁　由于银屑病目前尚无令人满意的特效疗法，此病具有易复发、不易根治、病程长、缓解慢等特点，迫使患者面对反复发作的疾病过程、影响其生活计划和未来希望的实现而产生抑郁情绪。

2. 担心　有调查显示，几乎所有银屑病患者都害怕病损留下瘢痕，心理负担较重，对治疗缺乏信心。

3. 易激动　有的患者对其病格外敏感、极度关注，希望通过服用灵丹妙药，于朝夕之间把病治好，因而疗效缓慢常致其情绪激动、易怒。

此外，由于身体暴露部分有分泌液或皮肤变形，被外界嫌弃，易使患者感到羞愧，总躲着不愿与外界接触，还可能由此产生自杀冲动。

(三) 心理护理

1. 合理的疾病认知　有些患者误以为银屑病是不治之症，也有些正常人误认为该病传染而歧视患者，故患者的心里痛苦常大于其皮损症状。护理人员可通过通俗易懂的方式为患者讲解银屑病的相关知识，特别是目前治疗中的注意事项等，解除患者对该病的错误认知，从而树立治愈的信心。

2. 培养乐观情绪　护理人员应主动接近患者，尽量多与患者交流、沟通，鼓励其倾诉心声，有针对性地给予开导劝慰、分散转移注意力及运用暗示等，使患者有意识地控制不良心理反应，始终保持乐观的情绪，预防复发。

3. 建立社会支持系统　护理人员应设法帮助患者获得家庭社会系统的支持。首先，了解患者家属的想法，改变其悲观情绪，鼓励其常到医院探望患者，使患者安心愉快地治疗。其次，倡导病友相互交流、沟通，鼓励患者积极参加群体活动，缩短与他人之间的距离，提高其对疾病的心理承受能力并获得心理支持。

4. 做好出院指导　研究表明，心理社会刺激因素引起的紧张、焦虑等，是银屑病发病和加重的重要诱因。护理人员应告诫出院患者：保持良好的心理状态、规律的工作与学习，可预防疾病复发，切忌有病乱投医，乱用药，以免病情复发或加重。

复习题

【A 型题】

1. 与高血压和冠心病的发病密切相关的性格特点是：（　）

A. B型人格　　B. AB型人格　　C. A型人格　　D. C型人格

2. 下列哪项不属于A型性格特点：（　）

A．富有竞争性　B．比较被动　C．有雄心　D．争强好胜

3. 与癌症密切相关的性格特点是：（　）

A．B 型人格　B．AB 型人格　C．A 型人格　D．C 型人格

4. 认为未解决的潜意识冲突是导致心身疾病的主要原因的理论是：（　）

A．心理动力理论　B．学习理论

C．行为学习理论　D．心理生理学理论

5. 下列哪项不是心理治疗的原则：（　）

A．接受　B．支持　C．保证　D．热心

6. B 型人格的人易患下列哪种疾病：（　）

A．冠心病　B．高血压　C．消化性溃疡　D．癌症

7. 下列哪项不属于癌症确认期的心理特点：（　）

A．恐惧　B．愤怒与沮丧　C．激动　D．认可与依赖

8. 下列哪项不属于 C 型人格特点：（　）

A．竞争意识强　B．过分与他人合作　C．回避冲突　D．屈从于权威

9. 下列哪项不属于心身疾病：（　）

A．经前综合征　B．冠心病　C．神经性呕吐　D．骨折

10. 魏纳尔认为，让患者看一幅让他过敏的花，可以诱发：（　）

A．神经性皮炎　B．支气管哮喘　C．风湿性关节炎　D．高血压

【简答题】

1. 何为心身疾病？
2. 心身疾病有哪些特点？
3. 传统心身病症有哪些？
4. 目前心身疾病发病机制的主要理论有哪些？
5. 心身疾病的诊断要点是什么？
6. 诊断心身疾病的一般程序是什么？
7. 心身疾病的治疗原则是什么？
8. 心身疾病心理治疗过程中的 3 项基本原则是什么？
9. 心身疾病心理治疗的目的是什么？
10. 如何预防心身疾病？
11. 原发性高血压的心理护理原则是什么？
12. 冠心病患者的典型人格特点是什么？
13. 支气管哮喘的心理护理要注意哪些？
14. 心理社会因素引起消化性溃疡的可能机制是什么？
15. 癌症患者的心理特点有哪些？

第六章 异常心理问题

■ 概述
■ 常见心理障碍
■ 常见行为问题与不良行为

导 学

内容及要求

本章包括3部分内容，主要介绍异常心理的概述，常见的心理障碍和常见行为问题与不良行为。

在异常心理问题概述部分主要介绍异常心理的概念、异常心理的判断标准和异常心理的分类、诊断标准和评估。应重点掌握异常心理的判断标准、熟悉异常心理的分类、诊断标准和评估以及了解异常心理的概念。

在常见的心理障碍部分主要介绍焦虑障碍、抑郁障碍、人格障碍和性心理障碍。每种心理障碍分别介绍了概念、成因理论、临床表现、治疗与预防等。应重点掌握焦虑障碍、抑郁障碍，熟悉人格障碍，了解性心理障碍。

在常见行为问题与不良行为部分主要介绍自杀、进食障碍、酒依赖和药物依赖。在每部分主要介绍了概念、流行病学、成因、表现和分类，以及预防和治疗等。应重点掌握自杀的有关知识、进食障碍，熟悉酒依赖，了解药物依赖。

重点、难点

异常心理问题章节的重点是异常心理的判断标准和异常心理的分类、诊断标准和评估；常见的心理障碍和常见行为问题与不良行为的概念、临床表现，诊断治疗和预防。难点是异常心理问题的心理学成因。

专科生的要求

专科层次的学生对异常心理的概念和分类、性心理障碍、酒依赖和药物依赖做一般了解即可。

第一节 概 述

一、异常心理的概念

心理和行为的正常与异常是相对的,两者之间没有截然分明的界限,在现实生活中很难找到绝对健康和正常的人。那么要怎么定义心理异常呢?通常说,异常心理是偏离常态的心理现象,但并不是所有偏离常态的心理都是异常心理,有时正常人也会发生心理偏移。异常心理是指个体的心理过程和心理特征发生异常改变,具有病态的特点,又称变态心理或心理障碍。

二、异常心理的判断标准

正常和异常的心理活动往往是相对的,想要判断心理和行为是否异常是很困难的,通常情况下,我们可以通过几个维度来确定是否存在异常心理现象。

(一) 社会标准

每个群体都是按照一套准则来生活的——这些准则限制我们生活的方方面面,告诉我们什么是对什么是错的。在同一种文化内,人们理所当然地遵守同一套准则,如果有人明显违背了这套准则,就被认为存在着异常心理和行为。但必须注意,在不同文化之中准则是有差异的,同一种心理和行为,所处环境不同,其评价标准也是不同的。

(二) 统计标准

从统计学得分来看,任何偏于平均分的都称之为异常。一般来说普通人群的心理测量结果呈正态分布,中间的大多数人属于正常范围,位于两边的少数人则属于异常,偏离的程度越大,异常的可能性也越大。统计学标准具有客观性和便于操作性,但这个标准不能普遍适用,有时它无法区分优劣,如智商测定高分和低分都属异常,但低分者才需要干预,高分者则是天才。

(三) 经验标准

使用这个标准主要根据两个方面,一是个体自己的主观体验,即个体的不舒适感;二是观察者对被观察对象的判断。例如,有的人并没有认为他自己是异常的,但医生根据自己的经验判断这个人的心理和行为则处于异常状态。

(四) 医学标准

医学标准又称症状学和病因学标准。是从医学角度出发,按照诊断躯体疾病的方式来判断心理状态,如果某种心理现象可以找到解剖学或病理生理学的变化,则认为存在心理异常,如脑损伤、感染、中毒等所致精神障碍。但这个标准的应用范围比较局限,无法判定那些由于心理社会因素起主导作用的心理异常,而这类心理异常却占异常心理的绝大部分。

三、异常心理的分类、诊断标准和评估

(一) 异常心理的分类、诊断标准

心理现象是复杂的,准确判断一种心理现象是否异常,就需要有一套标准作为尺度,以此给异常心理进行分类和给出每种心理异常的诊断标准。目前国际常用的异常心理的分类和诊断标准有两个:世界卫生组织出版的《国际疾病分类》第十版(ICD-10)和美国的《精神障碍诊断和统计手册》第四版(DSM-IV),还有由我国专家制定的《中国精神疾病诊断标准与分类方案》第三版(CCMD-3)。

(二) 异常心理的评估方法

心理评估有两个目标:一是描述被评估者的心理和行为,二是预测未来心理功能。对心理现象

的评估技术主要有4种:面谈法、心理测验法、实验室测验法和自然环境观察法。

1. 面谈法　指评估者与来访者面对面的谈话。在所有的评估方法中,面谈法是运用最广、内容最丰富的方法,包括结构化面谈(按准备好的问题和顺序进行提问)和非结构化面谈。一般来说,结构化面谈虽然不够灵活,但可以避免评估者的主观性和偏见,提高诊断信度。

2. 心理测验　与一般的面谈相比,心理测验的结构性更好,它是一个标准化的过程,限制被试者回答的自由度,评分也很客观。很多心理测验都由电脑评分,医生来解释结果。目前使用的心理测验很多,如智力测验、人格测验、认知损害测验、生活经历和心理健康测量、精神症状分级量表等。需要注意的是,人的心理活动具有主观性和抽象性,心理测验结果只能作为参考。

3. 实验室测验　包含各种神经心理测量方法以及各种物理检查,如基础代谢、心电图、脑电图、脑电地形图、脑诱发电位、脑CT、磁共振、PET等。

4. 观察法　在自然环境下,如教室、家庭等场所通过直接观察或暗中观察来确定被评估者的情况。

第二节　常见心理障碍

一、焦虑障碍

(一) 焦虑的概念

焦虑是一种痛苦的情绪体验,是因为受不能达到目的或不能克服障碍的威胁,使个体的自尊心与自信心受挫,失败感和内疚感增加,预感到不详或担心而形成的一种紧张不安,以及带有恐惧和不愉快的情绪。并不一定由实际存在的危险或威胁引起,焦虑是一种可怕的、令人痛苦的担忧感,它的对象是模糊地、未被认识的威胁和困难。

(二) 焦虑的适应功能

焦虑并不一定全是有害的,它具有几个方面的适应功能。①信号功能,可以向个体发出信号,提醒存在的危险,使个体能够采取措施应对。②动员和调整功能,使机体处于兴奋状态,警觉增强,为应对危险做准备。③学习功能,使人在应对危险的同时,学习和积累应对的方法和策略。

(三) 焦虑原因的心理学理论

不同的心理学派对焦虑是怎么产生的都有着各自的理论。精神分析学派认为焦虑是由于潜意识的矛盾冲突引起的,对本能冲动的恐惧引起神经症性焦虑。学习理论认为,某种刺激或情境引起焦虑体验后,以后再出现类似的刺激或情境时,将会引起焦虑反应。认知理论认为,个体对刺激或事件的认知评价是引起焦虑的中介,过分扭曲的认知,会引起病理性焦虑。人本主义学派则认为焦虑是由达到自我实现的过程受挫而引起的。

(四) 焦虑障碍的常见类型

1. 惊恐障碍　是一种急性焦虑障碍,突然出现强烈恐惧或完全警觉反应,表现为心悸、出汗、震颤、心率加快、恶心呕吐、窒息、感觉麻木、发冷发热等常见症状,感觉有"濒死感"或失去控制、发疯,害怕产生不幸的后果。惊恐发作快速而短暂,多数在10分钟内达到高峰,半小时左右缓解。发作过后,患者会非常担心再次发作。

2. 广泛焦虑障碍　是一种慢性的弥散的焦虑状态,持续的对生活环境过度的、难以结束的、不能控制的担忧,伴有自主神经功能兴奋、运动性紧张和过分警觉。患者常有恐慌的感觉,终日心烦意乱,坐卧不安,忧心忡忡,似乎不幸即将降临,这种状态严重影响到学习和工作。有时患者不能明确担心的对象或内容,而只是一种莫名其妙的提心吊胆、惶恐不安。患者的焦虑和烦恼程度与现实很不相符，是广泛性焦虑的核心症状。

3. 强迫障碍　简称强迫症，基本症状是强迫观念和强迫行为。强迫观念是指反复进入患者意识的思想、表象、情绪或意向，患者觉得这些内容是没有意义、多余的，想摆脱但又无能为力，因主观上控制不了而感到苦恼。强迫观念包括强迫回忆、强迫怀疑、强迫联想、强迫性穷思竭虑、强迫情绪和强迫意向等。强迫行为包括强迫检查、强迫清洗、强迫询问、强迫型仪式动作等。

4. 恐惧障碍　简称恐惧症，恐惧症状的特点是：对某种客体或情境产生强烈的恐惧，伴有明显的自主神经症状，患者知道这种恐惧是过分的、但不能自控，因而极力回避，并且预期可能会遇到恐惧的对象时就感到紧张不安。常见类型有以下3种。

(1) 广场恐惧症：起病多在18～35岁之间，表现为害怕到人多拥挤的场所，如会场、商场、餐馆等；害怕使用公共交通工具，如火车、汽车、地铁等；害怕单独离家外出或单独留在家里；害怕到空旷的场所，如旷野，当患者进入这些地方时感到紧张、不安，出现心悸、头晕、胸闷、出汗等症状，这种痛苦体验使得患者极力回避这些场所。

(2) 社交恐惧症：又称社交焦虑障碍，表现为在与人交往或当众讲话时，出现严重的胆怯、害怕和窘迫。害怕别人注视自己，担心在别人面前出丑或处于难堪的境况，害怕当众说话或进食，当众写字时手抖，或在社交场合结结巴巴，害怕自己脸红被人看到，害怕与别人对视或别人认为自己的眼神有问题，因此患者常不敢出门，害怕与人交往，逐渐脱离社会生活。在许多案例中，患者害羞或内向得像个孩子，如果不接受治疗的话，社交恐惧症将是一种慢性的、一生的状况，几乎没有改善或恢复的可能。

(3) 特殊恐惧症：又称单纯恐惧症，表现为对某一种或少数特殊物体、情境或活动的害怕。害怕的对象局限于一个或少数，很少泛化，有人陪伴时也并不能减轻害怕。常见的有动物恐惧，如害怕蜘蛛、老鼠等；自然环境恐惧，如害怕雷电、高处、水、风等；其他如害怕血、注射器，以及害怕可能会引起疾病的场所等。

(五) 焦虑障碍的治疗和预防

治疗包括药物治疗和心理治疗，对于已经患有焦虑障碍病情严重者，应适当予以药物治疗，待症状缓解后再进行心理治疗。心理治疗应根据患者的具体情况选择适宜的心理治疗方法，支持性心理治疗、认知疗法、行为治疗、精神分析治疗都是行之有效的。在社会生活各个方面大力宣传和普及心理健康知识，培养健全的人格，具有健康的心理，学习对情绪的自我控制、对紧张的抵抗，提高挫折的耐受力和应对焦虑的能力，可以有效预防焦虑障碍的发生。

二、抑郁障碍

(一) 什么是抑郁障碍

抑郁障碍是一种持续的心境低落和兴趣、愉快感丧失的状态，伴有睡眠和食欲改变、躯体不适感、无能无助感、自我评价低，严重者有自杀观念和自杀行为。人们越来越认识到抑郁障碍很普遍，“21世纪是情感重负的时代”，我们正处在一个“抑郁的时代”。世界卫生组织的研究表明，在中高收入国家，抑郁障碍已成为疾病负担的首位，目前抗抑郁药物已成为美国处方量最大的精神药物。根据调查，成人抑郁障碍患病率为12%～25%；儿童青少年患病率为2%～6%，最小的抑郁障碍患者为3岁。

(二) 抑郁障碍的发病机制

1. 生物学因素　抑郁障碍可能是生物学研究最多的一种精神障碍，尤其集中在生化、遗传和内分泌领域。目前认为去甲肾上腺素与五羟色胺与抑郁障碍的关系最密切，一般情况下，五羟色胺、去甲肾上腺素功能低下时，会出现抑郁。遗传学研究表明，抑郁障碍患者的亲属中，抑郁的发病率比正常人高2～8倍。神经内分泌研究显示，甲状腺功能低下、肾上腺皮质激素的变化、垂体前叶功能减退以及卵泡刺激素和黄体生成素分泌下降，都与抑郁障碍有关。

2. 心理社会因素　遗传因素并不能够完全解释抑郁障碍的成因，有观点认为，个体的易感素质、环境因素对抑郁症的影响更大，较为易感的人在面对应激性生活事件时更容易促发抑郁。

（三）抑郁的心理学理论

1. 认知理论　抑郁症的认知模式是由Beck首先提出的，他认为负性的、歪曲的认知是抑郁症的核心，抑郁症患者对自己、对所处的世界、对将来都存在着负性、歪曲认知，因而将自己看成是一无是处、没有希望、无论如何努力最终还会失败的人，这些负性、歪曲思维会严重阻碍他们的日常生活。在抑郁的认知学习模型中，心理学家Seligman根据动物模型提出习得性无助理论，认为抑郁是由习得性无助引起的。

2. 行为主义理论　行为主义将抑郁看作消退的结果。认为抑郁患者不会使用强化技巧，结果变得消极和退缩，变得抑郁。

3. 心理动力学理论　心理动力学理论认为抑郁是早年丧失的再度激活，由于个体将愤怒转向了内部而不是外部，从而产生了自我憎恨和绝望——我们称之为抑郁，结果"内在的愤怒"逐渐上升为"内在的谋杀"。

4. 人际关系理论　人际关系理论认为抑郁患者更容易从周围的人引发消极的反应，抑郁的人有一种令人讨厌的行为模式，他们不断寻求安慰，不断从那些他们感觉不关心他们的家人和朋友那里强行要求关心，结果是常常使得家人或朋友感到沮丧和厌烦，而这些反应又会加深患者的抑郁。

（四）抑郁障碍的临床表现

其临床表现可分为核心症状、心理症状和躯体症状。

1. 核心症状

（1）情绪低落：悲伤、绝望、无助、无用、高兴不起来。

（2）兴趣和愉快感丧失：对以前喜欢的活动缺乏兴趣，无法体验到生活的乐趣。

2. 心理症状

（1）焦虑：抑郁患者常伴发焦虑。

（2）自责自罪：对自己痛加责备，认为自己让别人失望，有时达到妄想的程度。

（3）精神病性症状：出现妄想和幻觉，以罪恶妄想、被害妄想、灾难妄想为主。

（4）认知症状：记忆力和注意力下降。

（5）自杀观念和行为。

（6）精神运动性迟滞或激越：思维迟缓、工作效率下降；激越则表现为紧张、烦躁不安。

3. 躯体症状

（1）晨重夜轻：抑郁情绪在早晨较重，至晚间有所减轻。

（2）睡眠紊乱：主要为入睡困难和早醒。

（3）食欲紊乱：主要为食欲下降和体重减轻。

（4）精力丧失：疲乏无力、懒惰、无精打采。

（5）性功能减退等。

（五）抑郁障碍的治疗

主要包括躯体治疗和心理治疗两大类。

1. 躯体治疗

（1）药物治疗：抗抑郁药物是直接有效的治疗方法，对中、重度抑郁障碍，应以药物治疗为主，如SSRI类抗抑郁药物具有起效快、安全性好、不良反应少、服药方便的特点，目前在临床广泛使用。

(2) 电休克治疗：是一种安全有效的治疗手段，尤其适用于轻生念头严重的抑郁患者、难治性患者。

2. 心理治疗

(1) 认知治疗：有效治疗抑郁症的心理治疗方法，通过识别患者的负性自动思维，反复进行认知再训练，最终纠正患者的不良认知。

(2) 行为治疗：通过对患者的社交技巧训练、对情绪和行为的自我监控、对积极应对自我陈述的指导，来减少患者的不愉快经历，体验愉快情绪并最终改善他们的情绪。

三、人格障碍

当一个人的行为偏离正常，我们说他是异常的，当这个人的持久的行为模式严重偏离了其所处文化的期望时，当他的人格特质变得顽固、适应不良以及引起显著地功能性削弱或主观忧虑时，就构成了人格障碍。人格障碍比较常见，国外的研究数据显示人格障碍患病率为 2%～10%。研究还发现，患有人格障碍的青少年在成年早期出现自杀、焦虑、情绪和药物滥用问题的可能性是没有人格障碍青少年的 2 倍。

（一）人格障碍的概念

人格障碍的定义一直在不断发展，目前认为人格障碍是人格特质的过分发展或病理性增强，这种极端发展的人格特质导致严重的适应不良和显著的功能障碍。ICD－10（1992）和 DSM－IV（1994）指出人格障碍具有 3 个要素：①早年开始，于童年期或少年期起病。②人格的一些方面过于突出或显著增强，导致牢固和持久的适应不良。③给本人带来痛苦或危害到周围人。

（二）人格障碍的心理学理论

1. 心理动力学理论　心理动力学家将人格障碍也称为性格障碍，认为其根源是亲子关系的失调，导致儿童的自我感定义不明确，自我力量被削弱而出现适应不良，属于自我力量控制的正常的“应对”方式不起作用，而代之以扭曲的或不正常的行为。

2. 行为主义理论　行为主义学家反对人格障碍这个概念，他们认为人格是可以习得可以改变的行为模式。儿童在成长过程中的技能习得、模仿和强化受到阻碍，导致儿童没有学会适当的应对行为模式。例如，他们认为，如果一个孩子因为自己做出决断而不断地受到惩罚，在长大后可能形成依赖性人格，不再做任何决定。

3. 认知理论　认知观点认为，我们有内在的图式组织我们的思想、情绪和行为。人格障碍者常常有着固化的错误的信念，在信息加工过程中信息被歪曲，产生错误的知觉和情绪、行为变化。例如强迫性人格的信念是“必须完美”，若事情不完美时就会感到内疚、罪感和焦虑、愤怒。

（三）人格障碍的诊断

不同的诊断标准可略有差异，这里介绍的是 DSM－IV 关于人格障碍的一般诊断标准。

(1) 明显地偏离了从个体所属文化预期的内心体验和行为的持久模式，表现在认知（对自己、他人及生活事件的感知和解释的方式）、情感（情绪反应的范围、强度、稳定性和适当性）、人际关系、冲动控制方面。

(2) 这种持久的模式是顽固的，且遍及个人情况和社交情况的各个方面。

(3) 引起具有临床意义的苦恼或者社交、职业或其他重要功能的损害。

(4) 这种模式是稳定的和由来已久，其开始可以追溯到童年、少年期或成年早期。

(5) 这种持久模式不能用其他精神障碍的表现或后果来解释。

(6) 不是由于物质（如成瘾药物、处方药）或躯体情况（如头部外伤）的直接生理效应所致。

(四)常见人格障碍类型

1. *偏执型人格障碍* 偏执型人格障碍的定义性特征是敏感性。一般人也会对某些特定的情境和特定的人感到怀疑,并是有充分理由的。例如,你和一个人有矛盾,当你看到他和别人在一旁窃窃私语并且不时地瞟你一眼,你可能就会认为他是在议论你。但是偏执型人格几乎对所有的情境和所有的人都感到怀疑,并且通常没有充分的根据。

偏执型人格多见于男性,这类人表现固执,敏感多疑,过分警觉,心胸狭隘,好妒忌,对自我的评价过高,认为自己是重要的,拒绝接受批评,对挫折和失败过分敏感,受到质疑时容易争论、诡辩甚至冲动攻击和好斗,常感到不安全、不愉快,缺乏幽默感。偏执型人格经常处于戒备和紧张状态中,在环境中寻找各种证据来支持他们的怀疑,对别人中性或善意的行为加以歪曲而采取敌意和藐视,常常会卷入充满敌对性的争辩当中,有时可能还会上升到诉讼的程度,这种态度无疑严重削弱了他们的社会功能,影响人际关系。

偏执型人格很少求助,因为他们认为自己的问题是外在的而不是自己内在原因引起的,一个共同的认知模式是:别人在反对我。随着年龄增长,人格趋向成熟或者应激减少,偏执型特征可能会缓和,也有一部分人终生如此,有的可能是偏执型精神分裂症的前兆。

2. *分裂型人格障碍* 分裂型人格障碍的定义性特征是古怪的言谈、行为、思维或感知、信念。表现出言语离奇。例如,他们说话可能是天马行空的,内容没有实际的连贯性;有一些怪异的信念、猜疑、奇特的想法和不寻常的知觉体验,可能会出现奇幻思维,会说他们能够预测未来,能够读懂别人的思想,或者感觉去世的某人在自己的房间里或身边。分裂型人格常在儿童期就因为他们古怪特殊的行为受到嘲弄或排斥,长大后经常会加入一些边缘性团体,如占星术等。

3. *反社会型人格障碍* 反社会型人格障碍又称为无情型人格障碍或社会性病态,其定义性特征是对他人的掠夺性态度——漠视并侵犯他人的权利。在人格障碍中,反社会型人格障碍是一种常见的现象,但在门诊非常少见,他们往往违反社会法纪而被监禁或劳教,少数就诊者也往往是被强迫而来。

反社会型人格往往在幼年开始就有反社会行为模式,逃学、说谎、偷窃、破坏公物、违纪、离家出走、对抗父母和老师、攻击他人等。成年后情感肤浅冷酷,缺乏忠诚、责任感和义务感,缺乏计划性和目的性,经常更换工作、抛弃配偶和孩子;法纪观念差,缺乏良知和羞惭感,不能从既往经历中吸取经验教训,常牵涉到违法行为当中,容易冲动和攻击人,容易被激怒,表达愤怒的方式不仅是街头怒骂,常常还会虐待配偶和孩子;自私自利,自我评价过高;对挫折的耐受力差,遇到失败总是寻找理由为自己开脱;常伴发药物和酒精滥用。

4. *表演型人格障碍* 表演型人格障碍又称为寻求注意型人格障碍或癔症型人格障碍,女性较多见,其本质特征是自我戏剧化——夸张的情绪表现。

表演型人格的情绪表现常常是操纵性的,以吸引注意和同情为目标。常常以自我表演、过分的做作和夸张的行为引人注意;暗示性和依赖性特别强,高度自我中心,极端情绪化,情感变化多端,容易激动;对他人的情感肤浅,人际关系脆弱,初认识时会显得很热情,一旦友谊建立,他们就会变得自我专注,只索取不给予,这使他们难以保持持久的社会联系;高度的幻想性,往往把想象当成现实;不停地追求刺激,不能忍受寂寞,希望生活像演戏一样热闹和不平静;外表及行为具有不恰当的挑逗性,打扮得花枝招展卖弄风情,甚至调情、诱惑他人,但性生活被动、往往缺乏性感;言语、举止和行为可能类似儿童,在重要关系中表现出消极的行为,如威胁或大吵大闹等极端的情绪表现,而很少运用成熟的防御机制。

5. *强迫型人格障碍* 强迫型人格障碍多见于男性,其定义性特征是过于追求井然有序、完美和控制。强迫性人格以高标准要求自己,希望自己做的事情完美无瑕,苛求细节,总是表现焦虑、紧张和苦恼。道德感过强,过于自我克制,过分自我关注和责任感过强,拘谨,小心翼翼,对自身安全过分谨慎，刻板和固执，总是事先计划好所有事情，把时间用在抵制计划中的任何突然变化，而无法从做事情中体验到真正的愉快。

6. 依赖型人格障碍　依赖性人格多见于女性，特点是缺乏自信，害怕或不能独立做出决策，而情愿把自己置于从属的地位，让别人(如配偶或父母)替自己决定做什么工作，与什么人交往，衣食住行如何安排等。这种自我抹杀的背后是对被抛弃的恐惧，由于害怕被抛弃，依赖性人格的女性会忍受丈夫的种种劣行甚至甘愿忍受虐待，以免丈夫离开她。

(五) 人格障碍的治疗

人格障碍形成后则很难矫正，因此预防可能比治疗更有意义。对儿童早期教育，通过家庭、学校和社会各个方面纠正孩子的不良行为，促进形成健全的人格，可以达到预防的目的。药物治疗可根据人格障碍的认知、情感、冲动控制和焦虑调节问题有针对性地使用药物。心理治疗技术包括认知行为治疗、精神分析治疗等，目的是在稳定心理状况的前提下慢慢促进性格上的改变，通过深入了解建立良好的关系，帮助他们认识个性的缺陷，鼓励他们树立信心改变自己。治疗性社区或称治疗性团体，通过创造一种较好的生活和学习环境，帮助他们控制和改善偏离行为，塑造正常的人格。

四、性心理障碍

(一) 性心理障碍的概念

性心理障碍又称性变态或性欲倒错，泛指以两性行为的心理和行为明显偏离正常，并以这类性偏离作为性兴奋、性满足的主要或唯一方式为主要特征的一组心理障碍。

研究显示，性欲倒错男性明显多于女性，但目前并没有公认的解释为什么男性患病人数如此之多。性行为的异常或正常是相对的，没有绝对明确的评价标准。在这一组障碍中，有的类型如异装癖虽然怪异但不违法，有的类型如娈童癖则在很多国家被视为严重违法行为。

(二) 性心理障碍的心理学理论

1. 心理学理论探讨

(1) 心理动力学理论：弗洛伊德认为性欲倒错是儿童期的弥散的性专注延续到了成年期。这些在儿童期没有解决的焦虑在潜意识中持续地存在并发挥作用，当成年期在两性问题上受挫时，患者为了缓解焦虑就会退行到儿童期的性心理状态。

(2) 行为主义理论：认为性欲倒错是基于条件反射的原理，后天习得的行为模式。研究人员曾做过实验，如给一位男性看一种女靴图片，紧接着看足以引起性兴奋的性感女性图片，这样反复进行多次以后，只看到女靴图片，这位男性也会产生性兴奋，证明了恋物癖的条件反射机制。

(3) 认知理论：认知理论认为性欲倒错是由于在儿童期形成的异常信念持续到成年。例如，一个男孩向女孩裸露身体而女孩显得好奇或者愉快，那么这个男孩可能会形成一个信念：女孩子喜欢他这么做。如果这种信念没有得到矫正，以后可能会出现露阴癖。

2. 性心理障碍的心理-社会因素探讨

(1) 正常的异性恋遭受阻挠、挫折：较多见是恋爱受挫如失恋、单恋，或与女性的关系不满意、不融洽。

(2) 儿童少年早期受到家庭环境中性刺激、性兴奋经验的影响：如双亲与异性子女同睡、同浴，双亲的不检点性行为，或儿童少年遭受成年人的性玩弄，在成年人教唆下手淫等可构成性创伤经验。

(3) 色情物品的影响：原发性损害包括保持强烈的性兴奋，继发性损害包括对性问题的认识、态度等。应用色情物品时间越长，性变态持续时间也越长。

(4) 儿童早期特殊的性兴趣、性偏好：如特别的衣着爱好、喜欢同性厌烦异性，存在对性的卑劣感、罪恶感。

(三) 性心理障碍分类

《国际疾病分类》(ICD-10)中规定,性心理障碍包括以下几类。

1. 性偏好障碍　异装症、恋物症、恋童症、露阴症、窥淫症、施虐受虐症、恋尸症、摩擦症。

2. 性身份障碍　易性症。

3. 其他　性成熟障碍、性关系障碍等。

(四) 常见的性心理障碍

1. 恋物症　反复以某种非生命物品或异性躯体某部分作为性满足的刺激物,如女性的衣物(内衣裤、鞋等)或女性身体的部位(头发、手、脚等)。

2. 异装症　通过穿异性的服装来获得性满足。关于异装癖的心理学研究不多,一方面因为穿异性服装并不触犯法律,社会对此也较宽容,另一方面,很多异装癖者只在卧室里异装而很少公开曝光。

3. 恋童症　成年人通过与青春前期儿童(一般是12～13岁或更小)发生性接触而获得性满足。这种行为因为会给受害儿童造成严重的心理伤害而受到法律禁止。

4. 摩擦症　在没有得到他人同意的情况下,通过碰触或摩擦他人的身体而获得性的满足。男性多见,通常选择在拥挤的公交车或地铁中,碰触或摩擦对方的身体来得到性愉悦。

5. 露阴症　通过向无意识观察者裸露其生殖器官而获得性满足。多见于男性,通常在公共场所向女性展示生殖器,当女性表现出震惊、害怕或反感厌恶时,得到性满足。

6. 窥淫症　通过偷窥他人的性活动或性器官来获得性满足。窥淫癖与露阴癖一般不会造成身体上的伤害,但却是令人厌恶的性冒犯行为,在国外这两种行为最常被报警并受到法庭的严厉处罚。

7. 施虐症　通过对他人施以疼痛和(或)羞辱的伤害行为来获得性满足。男性多见,对受害者实施捆绑、鞭打、针刺等虐待行为达到性唤起和性满足。

8. 受虐症　通过他人施加于自己的疼痛和(或)羞辱来获得性满足。男女都有受虐的需求,如果对自己的性受虐行为模式感到满意并且不影响生活的其他方面,受虐癖不一定是严重的病态问题。

9. 易性症　渴望像异性一样生活,对自己的性别感到苦恼,希望通过手术或激素改变身体结构达到与异性一致。

(五) 性心理障碍的治疗

对于性心理障碍主要采取心理治疗,但是所有的治疗方法收效并不大,性心理障碍者通常改变的动机很小,即使经过治疗之后有一定程度的改变也是暂时的,不久他们又会回到原来的行为模式。

治疗形式包括团体治疗和个别心理治疗。不同的心理学派采用的方法和技术不同。心理动力学派通过心理分析来揭示冲突并解决冲突;行为学派以问题解决为主,通过行为技术来消除异常性唤起,训练患者怎么样防止自己再次发生性侵犯行为,但是即便是高强度的行为治疗其重点也基本上不在于全面治愈——实在是太难治愈了,而只是防止复发。认知治疗通过认知重组来矫正患者的异常认知信念,代之以适当的信念,通常与行为疗法相结合达到更好的治疗效果。

第三节　常见行为问题与不良行为

一、自杀

(一) 自杀的概念及流行病学

自杀是指个体蓄意的、自愿的采取任何手段结束自己生命的行为。当我们知道一个人自杀了,总是会感到震惊和不可理解，但是，实际上自杀是很常见的。世界卫生组织估计全世界每年有100万人死于自杀，其中美国3万人。自杀是现代社会人类的十大死因之一；是15～34岁人群前三位的死因，在许多发达国家，是青少年第二位死亡原因。美国的统计数字表明，约3.7%的人尝试过自杀，13.5%的人有过自杀的念头，一些研究人员还认为这个数字被低估了。

2007年初，北京心理危机研究与干预中心发布《我国自杀状况及其对策》报告，其中的数据显示：在中国，自杀是总人口的第5位死因，15～34岁人群的首位死因。中国每年有28.7万人死于自杀，自杀率为23/10万；200万人自杀未遂；170万人因家人或亲友自杀出现长期而严重的心理创伤，16.2万未成年人因此失去母亲或者父亲。

(二) 关于自杀的错误观点

1. *威胁自杀的人是不会自杀的*　实际上这种看法与事实相去甚远，有研究证明，在自杀成功的案例中，约一半以上的自杀死亡者在采取行动前3个月都明显表达了自杀的意图。采取自杀的人在事前会流露出迹象或明确地以言语表达出自杀的想法，因此当一个人说他要自杀时，听者应认真对待这种威胁并尽快找到合适的途径和方法进行干预。

2. *自杀失败的人并不真想死*　事实上，这种想法也是偏离事实的，自杀失败的人并不只是寻求同情或者通过自杀来威胁、操纵别人，在所有自杀者中约40%在以前曾经自杀过或者谈过要自杀，并且以前自杀次数越多，也越容易自杀成功，因为下一次自杀的时候会更坚决。

3. *不要和想自杀的人谈论自杀*　有观点认为，和想自杀的人(如抑郁症患者)谈论自杀，可能将自杀观念强化，从而促使他采取行动。但实践证明，鼓励他们谈论自杀的想法可以帮助他们缓解焦虑，体验到被理解的感觉，进而克服他们的自杀想法。

(三) 自杀的过程

自杀有其发展过程，并不是突然发生的。一般来说，自杀者先产生自杀意念，当这个想法盘旋不去并且自杀者越来越坚信这是解决问题的唯一方式时，开始下决心自杀，随之出现行为方面的变化并开始考虑自杀的方式、选择自杀的时间和地点，最终采取自杀行为。自杀过程的长短可能因为自杀者的年龄、个性特点和激发自杀意念的情境不同而有差异，可能出现“深思熟虑”的自杀——从酝酿到实施的过程较长，或者是“一时冲动”的自杀，也许只是几分钟就完成了自杀过程。简单的图示如下：

自杀意念形成→决心自杀→选择时间、地点、方式→实施自杀

(四) 自杀的分类

1. *自杀死亡*　是指采取了伤害自己生命的行动并直接导致了死亡的结局。死者在采取行动时，必须有明确的死亡愿望，才能认为是自杀死亡。

2. *自杀未遂*　指的是有自杀行为但没有导致死亡的结局。自杀未遂者通常存在躯体损伤，但躯体损害不是自杀未遂的必备条件，死亡愿望是自杀未遂的必备条件。可与蓄意自伤、类自杀、自杀姿势之类的术语区别开来，蓄意自伤、类自杀、自杀姿势的含义基本上是一致的，指的是明确地没有死亡愿望情况下出现的故意自伤行为。

3. *自杀准备*　是做了自杀行动的准备，但没有采取导致伤害生命的行动。这一类包括实际准备了用于自我伤害的物质、工具、方法，比如购买了用于自杀的毒物、药物或者到自杀现场作实际的考察。

4. *自杀计划*　有明确的伤害自己的计划，但没有进行任何实际的准备，更没有采取任何实际的行动。如一个人考虑用安眠药自杀，但还没有购买或积存安眠药。

5. *自杀意念*　有明确的自杀愿望，但没有形成自杀的计划，也没有行动准备，更没有实际的自杀行为。

(五) 自杀的风险因素

世界卫生组织关于自杀研究的结果显示,自杀的高危因素包括以下几个方面。

(1) 精神疾病(通常为抑郁症、酒中毒与人格障碍)是自杀的主要原因之一,占全部自杀者的30%左右。如果病人在接受精神疾病的治疗,自杀的风险增高,包括:最近才出院的患者、先前曾有自杀企图的患者。根据专家对中国自杀者进行心理解剖分析,发现中国63%的自杀者有精神障碍,其中80%是抑郁症,仅9%在精神科就诊过。

(2) 躯体疾病(疼痛性疾病、恶性疾病、晚期的慢性疾病)。

(3) 从前有过自杀企图。

(4) 有自杀、酒中毒和(或)其他精神疾病家族史。

(5) 离异、丧偶或单身。

(6) 独居(社会隔离)。

(7) 失业或退休。

(8) 童年期居丧。

(9) 最近的生活应激事件,包括:离异、居丧、家庭紊乱、职业或经济状况改变、遭到重要人物的拒绝、带负罪感的蒙羞和威胁。

(六) 自杀的预防

自杀预防也可以按照三级预防模式进行。建立自杀预防机构,从中央政府到地方的分级管理,负责收集整理自杀研究资料,培训人员,制定和执行自杀预防计划。

1. 一级预防　目的是预防个体自杀倾向的发展。自杀是复杂的心理现象,环境因素可能是促发因素,起主要作用的还是个体的心理素质因素。

(1) 通过宣传和教育,让大众了解自杀行为的内在和外在因素,早期识别自杀风险,消除对自杀的偏见,及时求助。

(2) 开展心理咨询,帮助心理疾病患者克服心理障碍,维护心理健康,帮助挖掘个体潜力,提高心理素质。促进个人的人生观、目标追求、价值崇尚、个人的生活选择倾向、个人的社会适应能力、心理承受能力的改变和提高等。

(3) 加强对高危人群的干预,包括积极治疗精神疾病,早期识别高危人群并提供支持。

(4) 加强对自杀工具的管理,包括枪支、农药、家用煤气的去毒化处理等。

2. 二级预防　对处于自杀边缘的人进行早期干预。主要形式包括热线电话服务和门诊咨询。国外许多大城市都建立了自杀预防中心,称之为"生命线"。我国上海团市委于1992年开辟了全国第一个24小时危机干预电话"太阳热线"以后,全国热线电话相继设立。但这两种方式需要患者主动求助,形式较被动和局限。

3. 三级预防　对曾经有自杀未遂的人进行干预防止其再次自杀。有些国家规定,自杀未遂者必须住院接受治疗和评估,我国没有精神卫生的立法支持,急诊室经常接诊自杀者,但没有相应人员如精神科医生、心理学工作者、社会工作者在急诊处置后介入进行心理干预,这也是精神卫生工作的一个缺憾。

二、进食障碍

(一) 神经性厌食症

1. 概念　是指由于害怕体重增加而严重抵制进食,由病人自己造成和维持的有意的体重减轻,85%~95%的厌食症患者是女性,多见于12~18岁青少年,少数可晚至30岁发病,常伴发内分泌和代谢改变及躯体功能紊乱。

2. 病因　引起神经性厌食的根本原因目前尚不清楚，较为一致的看法是生物、心理和社会因素均有一定作用。有研究表明患者同胞姐妹的患病率要高于正常人群，说明遗传因素在本病的发生中起作用。心理学家往往将之看作是情感冲突的一种反映。心理社会因素可能包括：①社会文化强调女性的瘦与美；②不良的家庭环境：支配的、过分干涉的母亲；③人格特征：强迫性或回避性人格特征，追求尽善尽美。

3. 临床表现

(1) 对肥胖的强烈恐惧和对体型、体重的过分关注。

(2) 极度担心发胖，这是厌食症最典型的特征，因为害怕发胖而故意节制食量，进食量远较常人为少，或仅选择低能量食谱，或采用过度运动、致吐、导泻、服用食欲抑制药或利尿剂等方法抵消进食，导致体重明显减轻，厌食症典型的身体特征是消瘦，体重低于期望值15%以上，严重者可达骨瘦如柴的程度。

(3) 有体象障碍，自觉过胖或部分躯体过胖，即使已明显消瘦，仍认为还不够瘦，需要减肥。

(4) 女孩会出现闭经或月经暂停，闭经多是患者就诊的原因。青春前期发病者，其性心理和生理发育可能迟缓，严重者可有营养不良，通常伴有抑郁情绪或强迫症状。

(5) 多数患者拒绝承认自己有病，尤其不愿承认过度消瘦和进食过少是病态的，因此常拒绝接受治疗。

(二) 神经性贪食症

1. 概念　神经性贪食是一种反复发作性暴食及强烈的控制体重的先占观念为特征的综合征。多见于年轻女性，病人对食物有不可抗拒的欲望，可在短时间内吃进大量食物，之后又采取各种方式来抵消食物的“发胖”作用，既往多有神经性厌食的发作史。

2. 病因　病因尚不明确，与神经性厌食症可有重叠。产生神经性贪食的心理社会因素包括：①家庭因素：冲突多、情感支持少、缺乏沟通、父母过度干涉。②个性特征：追求新奇、冲动、回避伤害、负性情绪多。③社会文化：以瘦为美的观念。④童年时遭受性虐待。

3. 临床表现

(1) 起病隐袭，对食物存在强烈的、不可抗拒的欲望，不可自制地发作性暴食，短时间内进食量远远超过正常，患者常常是吃到难受、无法再吃为止。

(2) 暴食后马上采取措施如催吐、服用泻药等以防止体重增加，有的患者不采用直接清除食物的方法，而是增加体能消耗，如快速活动、增加体育锻炼等，活动量大大超过正常。

(3) 在初期，患者对自己的暴食行为感到害羞，常是秘密进行，后期自控能力完全破坏。

(4) 暴食行为可由以下因素引发：情绪烦躁，人际关系不良，节食后感到饥饿，或对体重、身体外形不满等。暴食可暂缓烦躁情绪，随后不久病人便对自己不满而情绪低落。

(5) 长期反复暴食及诱吐，引起各种躯体并发症。

(三) 进食障碍的治疗

由于患者并不认为自己有病，因此要达到治疗效果，多数病人需要住院治疗，严重者需强制入院。治疗方式包括药物治疗和心理治疗两个方面。

药物治疗包括抗精神病药物和抗抑郁药物，躯体支持治疗包括规定患者进食量，尽量减少或制止呕吐行为，禁用导泻药物，对症处理水电解质代谢紊乱，营养不良者予营养支持治疗，必要时可用鼻饲。

心理治疗多采用行为治疗、认知治疗、人际关系治疗、心理动力学治疗、家庭治疗，可采用个别治疗或小组治疗。行为治疗中的厌恶疗法或阳性强化法，制定与控制厌恶刺激(如被约束、电针刺激等)或奖励方法(精神或药物奖励、与家人来往、自由活动等)，可有效矫正患者的厌食、暴食行为。

三、酒依赖

酒在东西方文化中一直是一个重要内容，最容易获得，使用最广泛。尤其在中国，酒文化源远流长，在“无酒不成席”文化环境中，酒是活跃气氛、促进交流和沟通、增进情感、快速拉近人际距离的重要工具，但却忽视了酒依赖为我们的生活造成的伤害。

（一）概念

1. 酒依赖　又称酒瘾，是指由于长期大量饮酒所致机体对酒精产生的心理上和生理上的瘾癖。表现为对酒的渴求，为满足嗜好和避免因不饮酒所致的不适感，酒依赖者不得不经常饮酒，以致饮酒成为一切活动的中心。反复饮酒之后，导致耐受性增加，饮酒量越来越大，一旦不饮酒则出现戒断反应。

2. 精神依赖性　指对酒渴求的一种心理状态，当出现身体依赖时为了避免不适感，会出现强烈和强制的饮酒渴求。

3. 躯体依赖性　指反复饮酒导致中枢神经系统发生某些生理、生化改变，需要一定浓度的酒精持续存在于体内才不会出现戒断反应。

4. 耐受性　指饮用原有的酒量达不到期待的饮酒效果，必须增加饮酒量。

5. 戒断综合征　指在完全或部分停止饮酒后出现的一组精神和躯体症状，主要表现为震颤、一过性幻觉、癫痫发作和震颤谵妄等。

（二）酒依赖的治疗

治疗的基本目标是戒酒，分为急性期治疗和恢复期治疗，治疗手段包括药物治疗和心理治疗两方面。药物可以有效处理戒酒过程中出现的各种躯体情况和精神症状，如使用苯二氮䓬类药物缓解焦虑、颤抖、震颤谵妄等症状，使用抗精神病药物处理幻觉、妄想等精神症状，使用维生素、ATP、谷氨酸钠等促进大脑生化代谢及受体功能恢复，使用戒酒硫淡化对酒的渴求。心理治疗可以使用支持治疗、森田治疗、家庭治疗等形式，或者参加互助团体，美国有酒依赖者匿名戒酒会，简称“AA”，目前北京已有“AA”小组活动，在互相帮助的基础上增加戒酒的行为和决心。

四、药物依赖

药物依赖主要指的是精神活性物质依赖，可以产生依赖的物质很多，烟、酒、镇静安眠药之类属于合法获得的，海洛因、可卡因、大麻之类则属于非法成瘾物质，又被称为毒品，毒品问题已经成为世界性的问题，我国近年来吸毒人数也在快速增加。

（一）概念

1. 精神活性物质　是指能够影响人的心境、情绪、行为、意识状态，并引起依赖的一类化学物质，人们使用这些物质的目的是取得或维持某些特殊的心理和生理状态。

2. 依赖　是一组认知、行为和生理症候群，个体尽管知道会有不良后果但仍继续使用，导致耐受性增加、戒断症状和强制性觅药行为，分为躯体依赖和心理依赖。

3. 强制性觅药行为　指使用者失去自我控制能力，不顾后果地冲动性地使用药物。

4. 戒断状态　停止使用药物或减少使用剂量或使用拮抗剂占据受体后所出现的特殊的心理生理症候群，一般表现为与所用药物的药理作用相反的症状。

5. 滥用　又称为有害使用，由于反复使用药物导致躯体或心理的不良后果，甚至导致违法问题，但没有明显的耐受性增加或戒断症状。

（二）精神活性物质的分类

按照药物的药理特性可分为以下几种。

(1) 麻醉镇痛药:包括吗啡、可待因、海洛因、哌替啶(度冷丁)、芬太尼、美沙酮、喷他佐辛(镇痛新)等药物。

(2) 中枢神经系统兴奋剂:包括可卡因、甲基苯丙胺(冰毒)。

(3) 中枢神经系统抑制剂:包括巴比妥类药物(巴比妥、苯巴比妥等)、苯二氮䓬类(阿普唑仑、三唑仑、氯硝西泮、劳拉西泮等),以及甲丙氨酯(眠尔通)、格鲁米特、水合氯醛等。

(4) 致幻剂:包括麦角酰二乙胺、二甲基色胺、北美仙人球毒碱、苯环己哌啶等。

(5) 大麻。

(6) 挥发性有机溶剂 包括乙醇、甲醇、汽油、樟脑油、苯、丙酮、四氯化碳、氟利昂等。

(7) 烟草。

(三) 产生药物依赖的相关因素

1. 生物学因素

(1) 遗传因素:在药物依赖中,遗传因素起重要作用,研究证明,药物依赖具有显著的遗传性,可通过代际直接遗传这种易感性,也可通过间接方式将反社会人格遗传给下一代。

(2) 神经通路:脑内的多巴胺能神经投射和谷氨酸能神经投射是介导与使用成瘾物质有关的犒赏、动机和学习的神经通路,这些神经通路的激活与使用者对药物的渴求、耐受性增加、敏感化、戒断药物之后的复发有关。

2. 心理因素

药物依赖与个体的个性特征有关,个体的情绪调节较差、冲动、自控能力差、人际关系不良,则容易使用药物并成瘾,而且成瘾后也不愿意接受治疗,停止治疗后很快又会复发。药物依赖者最常见的心理原因包括好奇、寻求刺激、逆反、侥幸或享乐心理。

3. 社会因素

(1) 社会文化因素:社会环境对药物依赖的影响也很重要,如果社会严厉禁止吸毒或使用药物,并且尽力减少药物的可获得性,那么不管药物的成瘾性有多强,个体药物依赖的机会也会减少很多。

(2) 家庭和同伴的影响:家庭是孩子学习成长的重要场所,不良的家庭环境,如经济地位低下、家庭成员之间关系紧张冷漠、缺乏温情和理解、单亲家庭、教养方式不一致、家庭成员中有吸毒者、过分溺爱、放纵或者虐待等,都是药物依赖的风险因素。处于不良家庭环境中的青少年更容易转向外界寻求支持,容易受到同伴的影响而开始使用药物。

(四) 药物依赖的治疗

可分为急性期治疗和恢复期治疗。

根据所使用的物质采取不同的治疗方法,对于以精神依赖为主、没有明显严重的躯体戒断症状者,急性期只需对症处理。对于戒断症状严重者,急性期治疗主要为脱毒治疗,多采用替代疗法,同时对症处理躯体症状和精神症状。

恢复期治疗以社会心理干预为主,虽然效果较慢,但对防止复发可以起到良好作用。可使用:①认知行为治疗。改变导致药物滥用的行为方式,缓解渴求心理,促进社会技能,强化不使用药物的行为。②家庭治疗。帮助改善家庭成员的沟通、交流和相互支持,避免使用者在戒断药物后又回到不良的家庭环境中。③群体治疗。帮助他们发现共同的问题,达到相互理解、相互帮助、相互支持,在团体中约束自己的药物使用行为。④自助组织。病人自愿参加自助组织。在小组里相互鼓励、相互接受,戒断成功者可以指导新成员如何应对不良情绪,与群体治疗的不同之处是没有医生参与。

复习题

【A型题】

1. 异常心理的判断标准不包括： （ ）
   A．社会标准 B．统计标准 C．道德标准 D．医学标准
2. 异常心理的评估方法不包括： （ ）
   A．面谈法 B．心理测验 C．测谎法 D．观察法
3. 异常心理的分类、诊断标准不包括： （ ）
   A．MMSE－Ⅱ B．ICD－10 C．DSM－Ⅳ D．CCMD－3
4. 急性焦虑障碍是指： （ ）
   A．惊恐障碍 B．广泛焦虑障碍 C．强迫障碍 D．恐怖障碍
5. 偏执型人格障碍的特点是： （ ）
   A．好幻想 B．敏感多疑 C．易冲动 D．幻觉
6. 分裂样人格障碍的典型特征是： （ ）
   A．敏感性 B．攻击性 C．戏剧性 D．社会性分离
7. 性身份障碍包括： （ ）
   A．恋童症 B．异装症 C．易性症 D．施虐症
8. 神经性厌食的体重低于期望值的百分比是： （ ）
   A．5％ B．10％ C．12％ D．15％以上
9. 下列哪项不属于精神活性物质： （ ）
   A．致幻剂 B．抗抑郁剂 C．大麻 D．麻醉性镇痛药
10. 哪种心理评估技术应用最基础最广泛： （ ）
   A．面谈法 B．心理测验 C．实验室测验 D．观察法

【简答题】

1. 试述异常心理的判断标准。
2. 异常心理的评估方法有哪些？
3. 常见的焦虑障碍类型有哪些？
4. 何谓广泛焦虑障碍？
5. 何谓抑郁障碍？
6. ICD－10 和 DSM－Ⅳ 指出人格障碍具有的 3 个要素是什么？
7. 偏执型人格障碍的特点是什么？
8. 自杀的分类概念有哪些？
9. 自杀的风险因素有哪些？
10. 什么是神经性厌食？
11. 什么是神经性贪食？
12. 什么是酒精戒断综合征？

第七章 心理评估

导　学

内容及要求

心理评估共分为五节包括3个方面的内容，主要介绍心理评估的概述、常用方法以及常见的心理测验。

在心理评估概述部分主要介绍心理评估的概念、心理评估在医学心理学及医学相关领域有非常重要的作用、对心理评估者的要求。应重点掌握心理评估的概念、熟悉心理评估的重要性及了解心理评估人员应具备的素质。

在心理评估的常用方法部分主要介绍个案法、观察法、调查法、会谈法以及心理测验法。每种方法分别包括概念、实施方法以及应用的注意事项及每种方法的适用条件及优缺点。应重点掌握观察法、调查法、会谈法，熟悉个案法。

在心理测验部分主要介绍智力测验、人格测验、心理评定量表以及其他的心理测验。在每个测验中分别介绍了测验的演变过程、实施程序、注意事项以及结果的解释。应重点掌握韦氏智力测验、明尼苏达多项人格调查表、艾森克人格问卷、90项症状自评量表、焦虑自评量表、抑郁自评量表的应用及解释，熟悉比内-西蒙智力量表、卡特尔人格测验、A型行为评定量表、大学生心理健康调查表，了解瑞文渐进测验、洛夏测验、主题统觉测验、投射测验、心理健康诊断测验。

重点、难点

心理评估章节的重点是心理评估的概念；个案法、观察法、调查法、会谈法的实施；明尼苏达多项人格调查表、艾森克人格问卷、90项症状自评量表、焦虑自评量表、抑郁自评量表的正确应用。难点是智力测验、投射测验、其他心理测验的应用。

■ 概述
■ 智力测验
■ 人格测验
■ 心理健康评定量表
■ 其他心理测验

专科生的要求

专科层次的学生对投射测验、其他的心理测验做一般了解即可。并且熟悉个案法、观察法、调查法、会谈法的实施；明尼苏达多项人格调查表、艾森克人格问卷、90项症状自评量表、焦虑自评量表、抑郁自评量表的正确应用。

心理评估是采取心理的理论和技术对人的心理和行为进行描述和评价的过程。疾病的发生发展及转归过程当中会受到心理因素的影响，采用上述方法进行定性和定量的评估为临床心理评估和做好心理护理提供科学依据。本章主要介绍有关心理评估的主要方法以及常见的心理测验。

第一节 概 述

一、心理评估的概念

心理评估是采取心理的理论和技术对人的心理和行为进行描述和评价的过程。

心理评估的对象可以是有心理障碍的患者，也可以是健康人，评估范围涉及躯体疾病和心理障碍。心理评估可以帮助正常人了解自己的心理特点，及时发现心理问题，及时调整并且进行相应的矫正，以恢复原有的状态。因此，心理评估在心理学、医学、教育、人力资源、军事司法等部门用途广泛。在医学中的应用显得尤其的重要，有人又把心理评估称为“心理诊断”。此外，心理评估对于心理咨询与心理治疗的方案及目标的制定以及效果评估中具有重要的作用。

二、心理评估在医学相关领域的作用

(1) 在护理心理学中，心理评估可以评价个体或人群有关疾病的特征，包括疾病的行为表现或精神病理学特点；评估疾病发展中的心理过程，包括认知、情感、意志等心理过程；评估各种疾病患者的心理行为特点和其发生、发展规律；评估个体的各种心理特征、心理社会因素对疾病的发生、发展以及预后康复的影响；评估疾病康复过程中的心理护理技术的效果及其与心理社会影响因素的相互作用；评估护理人员的个性心理特征对其工作的影响以便更好地提高护理质量及服务水平。

(2) 在心身疾病研究领域，研究者可以借助心理评估方法探索和研究导致各种心身疾病的心理学影响因素及这些影响因素的作用途径，在预防和治疗心身疾病中起到非常重要的作用。

(3) 在健康心理学领域，心理评估有助于维护和促进大众的心理健康水平。通过心理评估方法，可以了解不同个体及不同群体的心理特征，从而进行心理卫生指导。心理评估也可用于不健康及风险行为的评估和研究，对制订有效的卫生工作政策，提高全民心理素质，增强对心理疾病的抵抗力和耐受力具有重要作用。

(4) 在临床各科中，心理评估还可以辅助进行疾病的诊断。例如，精神科医师经常应用各种心理评估方法，特别是一些心理测验工具对患者的病态心理进行诊断和鉴别；神经科医师可以应用神

经心理学测验评定患者是否有神经系统损伤以及损伤的程度如何；儿科医师也需要借助智力量表等心理测验方法鉴别儿童的智力发育是否正常。

(5) 心理评估也是一种重要的科研手段。心理评估特别是心理测验法可以对被评估者的心理和行为特征进行客观的、科学的量化评定，从而为临床提供循证医学方面的证据。

三、对心理评估者的要求

心理评估是一项严谨的工作，心理评估的使用者和实施者必须具备一定的条件和标准。对心理评估者的要求包括专业知识和心理素质两个基本方面，此外，还应当具备丰富的社会、人文知识以及大量的临床经验。

(一) 专业知识

临床心理评估者首先要具备心理学知识，包括普通心理学、社会心理学、发展心理学等方面的知识，尤其要具备心理测量学方面的专业知识并受过有关心理测量技术的专业培训。心理评估者还应当具备变态心理学知识，能够及时鉴别正常和异常的心理现象。心理测验能够帮助心理学家和其他专业人员客观准确地判断被评估者的心理特征和行为特点，但使用不当则可能造成严重后果，因此对心理测验实施者要进行严格培训才能胜任，以保证心理测验的严肃性和有效性。

(二) 心理素质

1. 观察能力　心理评估是通过对评估者的外显行为表现来推断其心理品质的，因此对被评估者的观察是心理评估不可缺少的过程。在评估过程中，评估者不仅要关注言语信息，而且要注意观察被评估者的非言语信息，以判断被评估者真正要表达的意思。在人际沟通中，非言语所传达的信息量往往多于言语。非言语信息传达方式包括面部表情、目光接触、肢体动作、语音、语调、语速等。这就要求评估时除了要善于捕捉被评估者面部表情的细微变化外，还要关注被评估者的躯体姿势、语音、语调等非语言信息。因此敏锐的观察能力对于心理评估者来说是十分必要的。

2. 智力水平　对心理现象作出评估不同于简单的物理测量，本身就是一项高智能活动，因此心理评估者应具有较高的智能水平。这就要求评估者有较高的观察、分析、推理、判断、综合等能力。心理评估还经常涉及对被评估者智力水平、人格特征、认知能力等方面的判断，对线索的正确使用以及经验的利用等。如果评估者不具备一定的智力水平，就很难胜任心理评估就不能对被评估者做出正确的评价。

3. 自我认识能力　心理评估是根据被评估者的外部行为表现推断其内部心理活动的过程，评估者主观影响是要尽量避免的。要使心理评估结果准确、有效和客观，评估者应当对自身有比较客观、明确的认识，清楚了解自己的价值取向、道德标准、宗教信仰、情绪状态、兴趣爱好等因素。只有正确认识自己，才有可能客观地认识和评价他人，才能尽可能做到无偏见，处理事物时不盲目自信，也不轻信盲从，才能做到恰如其分地评估。在对被评估者进行评估时做到客观而准确。

4. 人际沟通能力　心理评估是评估者和被评估者的人际互动过程。因此与被评估者建立良好的协作关系是心理评估顺利进行取得预期效果的重要前提。这就要求评估者具备一定的沟通能力，尽可能降低被评估者的心理防御，配合完成评估，做出客观准确的结论。评估者和被评估者协调的关系与评估者的人际沟通能力和技巧以及人格特质密不可分。评估者以平等、尊重、诚恳、热情的态度是建立良好关系的前提，只有站在被评估者的角度，深入他们的内心世界去把握情感，提供安全舒适的环境，使被评估者感到被理解和接纳。被评估者才会毫无保留地暴露自己的内心。评估者的人际沟通技巧是可以通过平时的训练和经验的积累实现的。评估者可以有意识地在平时的工作中学习各种言语和非言语的沟通技巧，比如关注、鼓励、接纳、肯定等情感反馈等，以适应心理评估的要求。

四、心理评估的常用方法

(一) 个案法

个案法是指通过收集与患者相关的个人资料，进行系统的分析，对患者的心理障碍做出全面深入的判断和分析。个案法收集的内容如下。

1. 患者的一般情况　姓名、性别、年龄、职业、文化程度、经济状况、社会地位等。

2. 一般状态描述

(1) 外表：外表描述包括体格、体质状况、发型、装束、衣饰、卫生状况等。通过外表医生会对来访者有一个初步的整体印象。严重的外表污秽可能提示精神分裂症或是酒精及药物依赖，严重的消瘦出现在一个年轻女性身上可能提示该患者存在神经性厌食。

(2) 面部表情：外在的表情变化可以推测求助者目前的情绪状态，比如眉头紧锁提示处于抑郁状态；游移的目光提示患者内心的怀疑和不安。

(3) 行为及活动：主要注意运动行为的量和质的两方面内容。包括作态、抽搐、手势、刻板动作、模仿动作、重复动作。是否有活动过多或过少，求助者是如何表现自己的，他在会谈中表现如何，有无离奇的表情和动作，有无重复性“神经质”的动作，他的姿势怎样，是否避免与人对视，活动缓慢还是不停地乱动，整体的行为是否协调。

(4) 社交性行为：是否关心周围的事物，接触如何，合作程度如何。可以用合作、友好、自我保护、回避、防卫、被动来形容。

3. 言语和思维过程　言语过程的评估主要描述求助者的言语特点，包括语速、语调、流畅性、清晰度及感情色彩等方面。思维过程主要评估思维进程和思维内容两个方面的内容。临床医生会注意求助者说话的声调、语速以及谈话的连贯性，即他表达的内容是通顺合理，还是缺乏关联性。就思维进程而言，求助者可能不能回忆刚才正在说什么或是想要说什么，是否存在思维目的性的丧失，即在叙述某一事件时，引入了许多无关内容和附加评论，是否存在叙述偏离主题。

4. 心境与情感　心境是一个人主导的情绪状态。临床上可以注意考察求助者的情绪是低落还是持续高涨，他说话的方式是否会表现出抑郁或无助？这样的心境是在某些时候、某些情境中出现，还是持续地普遍存在着？情感则是在某一特定时间的感觉。情感和心境可能协调，也可能不协调。

5. 认知功能　这一部分包括以下内容。

(1) 定向力：自我定向是指对自己姓名、年龄、性别的判断能力。时间空间定向是指对时间、时段的估计、地点、人物及周围环境的定向。一般的规律是：时间定向的损害早于地点定向障碍，病情改善时，按相反顺序恢复。

(2) 注意力：评定是否存在注意减退或注意分散，有无注意力集中方面的困难。

(3) 意识状态：判断其是否存在意识障碍及意识障碍的严重程度。

(4) 记忆力：评估瞬时记忆、短时记忆和长时记忆的完好程度，是否存在遗忘、错构、虚构等问题。

(5) 智能：根据患者的文化教育水平对求助者或患者的智力功能进行粗略评估。包括一般常识、专业知识、计算力、理解力、分析综合能力及抽象概括能力。比如一个人的智能偏离正常水平时，判断他的智能是超出或是低于平均水平、他是否存在精神发育迟滞、或存在某些智能障碍，必要进可进行专门的智能测验。

6. 患者的既往史　从出生到现在的相关疾病的资料。

7. 患者的病前人格特征　兴趣、爱好、脾气、习惯、智能等。

8. 患者的家庭情况　家庭结构、家庭成员的关系、家庭成员对患者的态度等。

个案法的优点是对患者进行全面的资料整理，尤其对于少数极少见病例，不能进行其他方法的研究，所以个案法就显得尤其的重要。但缺点是缺乏代表性，获得的信息不能得到普遍的结论，不能在范围内推广，并且对于因果关系的判断可能会发生错误。

（二）调查法

调查法是借助于各种问卷、调查表和会谈等方式了解被评估者的心理特征的一种研究方法。调查法主要以被调查者的内省或自我报告为依据，获得的是间接资料。调查包括历史调查和现状调查两个方面。历史调查包括查阅档案、文献资料和向了解被评估者过去经历的人调查等。现状调查则主要围绕与当前问题有关的情况进行。调查方式除了一般询问以外，还可以采用调查表或问卷的形式以及电话和信函方式进行。根据调查取样特点，可以分为普查、抽样调查和典型调查（即对某一范围内的少数典型对象进行调查）。调查法的优点是使用方便，基本不受时间、空间限制，可以结合纵向与横向两个方面，内容广泛而全面，且可以在短时间内获得大量资料。不足之处在于调查材料的真实性容易受到被调查者主观因素的影响。调查者不能确定被调查者是否真实地回答问题，因此可能导致调查结果的不真实。被调查者记忆错误也可能影响到调查结果的准确性。

进行调查研究时，为了使结果更精确、更有意义，研究者必须做好以下几方面工作：①调查内容必须经过收集和组织。②严格筛选参加调查的被试，这些被试必须能代表所要研究的人群。③调查的实施，即采取什么方式，是电话是邮件还是当面接受调查，调查的步骤主要包括：编制调查表、选择有代表性样本、实施调查。

（三）观察法

观察法是指人们根据一定的目的、要求，在一定的时间里通过感官或借助于一定的科学仪器收集被试在一定条件下的言行变化，并做出详细的记录，然后分析处理，从而判断被试心理活动的一种方法。比如，德国心理学家普莱尔对自己孩子从出生到3岁的发展作了全面系统的观察、记录，后来根据全部的资料形成了儿童心理学方面的名著《儿童心理》。

根据不同的角度，观察法的分类也不尽相同，在描述异常心理现象时，常见有以下3种方式。

1. 自然观察法　是研究者在自然背景下，对研究对象的行为不加任何干预而进行观察和记录。例如，儿童在教室中的行为、临床患者的行为、咨询门诊来访者的行为等，因此自然观察法的优点是有较强的真实性，但是自然观察存在一个明显的局限是，我们只能被动地等待某种行为的出现，而不允许我们故意制造出某种条件而激发我们要看见的行为。此外，我们观察到的行为都是表面的，有时和事实可能是相反的，我们要结合其他的信息才能最后作出判断。

2. 参与式观察　是研究者要作为成员加入到被试的活动中去，以便近距离地对其行为进行观察和记录。在这种情况下，观察者不仅要观察自然状态下的行为，还要同被试者有直接的接触和交往。参与式观察能使研究者观察到一些自然观察不容易了解到的行为，并能获得一些靠自然观察无法得到的信息。但这种观察也有缺陷：①非常耗费时间。②资料的获得取决于观察者被接纳的程度。③由于研究中与被试者相处，投入大量情感不可避免，可能会产生同情而失去客观性。

3. 策划性观察　不是在自然情境下进行观察，而是由观察者创设一定的情境，这样就不必等待行为的自然出现也能对其进行观察。策划性观察的目的是促使那些存在的、但不经常出现的行为发生，以便对其进行更及时的研究。这些研究经常是在实验室中进行。与自然观察和参与式观察相比，策划性观察更加积极主动，可以通过人为设定条件促使行为产生。策划性研究的缺点在于实验环境过多的人为性，因而造成被试行为的不太自然。

（四）会谈法

会谈法的基本形式是评估者与被评估者用面对面的谈话方式而进行的评估。会谈法是心理评估最常用的一种方法，根据会谈的组织结构，可以分为自由式会谈和结构式会谈两种形式。

1. 自由式会谈　会谈双方以自然的方式进行交流，谈话是开放的，没有固定的问题和程序，评估者可以根据评估的目的和被评估者的实际情况灵活提问。被评估者可以自由表达，受到的限制较少。会谈的气氛比较轻松，且可以获得较为真实的资料。自由式会谈的不足之处在于花费的时间较多，有时容易偏离主题，得到的资料不易量化和分析交流。

2. 结构式会谈　评估者根据特定的目的预先设定好一定的结构和程序，按照同样的措辞和顺序向每一个被评估者询问同样的问题。结构式会谈的内容有所限制，谈话的效率较高，评估者可以根据统一的方法处理被评估者的回答，资料便于统计分析和交流。由于结构式会谈的程序固定，有些会谈还有标准化的刺激情景，因此得到的资料比较客观，评估者主观因素的影响较小。但结构式会谈中评估者需要完全按照事先确定的程序进行交谈，缺乏灵活性，容易形成简单问答的局面，会谈气氛比较死板，被评估者也可能感到不自在。

(五) 心理测验法

心理测量就是依据一定法则，用数量化手段对心理现象或行为加以确定和测定的方法。心理测量是进行心理诊断的重要手段，在心理诊断中占有十分重要的地位。特别是把几种有用的测验有机地联合施行，对于迅速、准确诊断求诊者的心理问题是很有益的。心理测量有较高的可信度，测验可能对心理现象的某些特定方面进行系统评定，并且测验一般采用标准化、数量化的原则，所得到的结果可以参照常模进行比较，避免了一些主观因素的影响，使结果更为客观。

第二节　智力测验

智力测验是评估个人一般能力的方法，它是根据智力概念和智力理论经标准化过程编制而成。智力测验在临床上用途很广，不仅在研究智力水平，而且在研究其他病理情况时都是不可缺少的工具。因此，智力测验是心理测验中影响较大的工具和技术。

一、智力的概念和智力单位

在心理学中，智力是最具有争议性的概念。智力的定义有很多。著名心理学家韦克斯勒的定义是："智力是一个人有目的行动、合理思维和有效地处理周围环境汇合的或整体的能量。"我国较多的心理学家认为，智力大体上是指学习的能力、保持知识的能力、推理的能力及应付新环境的能力。由于缺乏统一的智力定义，智力外延也极不确定，对智力结构的看法也各不相同。

智力单位是在智力测验中衡量智力水平高低的尺度。最早使用的是智力年龄的概念，简称智龄。智力年龄实际上是一种年龄量表，也就是用年龄来表示测验分数，说明某儿的智力达到何年龄水平，进而说明某儿是聪明还是愚笨。例如，测得某小儿的智龄为 8 岁，如他的实际年龄也正好是 8 岁，便说明他智力中常；如他的实际年龄已是 10 岁，则属智力偏低；相反如他的实际年龄只有 5 岁，那他就是一个很聪明的小孩。但是，智龄不能表示聪明或愚笨的程度，如果要比较不同年龄的两个小孩哪个更聪明或更愚笨，只用智龄便无法解决，这样就需要计算智力商数(智商)了。智商有下面两种。

(一) 比率智商

最早由德国心理学家施太伦提出，是心理年龄除以实际年龄所得商数，即为智力商数(比率商数)。美国斯坦福大学心理学家推孟编制的"斯坦福-比内量表"中正式引用了智力商数并加以改进。为去掉商数的小数，将商数乘以 100，用 IQ 代表智商，其公式为：

$$IQ(\text{智商}) = \frac{MA(\text{心理年龄})}{CA(\text{生理年龄})} \times 100$$

比率智商可使不同年龄者的智力水平相互比较，可以表示一个人的聪明程度。但比率智商也有其局限性，因为人的实足年龄是与年俱增的，而心理年龄并不与年俱增，尤其到了一定年龄以后会产生稳定不前甚至下降的趋势，这样就会降低 IQ 分数，而不能正确地反映出实际的智力水平，故它不适用于 20 岁以上的成年人。实际上，目前比率智商已很少使用。

（二）离差智商

韦克斯勒在编制智力测验时，提出了另一个智商的计算法。其重要特点是放弃了心理年龄的概念，但仍保留了智商的概念。离差智商是采用统计学中的均数和标准差计算出来的，表示被试者偏离他本人这个年龄组平均成绩的量数，是依据测验分数的常态分布来确定的。它以标准化样本中每一年龄组被试者的 IQ 均值为 100，标准差为 15，公式如下。

$$IQ = 100 + \frac{15(X - \overline{X})}{SD}$$

公式中，X 为某人实得分数，$\overline{X}$ 为某人所在年龄组的平均分数，SD 为该年龄组分数的标准差，$(X-\overline{X})/SD$ 实际上就是一般教育与心理统计中常用的标准分数。因此，韦克斯勒智力量表中的 IQ，实际上已不是一个商数。按照智商的高低，智力水平可分为如下若干等级，可作为临床诊断的依据（表 7-1、表 7-2）。

表 7-1　智力等级分布表

智力等级	IQ 的范围	人群中的理论分布比率（%）
极超常	130 以上	2.2
超常	120～129	6.7
高于平常	110～119	16.1
平常	90～109	50.0
低于平常	80～89	16.1
边界	70～79	6.7
智力缺陷	69 以下	2.2

表 7-2　智力缺陷的分等和百分位数

智力缺陷等级	IQ 的范围	占智力缺陷的百分率（%）
轻度	50～69	85
中度	35～49	10
重度	20～34	3
极重度	0～19	2

二、常用的智力测验工具

（一）比内-西蒙智力量表

该量表是世界上第一个正式的心理测验，由法国心理学家比内和医生西蒙于 1905 年编制而成，可用来测量各种各样的能力，特别侧重于判断、理解和推理能力。后经多次修订和转译，其中以斯坦福大学推孟教授于 1916 年修订的斯坦福-比内量表最负盛名。比内-西蒙测验最早于 1916 年传入我国，1924 年陆志韦先生在南京发表了他所修订的《中国比内-西蒙智力测验》，适合于江浙儿童使用。1936 年又与吴天敏进行了第二次修订，使用范围扩大到北方。1979 年，吴天敏教授进行了第三次修订，称作《中国比内测验》。

《中国比内测验》的测验对象年龄范围扩大为 2～18 岁，基本上每岁 3 个试题，共计 51 个题目。在评定成绩的方式上，放弃了比率智商，而采用离差智商的计算方法来求 IQ。主要测查语义解释、理解、计算、推理、比较、记忆以及空间知觉等方面能力。

(二) 韦氏智力量表

韦氏智力量表由美国心理学家韦克斯勒所编制，是继比内-西蒙智力量表之后为国际通用的另一套智力量表。韦氏智力量表主要包括：韦氏成人智力量表、韦氏儿童智力量表和学前及初学儿童智力量表3种。

我国对上述3个量表均进行了修订，以中国修订韦氏成人智力量表为例。我国的修订本分城市和农村两式，两式各包括11个分测验，其中言语部分包括知识、领悟、算术、相似性、数字广度、词汇6个分测验，操作部分包括数字符号、图画填充、木块图、图片排列、物体拼凑5个分测验。

1. 知识　包括29个项目，涉及比较广泛的知识内容。主要测量人的知识广度、一般的学习及接受能力、对材料的记忆及对日常事物的认识能力。

2. 领悟　包括14个项目，主要测量判断能力、运用实际知识解决新问题的能力以及一般知识。

3. 算术　包括14个项目，主要测量数学计算的推理能力及主动注意的能力。

4. 相似性　包括13对词，主要测量人的抽象思维与概括能力。

5. 数字广度　包括顺背和倒背两个部分，主要测量人的注意力和短时记忆能力。

6. 词汇　包括40个词汇，主要测量人的言语理解能力，同时了解其知识范围和文化背景。

7. 数字符号　主要测量一般的学习能力、知觉辨别能力及灵活性，以及动机强度等。

8. 图画填充　由21张卡片组成，主要测量人的视觉辨认能力，以及视觉记忆与视觉理解能力。

9. 木块图　主要测量辨认空间关系的能力、视觉结构的分析和综合能力，以及视觉-运动协调能力等。

10. 图片排列　测验材料为8组随机排列的图片，每组图片的内容有内在联系，要求被试者在规定的时间内排列成一个有意义的故事，主要测量被试者的分析综合能力、观察因果关系的能力、社会计划性、预期力和幽默感等。

11. 图形拼凑　共有4套切割成若干块的图形板，主要测量处理局部与整体关系的能力、概括思维能力、知觉组织能力以及辨别能力。

在每个分测验中，题目都是按难度顺序排列的。一些分测验有时间限制，另一些不限制时间。对于有时间限制的项目，以反应的速度和正确性作为评分的依据，超过规定时间即使通过也记0分，提前完成的按提前时间的长短记奖励分。不限时间的项目，则按反应的质量给予不同的分数，有的项目通过时记1分，未通过记0分；有的项目按回答的质量，如概括的深度记0、1或2分。一个分测验中的各项目得分相加，称分测验的粗分(或称原始分)。粗分按手册上相应用表可转化成平均数为10，标准差为3的量表分。分别将6个言语测验和5个操作测验的量表分相加，便可得到言语量表分和操作量表分。再将两者相加，便可得到全量表分。最后，用表换算成言语智商、操作智商和总智商。

3套韦氏智力量表均用离差智商代替比率智商，既克服了计算成人智商的困难，又解决了在智商变异上长期困扰人们的问题。韦氏智力量表不仅提供一个智商，而且提供了全量表、言语和操作3个量表的智商，还提供有11个分测验的分数以及有关因素分析的结果、被试在测验过程中所表现出来的行为特征和对具体测验项目的反应特征等大量信息。因此，在对韦氏智力量表进行分析时，不仅要分析比较智商的高低和差异，还要分析比较各分测验的高低和差异以及相互关系，再深入分析被试者对具体测验项目的反应或得分特点(即剖析图分析)，这样，才能对被试者的智力特点有较全面的评估。

(三) 瑞文渐进测验

瑞文渐进测验简称为瑞文测验，是由英国心理学家瑞文设计的一种非文字智力测验。它较少受到本人知识水平或受教育程度的影响，努力做到公平，故心理学家们尤其喜欢采用这个测验作为跨文化研究的工具。

瑞文测验分为两型,标准型和彩色型,此外,还有供智力水平较高者的高级型。标准型一共由60张图案组成,按逐步增加难度的顺序分成A、B、C、D、E 5组,每组图案都有一定的主题,题目的类型略有不同。A组题主要测量知觉辨别、图形比较和图形想象等方面的能力;B组题主要测量类同、比较和图形组合能方面的能力;C组题主要测量比较、推理和图形组合等方面的能力;D组题主要测量系列关系、图形套合及比拟等方面的能力;E组题主要测量组合、互换等抽象思维能力。每一组中包含12个题目,每个题目由一幅缺少一小部分的大图案和作为选项的6~8张小图案组成,测验中根据隐藏在一系列抽象符号和图案中的规律,选择某个小图案放入到大图案中缺少的位置中。选对一题得一分。测验结果须先计算出原始分数,然后按常模资料确定被试者的智力等级,一般以百分位常模表示。

瑞文测验是一套使用方便、用途广泛的智力测验工具,至今仍为国际心理学界和医学界所使用。广泛应用于教育、医学和人类学领域,在许多国家都有其修订本。我国1986年由张厚粲及全国17个单位组成的协作组完成了对瑞文标准型测验的修订,出版了瑞文标准型测验中国城市修订版。

第三节 人格测验

人格测验是用于评估个体人格特点的方法。临床上常用的测验有问卷式的明尼苏达多项人格调查表、艾森克人格问卷、卡特尔人格测验。人格投射技术是使用缺乏完整结构的测验材料,比如模糊的阴影,非正式的画,未完成的句子等,通过被试的投射假设而形成测验。投射假设是认为一个人会向无结构模糊的刺激里填进他主观的东西,从而了解他的人格特征和心理冲突,有人认为这种投射技术更能揭示被试的内心世界和人格特征。投射测验有洛夏墨迹测验和主题统觉测验等。

一、明尼苏达多项人格调查表

明尼苏达多项人格调查表简称MMPI,自1943年美国S. R. Hathaway及J. C. McKingley编制后,几十年来,世界上有许多国家把它译成本国文字,现在已经修订完成第二版。MMPI最初是为精神障碍的鉴别诊断而产生的,因而它的分量表中采用了很多精神病学的术语,如抑郁症及癔症。各国测验结果表明,此调查表在个性测定及精神病临床上均有一定应用价值,已经成为精神科、内科以及心理卫生界良好的筛选工具。在我国此表得到广泛的应用,并证明具有较好的应用价值。除可作诊断之用外,还可作为药物和心理治疗的疗效评价。根据MMPI的题目的组成派生出许多其他更为专门的量表。这是自我报告法,凡16岁以上具有相当于小学毕业文化程度的人,均可测试。

MMPI采用问卷法,该表共有566个自我陈述语形式的题目,其中16题是重复的,以测验被试的诚实性,所以实际只有550题,与临床有关的题目多集中在399题之前。因此,目前常常使用从1~399题的版本。被试者根据自己的实际情况对每个题目作出“是”与“否”的回答,认为提问内容适合本人情况的答是,不适合则答否,若确实不能判定则不回答。550个题目被分成4个效度量表和10个临床量表。该量表包括9个临床量表,一个社会内向量表和四个效度量表。

(一) 效度量表

1. Q 表示受试者不作是否回答或是否均作回答的总数,如超过30个题目以上,则此测验为失效测验。

2. L 共15个题目,高L分提示受试者对症状汇报不真实,因而使测验的效度不可靠。

3. F 共64个题目,多为一些比较古怪或荒唐的题目,其中有些题目还包括在精神分裂症量表内。正常人亦有高得分者，如不了解题意或漫不经心地随便回答和试图装病者，都可导致得分增高。真正的精神病患者得分亦高。

4. K 校正分数，也称修正量表，是测验态度的一种衡量。共30个题目。高得分者是对测验持防卫性态度的表现。

(二) 临床量表(即多相个性量表)

1. Hs疑病症 反映对身体功能的不正常关心。项目举例：我常会恶心呕吐。

2. D抑郁症 情绪低落，自杀思想，有轻度焦虑或激动。项目举例：我常有很多心事。

3. Hy癔病 可有许多功能性的身体症状。项目举例：每星期至少有一两次，我会无缘无故地觉得周身发热。

4. Pd精神病态性偏倚 脱离一般社会道德规范，漠视社会习俗，常有复仇攻击观念。项目举例：我童年时期中，有一段时间偷过人家的东西。

5. Mf男子气或女子气 即女子男性化和男子女性化的倾向。项目举例：和我性别相同的人最容易喜欢我。

6. Pa妄想型 具有这个量表高分的人提示此受试者常表现多疑，过度敏感，甚至有妄想存在。平时的思想方式易责怪别人而很少内疚，有时可表现强词夺理和侵犯他人。项目举例：有人想害我。

7. Pt精神衰弱 本量表是为识别精神衰弱、强迫状态、恐怖症或高度焦虑者而设计的，高分者提示有强迫观念，非常焦虑，高度紧张等反应。项目举例：我似乎比别人更难于集中注意力。

8. Sc精神分裂症 具有精神分裂症患者的一些临床特点。项目举例：有时我会哭一阵笑一阵，连自己也不能控制。

9. Ma躁狂病 这种高量表高分者常为联想过多过快，活动过多，观念飘忽，夸大而情绪高昂，情感多变。项目举例：我是个重要人物。

10. Si社会内向 高分者胆小，对人们无兴趣，不善社交活动。过分自我控制等。项目举例：但愿我不要太害羞。

二、艾森克人格问卷

艾森克人格问卷，简称EPQ，是由英国伦敦大学艾森克夫妇共同编制。目前含4个分量表的EPQ是1975年所形成，在国际上被广为采用，它有成人问卷和青少年问卷两种。成人问卷适用于16岁以上的成人。国内1983年由龚耀先主持修订制定了儿童和成人两套全国常模，成人问卷(适用于16岁以上)和儿童问卷(适用于7～15岁儿童)均为88个项目。与此同时，北京大学的陈仲庚也建立了EPQ的成人北京常模，其修订的EPQ为85个项目附于下文。这些条目分属于4个分量表，E、N、P、L量表，可根据被试回答是与否，再用4个量表的计分标准登记分数。E、N、P分别代表艾森克人格理论中关于人格结构的3个维度。被试者对每个问题作出肯定或否定的回答，然后可将被试者回答结果输入电子计算机进行统计。

E量表：外向-内向。分数高表示人格外向，可能是好交际，渴望刺激和冒险，情感易于冲动。分数低表示人格内向，如好静，富于内省，不喜欢刺激，喜欢有秩序的生活方式，情绪比较稳定。

N量表：神经质(又称情绪性)。反映的是正常行为，与病症无关。分数高表示焦虑、忧心忡忡、常郁郁不乐，有强烈情绪反应，甚至出现不够理智的行为。

P量表：精神质(又称倔强)。并非指精神病，它在所有人身上都存在，只是程度不同。但如某人表现出明显程度，则易发展成行为异常。分数高可能是孤独、不关心他人，难以适应外部环境，不近人情，与别人不友好，喜欢寻衅搅扰，喜欢干奇特的事情，并且不顾危险。

L量表：测定被试的掩饰、假托或自身隐蔽，或者测定其朴实、幼稚水平。L量表与其他量表的功能有联系，但它本身也代表一种稳定的人格功能。

艾森克认为人格是多维结构，以 E 维为 X 轴，N 维为 Y 轴。一个人的 E 量分和 N 量分在平面上可构成交点，即代表其特定的个性；其所处的象限则属于胆汁质、多血质、黏液质和抑郁质 4 个气质类型中的一种。

三、卡特尔 16 项人格因素问卷

卡特尔 16 项人格因素问卷，简称 16PF，是卡特尔 1974 年编制的。卡特尔认为 16 个根源特质是构成人格的内在基础因素，只要测量出 16 项基础因素在个体身上的表现程度，即可知道他的人格特征。

16PF 共有 187 个题目，分为 A、B、C、D、E、F6 型，前 4 型适用于具有小学以上文化程度的 16 岁以上的成人，后 2 型适用于文化程度更低一些的或智力低下的人。16 个量表中的每一量表都分有两级，最高级 8～10 分，最低级 1～3 分。

四、洛夏测验

洛夏测验是由瑞士精神病学家洛夏所建立. 当时选用的材料是由 10 张卡片组成。每张卡片上都有黑白或彩色对称的墨渍。受试看到卡片后不许给予简单的“是”与“否”的回答，而应说出他“看到什么?”这个测验给受试者完全的自由。此测验方法于 1942 年正式发表，当时风行欧美，经过数十年的实践，发现它的作用有一定的局限性，现在仍在使用。但评分方法比较复杂，需经专门训练方可准确掌握。

五、主题统觉测验

主题统觉测验(TAT)也是一种投射测验，但使用的材料比洛夏测验更有组织，而且需要更复杂、更有组织的语言来回答。对回答的分析重质不重量，主要看其心理意向。材料是 30 张图卡和一张空白卡，有的适用于男孩和男人，有的适用于女孩和女人，有些是共用的。每套测验用 20 张，分两次测验，每次用 10 张。测验时一次取一张，要受试者根据图画主题讲一个故事。故事要包括以下内容：①图中主人翁以前发生了什么？②现在发生了什么？③他感到如何？④结局如何？等等。一般用 5 分钟讲述一个故事，大约是 300 字的内容。

第二次时要被试者将故事讲得更加生动形象并带有戏剧性，即令其更加发挥想象力。对空白卡片是让他想象上面有图，并根据图来讲故事。

TAT 测验的记分方法很复杂，临床上大都不喜欢用它那种繁琐的评分方法，而只是大体了解患者通过测验“投射”出来的心理状况。

第四节　心理健康评定量表

一、概述

评定量表是临床心理评估和研究的常用工具，是心理卫生评估的重要手段。它具有心理测验的特征，在形式上又有所区别。目前这类量表已越来越多地应用于门诊心理咨询和治疗、心身疾病的调查以及科研等领域，应用非常广泛。

(一) 评定量表的基本原理

评定量表中量表一词是表示数量的概念。例如，我们在评价一个人的好坏时，我们会把这个具体的人和一般的人比较，并分成若干等级：最好、很好、比较好、一般、较差、很差和最差等。这便是从好-差系列的7级评定法。把这样的方法规范化,应用于精神症状或其他医学心理情况的评定,便成为精神科的评定量表。

(二)评定量表的分类

可根据不同的分类方法划分,按其内容可以分为诊断量表、症状量表和其他量表;按其评定的方式可以分为自评量表与他评量表;按其适用病种不同可分为抑郁量表、焦虑量表和躁狂量表等。现在,世界上常用的精神科量表有上百种,单是症状量表,便有几十种。还有许多研究者,根据自己的研究需要,不断编制出新的量表。在医学心理学中常用的评定量表主要是精神症状自评量表。下面介绍几种临床上常用的评定量表。

二、90项症状自评量表

90项症状自评量表,又称90项症状清单。现版本由Derogatis编制于1973年。

本量表共有90个项目,每一个项目均采取5级评分制,让被试者自评自己的每项症状处于哪个等级。各等级具体说明如下。

1. 没有　自觉无该项症状。
2. 很轻　自觉有该项症状,但对受检者并无实际影响,或影响轻微。
3. 中度　自觉有该项症状,对受检者有一定影响。
4. 偏重　自觉常有该项症状,对受检者有相当程度的影响。
5. 严重　自觉该症状的频度和强度都十分严重,对受检者的影响严重。

在开始评定前,先由工作人员把总的评分方法和要求向受检者交代清楚,然后让其作出独立的、不受任何人影响的自我评定。由本人或临床医生逐一查核,根据"现在"或"最近一个星期"的实际感觉进行5级评分。

通过90项问题的回答,可测查10个范畴的内容,相应地分为10个因子,它们分别是:躯体化、强迫症状、人际关系敏感、抑郁、焦虑、敌对、恐怖、偏执、精神病性及有关睡眠和食欲等情况。

各因子分的计算:各因子分=各因子的各项目得分之和除以各因子的项目数。

各因子的项目分布如下。

1. 躯体化　包括第1、第4、第12、第27、第40、第42、第48、第49、第52、第53、第56和第58项,共12项。
2. 强迫症状　包括第3、第9、第10、第28、第38、第45、第46、第51、第55和第65项,共10项。
3. 人际关系敏感　包括第6、第21、第34、第36、第37、第41、第61、第69和第73项,共9项。
4. 抑郁　包括第5、第14、第15、第20、第22、第26、第29、第30、第31、第32、第54、第71和第79项,共13项。
5. 焦虑　包括第2、第17、第23、第33、第39、第57、第72、第78、第80和第86项,共10项。
6. 敌对　包括第11、第24、第63、第67、第74和第81项,共6项。
7. 恐怖　包括第13、第25、第47、第50、第70、第75和第82项,共7项。
8. 偏执　包括第8、第18、第43、第68、第76和第83项,共6项。
9. 精神病性　包括第7、第16、第35、第62、第77、第84、第85、第87、第88和第90项,共10项。
10. 其他　包括第19、第44、第59、第60、第64、第66和第89项,共7项。

最后评定以90项之总分、各因子分的水平以及突出的因子为依据,借以了解患者问题的范畴、表现以及严重程度等。按全国常模结果,总分超过160分,或阳性项目数超过43项,或任一因子分超过2分,可考虑筛选阳性,需进一步检查。量表还可前后几次测查,以观察病情发展或评估治疗效果。适用于精神科或非精神科门诊的成年患者。

由于本量表内容量大,反映症状丰富,较能准确刻划患者自觉症状的特点。故广泛应用于精神科或心理咨询门诊，作为了解就诊者或来访者心理卫生问题的一种常用评定工具。

三、抑郁自评量表

抑郁自评量表，简称SDS。由美国杜克大学医学院的Zung W. W. K于1965年编制。为美国教育卫生福利部推荐的用于精神药理学研究的量表之一，因使用简便，能相当直观地反映患者抑郁的主观感受，目前已广泛应用于门诊患者的粗筛、情绪状态评定以及调查、科研等。

SDS共包含20个项目，按症状出现的频度分4级评分：没有或很少时间、少部分时间、相当多时间、绝大部分或全部时间。其中第2、第5、第6、第11、第12、第14、第16、第17、第18、第20项目为反向计分，各项目累计即为抑郁粗分。

评定表格由评定对象自行填写，在自评者评定以前，一定要让他把整个量表的填写方法及每条问题的涵义都弄明白，然后作出独立的、不受任何人影响的自我评定。评定的时间范围是自评者过去一周的实际感觉。待评定结束以后，把20个项目中的各项分数相加，即得到总粗分，然后将粗分乘以1.25以后取整数部分，就得到标准分。按照中国常模结果，SDS总粗分的分界值为41分，标准分为53分。SDS适合用于有抑郁症状的成人，也可用于流行病学调查。

四、焦虑自评量表

焦虑自评量表，简称SAS由Zung于1971年编制。从量表结构的形式到具体评定方法，都与抑郁自评量表十分相似，仍为20个项目，四级评定，记分方法同SDS。其中，第5、第9、第13、第17、第19个项目为反向计分，各题目累计分即为焦虑粗分。用于评定焦虑患者的主观感受，也可用于流行病学调查。按照中国常模结果，总粗分的正常上限为40分，标准分为50分。

五、A型行为评定量表

A型行为类型的评定工作始于20世纪50年代，美国心血管病医师Friedman和Rosedman在对冠心病患者的性格、行为表现进行系统和科学的观察与研究过程中，发现"冠心病易患行为模式"，即A型行为类型，并制定了有关问卷及会谈评估办法。张伯源等修定了适合我国的A型行为评定量表，孙银香等则对临床会谈评估方法进行了修订。

A型行为类型评定量表，又称为A型行为问卷。该量表计有60个项目，其评定测验的内容包括3个部分：①TH：计25个项目，表示时间紧迫感或做事快等特征。②CH：也有25个项目，表示争强好胜，怀有戒心或敌意，缺乏耐性，情绪急躁等特征。③L：有10个项目，为真实性校正，即测谎题，用以考察被试回答问题的真实性，若L分≥7分，则应考虑问卷无效。

一般以常人得分的中间数27分为极端中间型，36分以上者为A型，18分以下者为B型，28～35分者为中间偏A型(或称A-型)，19～26分者为中间偏B型(或称B-型)。

六、大学生心理健康调查表

UPI是大学生人格问卷的简称，是为了早期发现、早期治疗有心理问题的学生而编制的大学生精神健康调查表。调查表是由1966年参加全日本大学保健管理协会的日本大学心理咨询员和精神科医生集体编制而成的。本问卷的中文版由清华大学樊富珉翻译修订，于1993年在我国正式使用。

UPI主要以大学新生为对象，入学时作为精神卫生状况实态调查而使用，以了解学生中神经症、心身疾病、精神分裂症以及其他各种学生的烦恼、迷惘、不满、冲突等状况的简易的问卷。本问卷由3个部分构成：第一部分是学生的基本情况；第二部分是UPI问卷主要部分由60个项目构成，其中4个项目是测伪尺度，其余56个是反映学生的苦恼、焦虑、矛盾等症状；第三部分为附加题，主要是了解被试者对身体健康状态的总评价以及是否接受过心理咨询和治疗，有什么咨询要求。

第五节　其他心理测验

一、生活事件量表

生活事件量表，简称 LES，是测量心理社会刺激强度的定量性量表。在生活事件的定量研究中，Holmes 的贡献得到世界各国的公认。为了编制适合我国情况的生活事件量表，1987 年张明园等参考了国外 Holmes 及国内杨德森、郑延平等人的量表和调查表，编制了生活事件量表。该量表协作组在全国 10 个省市内对 1364 名正常人进行了测试，并取得了我国正常人的不同年龄组，即青年（18～29 岁），中年（30～49 岁），更年（50～59 岁）和老年（60 岁以上）组的常模，已在国内临床和研究中应用。

LES 共 65 个项目，包括婚姻、恋爱、家庭、子女、学习、职业、经济、司法、人际关系等方面常见的生活事件。评定时，要注意调查的时间范围（3 个月或半年，或 1 年内），即只记录调查所定的时间范围内发生的生活事件。每一项的评分以我国正常人（常模）的调查均值计，根据被试的年龄组别可取相应的生活事件单位纳入统计。

二、应对量表

应对是应激源与应激心身反应之间的一个重要中介调节因素。当遭遇应激事件时，恰当的应对有利于解决生活事件，减轻事件对个体的影响。具有缓冲应激的作用。因此，测量一个人的应对水平，有助于了解其抗应激的能力。20 世纪 90 年代我国不少心理学家开始进行应对的定量研究，姜乾金编制的特质应对问卷即是其中一例。此问卷自 1987 年开始应用以来，证明有一定效度和信度。

三、社会支持量表

社会性支持量表是指一个人与社会联系的密切程度和质量，它具有减轻应激的作用，是可以利用的外部资源。Blumenthal 1987 年报告的领悟社会支持量表，简称 PASS，该表修订后共有 12 个项目。这 12 个项目（问题）均有被试进行自评，每个项目（问题）均采用 1～7 级计分法，即分为极不同意、很不同意、稍不同意、中立、稍同意、很同意、极同意 7 个级别。其中家庭支持分由第 3、第 4、第 8、第 11 题累计，朋友支持分由第 6、第 7、第 9、第 12 题累计，其他人支持由第 1、第 2、第 5、第 10 题累计。该问卷在国内已有使用报告。

四、LCVIT 职业兴趣测验

LCVIT 职业兴趣测验，系由我国著名工业心理学家、人力资源管理专家凌文辁教授于 2002 年参照霍兰德职业人格理论框架，根据中国国情筛选项目研发而成的，适合 16 岁以上中国人用的职业兴趣测验。该测验有 126 道题目，通过测试人的具体活动爱好、从事具体活动的能力、具体职业爱好来判断人的兴趣类型、适合的专业和职业，从而进行就业、升学指导及职业生涯设计。该测验具有良好的信度和效度，在学校、职业介绍所、人才中心及所有需要进行人才选拔的部门都有广泛用途。

五、记忆测验

（一）韦氏记忆量表

韦氏记忆量表由美国临床心理学家韦克斯勒于 1945 年编制而成。1946 年斯通仿韦式记忆量表编成一平行记忆量表，称乙式，因而前者称甲式。原量表共包括 7 个分测验，我国龚耀先教授（1979 年）修订时将分测验增加至 10 个，将测验的覆盖年龄从原量表 20 岁起下推至 16 岁起。这 10

个分测验的具体内容如下。

1. 长时记忆测验　包括个人经历、时间和空间记忆、数字顺序关系。

2. 短时记忆测验　包括视觉再认、图片回忆、视觉再生、联想学习、触摸测验和理解记忆。

3. 瞬时记忆测验　包括顺背和倒背数目。

以上各分测验有各自原始分，首先换算成量表分(0～20)，将各分测验的量表分相加即得量表总分，最后仿韦氏计算 IQ 的方法求出记忆商数(MQ)。MQ 低，可认为存在脑器质性疾病或脑功能障碍。

(二) 临床记忆量表

临床记忆量表是由中国科学院心理研究所许淑莲教授等主持，全国 31 个单位协作，于 1984 年编制而成。这个量表的特点是包括有文化和无文化两个部分的正常值，并拥有两套平行量表，主要应用于老年医学诊断和老年研究。

临床记忆量表共包括 5 个分测验量表，即指向记忆、联想学习、图像自由回忆、无意义图形再认和人像特点联系回忆。

1. 指向记忆　包括两组内容，每组 24 个词，其中 12 个词属于同类(指向词)，另 12 个相类似的词混淆在内(非指向词)，测验时要求被试者通过听觉记忆同类的指向词。

2. 联想学习　包括 12 对两个字构成的成对词，其中容易和困难的成对词各 6 对，也是要求被试者通过听觉记忆学习，记住每对词。

3. 图象自由回忆　包括两组黑白勾画图片，每组 15 张，15 张图片呈现完毕后，要求被试者立即回忆，并在 2 分钟内说出所有记得的图片内容。

4. 无意义图形再认　包括 20 张刺激图片，40 张再认图片，测验时先分别呈现 20 张刺激图片，然后随机呈现 40 张再认图片，要求被试者将与刺激图片完全相同的图片辨认出来。

5. 人像特点联系回忆　共有 6 张黑白勾画的人面图片，在顺序呈现图片的同时，向被试者口头重复介绍这些人像的姓氏、职业和爱好，然后以另一顺序呈现这些图片，要求被试者立即说出人像的姓名、职业和爱好。

以上 5 个分测验都有各自的记分方法，各量表得出的分数均为原始分，可分别换算成相应的量表分(0～40)，再将 5 项量表分之和按年龄查表换算成记忆商数(MQ)。这就是作为衡量人的记忆水平的指标。

六、神经心理学测验

神经心理学是近年来发展比较迅速的一门新学科，它以心理现象和大脑结构的相互关系为研究对象。国外临床心理学家利用多种心理测验方法测定脑损伤患者的知觉-动作技能、记忆、思维、言语、注意、智力等心理能力，已形成一些有效的、专门的神经心理学测验。这不仅给神经心理学的研究提供了有效手段，也给神经病学临床诊断提供了较为精确的方法。但由于临床 CT、核磁共振成像等检查技术的出现神经心理学测验已经比较少使用。国外用于临床诊断的神经心理学测验方法种类较多，国内曾经用于临床诊断的测验方法包括神经心理学成套测验、神经心理学成套测验等。

复习题

【简答题】

1. 简述心理评估的概念及应用对象。

2. 心理评估在护理心理学当中有何意义？
3. 心理评估人员应具备怎样的素质？
4. 个案法如何实施？
5. 简述个案法的优缺点。
6. 简述调查法的种类及优缺点。
7. 如何做到有效的调查？
8. 简述观察法的分类及优缺点。
9. 简述会谈法应注意的事项。
10. 智商是如何演变的？
11. 韦氏成人智力量表由哪几个分测验构成？
12. MMPI 的分量表有哪些？
13. EPQ 的分量表及意义。
14. 常见的心理健康评定量表有哪些？
15. SCL－90 筛选阳性的标准有哪些？
16. SDS 和 SAS 判断是在情绪问题的临界值各是多少？

第八章

心理治疗与心理咨询

导　学

内容及要求

心理治疗和心理咨询这一章包括3个部分的内容，概述，心理治疗和心理咨询。

第一节概述部分主要介绍心理治疗、心理咨询和医学心理咨询的概念，心理咨询和心理治疗的发展史，心理治疗和心理咨询的关系及两者的原则。重点应掌握心理治疗和心理咨询的概念，两者的关系与原则，了解心理治疗和心理咨询的发展史。

第二节心理治疗部分，主要介绍心理治疗的分类、心理治疗的过程和注意事项，心理治疗的主要方法，包括精神分析、认知疗法、行为疗法、人本主义、森田疗法、催眠疗法和支持性疗法的理论基础和治疗的技术和方法。该部分应重点掌握心理治疗的分类、过程、注意事项。精神分析、行为疗法的理论基础，贝克认知行为疗法中认知歪曲的几种表现形式。行为治疗的几种技术，支持疗法的基本方法。熟悉精神分析疗法的技术，行为疗法的技术，埃利斯合理情绪疗法的ABC理论，贝克认知疗法的操作步骤，来访者中心疗法的方法和步骤，森田住院治疗的步骤。

第三节心理咨询部分，主要介绍心理咨询的领域和范围，心理咨询的任务和形式，心理咨询的过程，心理咨询的技巧。需要掌握心理咨询的任务、过程、技巧。熟悉心理咨询的分类和形式。

重点、难点

心理治疗和心理咨询这一部分的重点是首先要掌握相关概念，比如：咨询、心理咨询、医学心理咨询、心理治疗的概念。有关心理治疗和心理咨询的过程、技巧及遵循原则。有关心理治疗和心理咨询的分类，各种心理治疗的理论基础。难点是对于心理治疗各种方法的理论及具体操作的步骤和方法等。

专科生的要求

专科层次的学生对具体各种心理治疗方法的技术和操作只是了解即可。需要掌握的是：

1. 咨询、心理咨询、医学心理咨询、心理治疗的概念。
2. 心理咨询和心理治疗的关系。
3. 心理咨询和心理治疗的原则。
4. 心理咨询、心理治疗的过程。
5. 心理咨询的分类和形式。
6. 精神分析疗法的理论基础。
7. 行为疗法的理论基础、。
8. 贝克认知行为疗法中认知歪曲的几种表现形式。
9. 行为治疗的几种技术。
10. 支持疗法的基本方法。

- 概述
- 心理治疗
- 心理咨询

第一节 概　述

一、心理治疗的概念

心理治疗又称精神治疗，是运用心理学的理论和技术，通过其言语、表情、举止行为并结合其他特殊的手段来改变求助者不正确的认知、信念、情感、态度、行为等的一种治疗方法。旨在减少求助者的心理困惑，减轻焦虑、抑郁、恐惧等心理症状。改变求助者的非适应行为并促进人格的成熟。医务人员在接触和诊治求助者的过程中，其言语、行为都会影响求助者的心理活动，如果能因此改善他的心理状态，通过解释、说明、支持、同情、相互之间的理解来改变对方，消除或减轻他心中的痛苦，改变他对人对事的态度和行为方式，就会起到心理治疗的作用。在医疗实践中，心理治疗与药物、手术和理疗一样具有治疗作用。每一位医务人员在与求助者的整个交往过程中，总在有意或无意地施加心理影响，并对求助者的疾病起到一定的治疗作用。

随着医学对求助者所起作用的研究日趋深入和全面，认识到对于某些疾病虽然已有一定特效的治疗手段，但是也只有当求助者动员起自身的能量，积极参与到治疗活动中，才能获得更为满意的疗效。随着医学心理学发展，逐步建立了一套用开导、启迪等心理学的方法，改变求助者的认知活动，调动其积极性，促使疾病向良性方向发展，心理治疗也就被当作一门独立和专门的技术而应用于临床各科中。

二、心理咨询概念

(一) 咨询

有询问、商议、建议、忠告的意思。咨询就是帮助人们去探索、研究问题，征求意见，使人们自己决定他们应做什么。

(二) 心理咨询

心理咨询指的是用心理学的观点和方法，给咨询对象以帮助、启发、辅导。通过心理咨询过程，咨询者帮助来访者认识他自己的经验，帮助来诊者改善人际关系、提高适应和应对环境变化的能力，自助、自强，促进身心健康。

心理咨询又可根据其不同群体，分为学校心理咨询、家庭心理咨询、职业心理咨询等。另外，根据其主要咨询内容又可分为人际心理咨询、法律心理咨询、教育心理咨询和医学心理咨询等。

心理咨询所提供的全新环境可以帮助人们认识自己与社会，处理各种关系，逐渐改变与外界不合理的思维、情感和反应方式，并学会与外界相适应的方法，不仅能够帮助来访者解决问题、排除困扰，还能掌握自我调节的方法，从而可以提高生活质量，提高工作效率，成功教育子女，处理好家庭关系。使人们充分挖掘自我潜能，适应和应付内外环境的变化，促进心理成长。

(三) 医学心理咨询

医学心理咨询是心理咨询中的一个重要分支，但它和普通心理咨询不同，它的主要对象是求助者或寻求医学帮助和指导的人，着重处理的是医学领域内的心理学问题。也运用心理治疗或医学治疗(如药物、物理治疗等)，帮助来访者恢复身心健康、适应外界环境。因此，医学心理咨询和整个医学的目标一致，是医学实践中的重要组成部分，是贯彻生物-心理-社会医学模式的临床实践。参加医学心理咨询的人员应该是临床医护人员，并具备相当的医学知识和技能，又具备一定的心理学、社会学的知识，这样才能真正达到帮助来访者恢复身心健康的目的。由于知识结构、工作范畴及社会需求，目前越来越多的护理人员都参与到为求助者做身心健康咨询的服务中。

三、心理治疗和心理咨询的发展史

心理治疗自古以来就存在。追溯到氏族社会，如果部落中有人生病，就被认为是神灵降灾所致，为此采取祭祀或赎罪的方式以求免除灾祸，求助者及其家属则顶礼膜拜。这种气氛稳定了求助者的情绪，并带来希望和信心，部分求助者由此而被治愈，这其中便包含有心理治疗的成分。

步入封建社会后，人类疾病的治疗开始由专门从事医疗职业的医生来承担，二千多年前的黄帝《内经》便已认识到心理治疗的重要性：精神不进，志意不治，病乃不愈，十分强调治神入手、治神为本。而“告之、语之、导之、开之”是我国传统中医采用的疏导式心理治疗。在西方，早在古埃及和古希腊时代就对心理治疗相当重视，把言语作为一种治病的工具，利用暗示、音乐、催眠等治疗疾病。

中世纪时期，把精神求助者当作魔鬼附体，采用锁绑、吊打、烧灼等摧残肉体的方法来驱魔，这是由于神学和宗教的至高权威，从而阻碍了心理治疗方法发展及应用。直到1792年，在法国精神病学家比奈的倡导下，采用人道主义的方法治疗求助者，使疯人院中的精神求助者摆脱了铁链与枷锁的摧残，心理治疗才又重新得到发展。

19世纪Braid、Charot、Janet和弗洛伊德等学者在研究催眠术的基础上创立了心理分析疗法，此疗法成为20世纪前半叶占主导地位的治疗，成为心理治疗发展史上的一个里程碑，影响深远。20世纪50年代以后，随着其他学科的知识和技术的渗入，心理治疗的方法和种类日益增多，人们对心理治疗的需要也不断增长，心理治疗工作者可以是精神科医生、临床心理学家、社会工作者及牧师等。各种专业的人员，如儿童保健人员、教师、司法工作者等都要求掌握一些心理治疗的知识和技术。由于各治疗家或学派的理论不同，心理治疗被看作是心理社会治疗或教育治疗，有的则看作是促使人格和自我发展的手段等。

纵观我国心理咨询业的发展，特别是20世纪80年代以来的情况，从总体上说，心理治疗与心理咨询是共同发展的，彼此之间并未有严格的区分。心理咨询发展史实际上也就是我国心理治疗的发展史。

在新中国成立以前,心理咨询和心理治疗工作的开展比较零散,虽然在职业指导、心理测量等方面开展过一些工作,但未形成较大的规模。新中国成立后,心理咨询和心理治疗事业既有曲折、停滞,也有兴旺、发展。

钱铭怡将中华人民共和国成立后心理咨询和心理治疗的发展划分为4个不同阶段:启动阶段(1949～1965年),在这一阶段中只有小部分专业人员进行了零散的心理治疗工作。空白阶段(1966～1977年),由于"文化大革命"的影响,这一阶段几乎没有一篇心理学文章或一本心理学著作发表,心理学被斥为伪科学。准备阶段(1978～1986年),这一时期有关心理咨询和心理治疗的文章开始在专业杂志上陆续发表,有了一个好的开端。这一时期还出版了一批西方著名心理治疗家的著作,如弗洛伊德、霍妮、荣格、弗洛姆等人的著作。初步发展阶段(1987年以后),从20世纪80年代以来,几乎所有西方最主要的心理咨询与心理治疗学派的理论观点及方法技术均已传入我国,心理分析、认知疗法、行为疗法、支持疗法、生物反馈、森田疗法、催眠暗示疗法、来访者中心疗法等。我国心理咨询和心理治疗在理论和方法上不但受到西方不同学派,也受到了中国文化的很大影响,表现出整合的治疗倾向。

四、心理咨询和心理治疗的关系

心理咨询和心理治疗目前都归属于临床心理学的范畴,但它们确实是两类不同性质的心理学操作技术。当然,心理治疗与心理咨询的关系非常密切。尽管如此,在实际应用中两者也常常结合在一起,但两者是有区别的。

(一) 对象不同

心理治疗的对象是求助者,无论是心理疾病、心身疾病、生理疾病还是社会疾病;心理咨询的对象一般不是求助者,在很大程度上是精神状态基本健康,而心理上存在冲突的亚健康者。

(二) 目的不同

心理治疗的目的着重是解决问题,需要通过治疗程序进行;心理咨询的目的着重是帮助发现问题,靠挖掘咨客自身的潜能来解除心理困扰。

(三) 关系不同

心理治疗师与求助者的关系是医患关系,治疗在医院、诊所。求助者需听取医生的建议并服从治疗,才能取得良好的疗效。但心理咨询师与求助者的关系是平等的关系,咨询场所在学校、工厂、社会机构等。在咨询过程中,是一个相互讨论、沟通问题,各抒已见的过程。

(四) 所用时间不同

心理咨询所用时间较短,次数较少;而心理治疗费时较长,治疗次数可由几次到几十次,在有些个案甚至耗时多年才能完成。

(五) 称谓不同

心理咨询与治疗同属帮助过程,但帮助者与求助者有不同的称谓。在咨询过程中,咨询者被称为咨询师,求助者被称为求询者或来访者。在心理治疗过程中,帮助者被称为治疗师,求助者被称为求助者。

除上述几点以外,心理咨询工作咨询者与治疗者的专业训练也有差异。心理咨询的形式多种多样,咨询人员的素质也差别很大。在国外,大部分心理咨询师所接受的专业训练时间要比心理治疗师短,专业学习内容相对少。尤其是在我国,多数咨询人员没有经过系统专业培训,而心理治疗师,无论在国内还是国外,基本上都受过严格临床治疗技能训练。

五、心理治疗和心理咨询的原则

心理治疗和心理咨询都是通过与来访者建立良好的关系的基础上进行的，有以下原则必须遵循。

（一）接受性原则

即对前来求治的求助者，不论心理疾患的轻重、年龄的大小。地位的高低、初诊或复诊，都热情接待，耐心倾听，细心诊治。在完成求助者的病史收集、必要的体格检查和心理测量，并明确诊断后，即可对其进行心理治疗。治疗师应持理解、关心态度，认真听取求助者的叙诉，以了解病情经过，听取求助者的意见、想法和自我心理感受。治疗师不应轻率地解释，否则就会造成求助者的不信任，必然导致治疗失败。

（二）支持性原则

即治疗师在充分了解求助者心理问题或疾患的过程和对其心理病因进行科学分析之后，通过言语与非言语的信息交流，予以求助者精神上的支持和鼓励，使其建立起治愈的信心。一般掌握求助者的第一手资料之后，即可进行心理治疗了。对求助者所患的心理障碍，从医学科学的角度给予解释，在心理上给求助者支持。防止求助者发生消极言行。调动求助者的心理防御功能和自我潜能，充分发挥语言的作用，使求助者感受到一种强大的心理支持。

（三）保密原则

在心理治疗的全过程中，应逐步对求助者的身心症状、不良心理、社会因素和性格等心理缺陷的病理机制加以说明、解释和保证；并对求助者的姓名、职业、及治疗过程给与保密。在实施心理治疗或咨询的过程中，需经常听取求助者的意见、治疗后的反应，充分运用人际沟通和心理相容原理，在心理上予以保证，正确引导和处理心理矛盾，逐步解决求助者的具体心理问题。

第二节　心 理 治 疗

一、心理治疗的分类

国内外关于心理治疗的分类很不统一，根据不同的分类方法，可以将常见的心理治疗分为不同的类型。

（一）按治疗形式分类

1. 个别心理治疗　是指心理治疗师对求助者进行一对一的单独治疗过程。治疗的对象往往有特殊的心理矛盾、隐私和深层次的问题。个别心理治疗便于治疗师比较细致、深入地了解求助者的问题，根据求助者各自的情况，进行有针对性的心理治疗。治疗以每周进行 1～3 次为宜，病情好转后，频率可适当降低直至结束。

2. 集体心理治疗　是指心理治疗师同时对两个或两个以上的求助者进行治疗的过程，这些求助者多具有类似的心理障碍。该治疗多以讨论和示范的方式进行，旨在激发求助者的自我探索的意识，发挥求助者的主观能动性，努力战胜疾病。集体治疗比个别治疗效率高，节省人力、物力，影响范围大。缺点是针对性不强，不能解决深层次问题。该治疗一般每周进行 1～3 次，1～2 周 1 个疗程。

3. 家庭治疗　家庭是一个系统，各成员之间的各种矛盾在个体心理疾病中起到了很大的作用。在这种情况下，不仅要治疗求助者本人，还要治疗其他家庭成员，注意他们间的相互关系以及他们的心理反应和态度，如青少年情绪障碍等的心理治疗就需要家长参加，以期良好效果。

(二) 按沟通方式分类

1. *言语治疗*　言语是运用语言表达思想进行交际的过程。言语心理治疗就是指治疗师通过言语影响求助者的认识和情感等心理活动,从而达到治疗疾病的目的。心理治疗师选用的心理治疗技术,如弗洛伊德的精神分析、罗杰斯的咨询者中心治疗等,都属于言语心理治疗。

2. *非言语治疗*　是指通过非言语的形式帮助求助者摆脱焦虑、抑郁、紧张的情绪或某些心身症状,达到治疗目的的疗法。配合言语治疗有助于收到更好的疗效。现在一些非言语治疗,如绘画、音乐、书法、心理戏剧疗法等,已经形成专门的治疗技术,临床实践证实有明显疗效。

3. *行为疗法或行为治疗*　此种疗法主要是通过求助者的动作来引起心理状态的变化,求助者通过学习,学会调整一系列的身心功能。该疗法必须在医生或心理治疗师的指导下进行。经常被采用的方法,如厌恶疗法、系统脱敏法、奖励法、生物反馈疗法等都属于行为疗法。

(三) 按意识范围大小分类

1. *觉醒治疗*　是指进行心理治疗时求助者的意识处于清醒状态,在这种情况下,求助者都能清醒地意识到治疗师表达的言语或非言语信息,自觉地思考,主动合作,有意识地调节自己的心理和情绪。如认知疗法、行为疗法、询者中心疗法等。

2. *催眠治疗*　治疗师有意识地运用特定的治疗技术,将求助者导入催眠状态,这时求助者只能和治疗师接触,意识处于狭窄状态,接受治疗师的言语指导。通过治疗师的暗示,求助者言听计从治疗师的解释、分析和指令,从而达到良好疗效。

(四) 按理论取向分类

可以有心理动力学取向的心理治疗、行为主义取向的心理治疗、认知心理学取向的心理治疗、人本主义取向的心理治疗等分类。

二、心理治疗的过程和注意事项

(一) 心理治疗的过程

在心理治疗过程中,从开始到结束,无论其所依据的是理论和技术属于何种取向,基本都包括以下几个基本阶段。

1. *初始阶段*　首先应该建立治疗师与求助者彼此信任的关系,了解求助者的心理状态,明确他们的求助目的,同时帮助求助者理清思路,树立他们战胜疾病的信心。同时,进行必要的体格检查和心理测量,进一步了解求助的智力、人格、行为和情感状况,发展合作关系。逐步了解和核实求助者的心理障碍及求助者的心理社会背景,判断障碍的程度和性质。此阶段即收集资料,建立关系。

2. *中期阶段*　在此治疗阶段,心理治疗师要向求助者适当介绍和解释心理治疗的目的、意义、方法和效果,还要剖析求助者的自我结构,明确认知、情感和行为等方面的问题。在此基础上,明确治疗目标,制定治疗对策。治疗目标应具体、实际,包括治疗的时间、次数和求助者的特殊要求等。治疗对策应包括各种理论学派的具体方法的选择和实施。此阶段即明确目标,制定对策。

3. *治疗巩固阶段*　在明确治疗目标,制定治疗对策后,治疗师可根据制定的治疗方案,以一种或几种治疗理论为指导,以解释、指导、启发、训练、暗示等方式对求助者进行治疗。求助者则通过领悟、模仿、学习,逐渐改变认知,建立新的健康行为,适应现实。

当求助者的病状消失或减轻,人格逐渐完善后,应逐渐脱离与治疗师的关系,终结治疗。但治疗师应经常随访,必要时可采用补充治疗措施,以巩固疗效,避免复发。此阶段即实施治疗,巩固随访。

(二) 心理治疗的注意事项

在心理治疗过程中,应该注意以下几个方面的问题。

1. 认识地位和作用　心理治疗的应用很广泛，但非万能。对于心因性、功能性心理疾病，心理治疗起主导作用；而对于一些急症和躯体疾病，心理治疗只起着辅助作用。因此在临床工作中，提倡心、身综合治疗。

2. 建立良好的治疗关系，取得求助者的信任　融洽、信任的医患关系是心理治疗成功的关键因素之一，它有利于建立求助者对心理治疗师的信任感，使求助者认真遵从医嘱，有利于治疗师准确掌握求助者的心理动向，及时调整治疗的步骤和方案；增进心理治疗效果。

3. 选择恰当适应证　心理治疗的适应证包括：求助者求治动机强，心理社会因素致病作用明显，心理治疗易实施，并能取得良好效果。具有一定文化水平的人，易实施心理治疗，而智力低下、无自制力的人，不易实施心理治疗。另外，应注意具体适用范围，每一种治疗方法都具有最佳的适应证。同时也应注意根据心理治疗师本人所掌握各种理论和技术的熟练程度，选择合适的方法。

4. 要严守职业道德　在治疗过程中心理治疗师职业道德的核心是保持中立态度，对求助者的病情、隐私应注意保密，避免卷入求助者的感情纠葛；充分尊重求助者的人格，保持强烈的同情心，使心理治疗进行顺利。

5. 应注意自身的素质培养　心理治疗师应丰富自己的知识和经验，完善自己的人格，扩大自己的情感包容度，锻炼耐性，培养敏锐的观察能力。还需具备包括哲学、社会学、心理学、医学等行业知识。丰富的知识，良好的素质，不仅有利于与求助者沟通交流，而且也有利于求助者产生遵医行为，增强治疗信心，使心理治疗得以顺利进行。

6. 环境要适宜　心理治疗需要注意环境的安静、清洁和舒适，让求助者感到温馨、温暖。

三、心理治疗方法

（一）精神分析治疗

精神分析又称心理分析，是以精神分析理论为基础的心理治疗方法。精神分析理论是由奥地利著名医生弗洛伊德在19世纪末创立的，也被称为心理动力学。弗洛伊德原是奥地利维也纳的神经科医生，以后转而从事心理治疗。在他的学说中引进了潜意识、欲望、压抑、力比多、冲动、本我、自我、超我等概念，成为说明人类心理和行为正常或变态的心理学理论。

1. 理论基础

（1）潜意识层次论：在弗洛伊德的前期著作中，他把人的心理世界分成3个系统：意识、前意识、潜意识（无意识）。

意识，是指清晰的思想，即此时此地的思维活动。也就是指心理的表面部分，是同外界接触直接感知到的一纵即逝的心理现象。

前意识，是有可能转变为意识材料的隐藏较深的意识。指无意识中可召回的部分，人们能够回忆起来的经验。它是潜意识和意识之间的中介环节，担负着稽查者的任务，不准潜意识的本能欲望侵入意识之中。

潜意识（无意识）是弗洛伊德整个精神分析学说中最基本、最重要的范畴，弗洛伊德的非凡之处就在于他发现了“潜意识”的存在，并揭示出这个存在的秘密。潜意识处于心理领域的最深处、最底层，是人类心理活动中最原始、最活跃、最不安分守己的因素，表现为种种为法律、伦理、宗教所压抑的原始的、野蛮的、动物般的本能和欲望（如性欲和食欲）。

弗洛伊德的潜意识决定论告诉我们：①人总是有潜意识的，它是以欲望为核心，而欲望又是以性欲为核心的。②人总是受潜意识支配的。③潜意识总是被压抑的。

（2）人格结构理论：弗洛伊德的精神分析学说在其生命的后期又有了新的变化。他认为，与人的心理世界中的意识、前意识、潜意识相对应，人的精神世界中也有3种人格结构，即“本我”、“自我”、“超我”。①“本我”的主要构成因素是“力比多”，表现为原始的生命本能。按“快乐原则”行事。

②“自我”是现实化的本能，它已从非理性的本我中分化出来。它的行为准则是“现实原则”。③“超我”是道德化的自我，是理想化的道德要求、行为标准，它最早来源于儿童对父母权威的认可。它遵循的原则是“至善原则”。

在弗洛伊德看来，人格的发展是一个潜意识与前意识、意识之间，本我与自我、超我之间的对抗与压抑的过程，如果上述三者保持平衡，就会实现人格的正常发展；如果三者失调乃至破坏，就会导致神经症。

(3) 性心理发展理论：弗洛伊德所说的性是一种广义的概念，他着手研究了个体性的发展，他认为这个过程可分为3个大的阶段：①口欲期(0～1岁)和肛欲期(1～3岁)，婴幼儿性心理的发展，这时性满足完全是从自己身体上的器官(如口腔、肛门等)获得的，属于一种自我享乐。②性蕾期(3～6岁)，这时小孩会舍弃自身而向外界寻求性对象，如母亲和父亲。③约从6岁到成年，这一阶段又可分为3个时期：第一时期可称为潜伏期(6～11岁)，其特点是儿童性活动的发展因受到外界影响和某种精神力量的压抑而完全停止外显。第二时期可称为青春发育期(11～14岁)，这时性器官已逐渐成熟，“力比多”的发展进入高潮。第三时期称为青年期(15～18岁)，其特征是青年人进入正常的婚恋，成家立业，走向社会。

弗洛伊德认为，一个人性的发展如果都顺利地通过了每一个阶段，就会成为一个正常的健康的人；如果遇到阻力或挫折而又不能克服，就有可能潜伏着以后发生心理障碍的危险因素，甚者会成为精神求助者。

2. 治疗技术

(1) 自由联想：在弗洛伊德看来，自由浮现于心头的任何东西，无论它是什么，都不是无缘无故的，都与前后浮现的其他东西有因果联系。弗洛伊德用自由联想作为精神分析的基本技术。这项技术要求求助者在治疗过程中暂时不去考虑现实生活中的任何问题，而让求助者把心头的一切想法都说出来。治疗师可以分析其无意识的原因，并输入求助者的意识层，起到治疗作用。

(2) 梦的解析：弗洛伊德认为，梦是通往潜意识的一个十分重要的途径。因为在睡眠状态时，超我的监察作用减弱，放松了对本我的控制和防卫，原来深藏在潜意识的愿望、恐惧和冲动，便以梦的形式浮现出来。只有通过对梦的解析，揭露出潜意识的动机，才能被求助者真正地了解，达到治疗的目的。治疗者通过对梦的内容加以分析，将梦的“显象”还原为它的“隐意”，进而发现潜意识中的动机和愿望。

(3) 阻抗分析：在自由联想时，弗洛伊德发现，求助者的联想并不“自由”。具体表现有说话缓慢、中断，或表现为局促不安；自称没什么可说的，回避一些问题，甚至与治疗师争论，不相信治疗师的解释；或迟到、记错治疗时间等。他把这类现象称为求助者对治疗的阻抗，并发现有些阻抗是有意识的，有些阻抗是无意识的。

阻抗的出现常常提示，分析已接近求助者高度敏感的东西，而这可能正是求助者问题的症结所在。消除阻抗往往是一个长时间的工作。它使求助者感到痛苦、令心理医生感到沮丧，这对双方都是一个挑战。

(4) 移情分析：在精神分析治疗中，弗洛伊德把求助者对治疗师产生的强烈的、无现实根据的情感或期望叫做“移情”，并将其分为正移情和负移情。在会谈中求助者往往把治疗师当作心理倾诉或发泄的某个对象，即把治疗师看作是与自己早年心理冲突有关的某个人，从而将自己的情绪转移到治疗师身上。移情的对象可能成为被热爱的人，也可能成为被憎恶的人。前者称为“正移情”，后者称为“负移情”。

移情实际上是求助者把自己早年生活中对某个人(通常是父母)的情感或态度转移到治疗者身上。通过成功的移情分析，治疗师可以为求助者提供早年感情经验的线索，有助于求助者对自身问题形成正确、深入的理解，从而达到对自身问题的领悟。

(5) 解析：精神分析学派治疗师运用以上所描述的方法，包括移情、自由联想等，来对人们的思想进行解析。治疗师试图帮助求助者了解自己的内在心理活动，理解他们问题的根源，进而进一步控制自己。解析是一种较难的技术。

经典精神分析疗法多适用于神经症求助者，主要有癔症、强迫症、恐怖症、性变态及性功能障碍等，以及某些心身疾病、心因性的躯体化障碍。通常为每周3～5次，每次约50分钟。该疗法在西方国家曾风行一时，但因疗程长，花费大，缺乏统一标准，结果难以重复等因素逐渐衰落。但是，精神分析治疗的影响不可低估，其基本原理和经典的心理分析技术仍在各种改良的心理分析疗法中运用。

(二) 认知行为疗法

认知行为治疗旨在改变求助者的观点、信念和思维方式，以帮助求助者克服情绪障碍和行为问题的方法。认知行为治疗的基本理论是：认知是行为和情感的基础，适应不良行为和情感与适应不良的认知有关。如果一个人将自己看作失败者，他可能会变得抑郁；如果认为自己不能适应某种环境，他就会尽力躲避这种环境。认知行为治疗就是要通过改变求助者关于自身的错误的思维方式和观念，并教会求助者一些适应环境的技能，以帮助他们克服不良的情绪和行为。

认知行为治疗的技术种类很多，常用的有：埃利斯合理情绪疗法、贝克认知治疗、Meichenbaum自我指导训练等。

1. *合理情绪疗法* 是20世纪50年代由埃利斯在美国创立的。合理情绪疗法是认知心理治疗中的一种疗法，因它也采用行为疗法的一些方法，故被称之为一种认知-行为疗法。合理情绪疗法认为，人们的情绪障碍是由人们的不合理信念所造成，因此简要地说，这种疗法就是要以理性治疗非理性，帮助求助者以合理的思维方式代替不合理的思维方式，以合理的信念代替不合理的信念，从而最大限度地减少不合理的信念给情绪带来的不良影响，来帮助求助者减少或消除他们已有的情绪障碍。

(1) 基本理论：合理情绪疗法的基本理论主要是ABC理论，在ABC理论模式中，A是指诱发性事件；B是指个体在遇到诱发事件之后相应而生的信念，即他对这一事件的看法、解释和评价；C是指特定情景下，个体的情绪及行为结果。通常人们认为，人的情绪的行为反应是直接由诱发性事件A引起的，即A引起了C。ABC理论指出，诱发性事件A只是引起情绪及行为反应的间接原因，而人们对诱发性事件所持的信念、看法、理解B才是引起人的情绪及行为反应的更直接的原因。

人们的情绪及行为反应与人们对事物的想法、看法有关。在这些想法和看法背后，有着人们对一类事物的共同看法，这就是信念。合理的信念会引起人们对事物的适当的、适度的情绪反应；而不合理的信念则相反，会导致不适当的情绪和行为反应。当人们坚持某些不合理的信念，长期处于不良的情绪状态之中时，最终将会导致情绪障碍的产生。

在合理情绪治疗的整个过程中，与不合理的信念辩论的方法一直是治疗师帮助求助者的主要方法。这几乎适用于每一个求助者，而其他方法则视求助者情况而选用。因为"辩论"一词的英文字头是D(disprting)，"效果"一词的英文字头是E(effects)，加入这两个字母，合理情绪疗法的整体模式于是就进一步成为ABCDE了。

(2) 韦斯勒(R. A. Wessler)经过归纳研究，总结出了不合理信念的几个特征：①绝对化，是指人们以自己的意愿为出发点，对某一事物怀有认为其必定会发生或不会发生的信念，它通常与"必须"、"应该"这类字眼连在一起。比如："我必须获得成功"，"别人必须尊重我"，"生活应该是很容易的"等等。合理情绪疗法就是要帮助他们改变这种极端的思维方式，认识其绝对化要求的不合理、不现实之处，帮助他们学会以正确的方法去看待自己和周围的人与事物，以避免陷入情绪障碍的可能性。②过分概括化，是一种以偏概全的不合理思维方式的表现。一方面以自己做的某一件事或某几件事的结果来评价自己整个人、评价自己作为人的价值，其结果常常会导致自责自罪、自卑自弃的心理及焦虑和抑郁情绪的产生。另一方面是对他人的不正确评价，这会导致一味地责备他人，以致产生愤怒和敌意等情绪。③糟糕透顶，是一种非常可怕、糟糕，甚至是一场灾难的想法。这将导致个体陷入极端不良的情绪体验如耻辱、自责自罪、焦虑、悲观、抑郁的恶性循环之中，难以自拔。对个体来说往往意味着碰到的是最最坏的事情，是一种灭顶之灾。

上述3种特征在人们不合理的信念中，往往都可以找到。每个人都会或多或少地具有不合理的思维与信念，而那些严重情绪障碍的人这种不合理思维的倾向尤为明显。情绪障碍一旦形成，往往是难以自拔的，因此需进行治疗。

(3) 合理情绪疗法的治疗步骤：①向求助者指出，其思维方式、信念是不合理的；指出不合理的信念与他们的情绪困扰之间的关系。介绍ABC理论的基本原理。②向求助者指出，他们的情绪困扰由于他们自身所存在的不合理信念所导致的，他们自己应当负责任。③通过以与不合理信念辩论方法为主的治疗技术，帮助求助者认清其信念的不合理性，进而放弃这些不合理的信念。④帮助求助者认清并改掉某些特定的不合理信念，从改变他们常见的不合理信念入手，帮助他们学会以合理的思维方式替代不合理的思维方式。

这4个步骤一旦完成，求助者就会以较为合理的思维方式取代不合理的思维方式，从而不会受到不合理信念的困扰。

2. *贝克认知治疗*　贝克认知疗法模型成熟于20世纪70年代的美国。这一咨询模型在基本原理、步骤、方法等方面都与埃利斯的合理情绪疗法相似，但它不是去强调教授当事人理性思维，而是强调双方共同合作，采用言语质询和行为实验等方法检测当事人认知假说的虚假性，从而纠正其原有的认知曲解。此外，概念清晰、操作简单、干预评估客观可信，也是该疗法的特征。

认知治疗的基础理论来自于信息加工之理论模式，认为人们的行为，情感是由对事物的认知所影响和决定。例如，如果人们认为环境中有危险，他们便会感到紧张并想逃避。人们的认知建立在自己以往经验的态度和假设基础之上。贝克指出，心理障碍的产生并不是应激事件或有害刺激的直接后果，而是通过了认知加工，在歪曲的思维影响下造成的。

歪曲的思维常以“自动思维”的形式出现，常是不知不觉地、习惯地进行，因而不易被认识到，不同的心理障碍有不同内容的认知歪曲，如：对现实和将来都持消极态度，抱有偏见，认为自己是无能、失败者等。因此认知治疗重点在于矫正求助者的思维歪曲。

(1) 贝克将常见的认知歪曲的表现形式归纳为以下几种：①任意推断。即缺乏足够的事实根据，草率下结论，如“他不和我打招呼，肯定是对我有意见”。②过分概括。即以偏概全，如“我这次考试没考好，真不是一个好学生”。③选择性消极关注。即个体选择一个消极细节，并且总是记住这个细节，而忽略其他方面，以致觉得整个情境都染上了消极的色彩。例如投了4次保龄球，有3次投中，他却把注意力放在不成功的那次上，抽取了让自己消极、抑郁的片面事实，“我真没用，又投不中。”④夸大或缩小。即任意夸大自己的失误和缺点，贬低自己的成就和优点。如偶有一次说话失误，就觉得这实在是糟糕透了。⑤两极思维。即将事情看成非黑即白，非对即错。如“除非我考上研究生，否则就是失败”。⑥个人化归因。即认为一切不幸、事故等都是自己造成的，因而内疚自责。如“老师今天心情不好，全是因为我的考试没考好”。⑦乱贴标签。在错误的基础上给自己贴标签，形成对自己个性的错误评价。比如因为和一位同事闹翻，就认为“我这人不受欢迎，是个孤独的怪人”。

功能失调性假设的特点与自动负性想法差不多，但它更加概括、抽象，隐匿于内心，因而也更加难以识别，是自动负性想法的基础，因此在认知治疗过程中，不仅要找到并检验自动负性思维，更要找到并检验功能失调性假设。这样才能从根本上解决问题。

(2) 贝克认知疗法的主要步骤和方法：①向求助者说明认知疗法的原理和采取认知治疗的理由，调动求助者参与和配合治疗的积极性。②识别和检验自动负性思维。可以借助埃利斯提出的ABC理论，找出A与C之间的B。检验负性自动想法的方法主要有两种：一种为言语盘诘法，通过敏锐而全面的提问引导当事人重新评估自己的想法，寻找比较积极、正确、现实的替代想法。向当事人提问如下：这样想的证据是什么？这样想有什么好处和坏处？有无其他可供选择的不同看法？这样想在逻辑上是否出错了？另一种检验方法叫做行为检验，即通过治疗师和当事人协作的方法设计一种行为作业，以检验当事人负性思维的真实性。③识别和检验功能性失调假设。识别功能失调性假设一般需要采取推论的方法，常使用下列程序：查找负性自动思维的主题、逻辑错误、盘诘追根法（咨询师反复提问“假如那是真实的，对你意味着什么”）等。④布置作业或制定行为计划，以鼓励求助者进一步检验其原有假设，并巩固其新的功能性假设，使其思维模式或信息加工过程得以矫正、回归正常。

(3) 贝克认知疗法的注意事项：贝克认知疗法在原理、步骤和方法上与埃利斯的理性情绪疗法有许多相似之处。干预的关键在于认知重构，须以认知干预为关键，在此基础上吸取行为干预的方法，作为辅助手段。

与埃利斯理性情绪疗法重视质辩不同，贝克认知疗法强调检验，更重视推理和行为事实，证实原有假设的不合理性。因而，同样具有说服力却少了些咄咄逼人的态势。干预者应保持充分的耐心，把握时机，不要急于求成、求变。贝克认知疗法对多种由认知偏差引发的情绪障碍有良好效果。

（三）行为疗法

行为治疗又称行为矫正（学习疗法），是行为主义学派将来自实验心理学的资料及有关的学习理论在治疗中的运用。行为主义理论认为：人的各种行为都是从外界环境学习获得的。而各种心理异常与躯体症状，也是一种异常行为。求助者可以通过学习和训练，改变原来的异常行为，学会新的健康的行为，达到治愈疾病的目的，这就是行为疗法的基本原理。

1. **理论基础** 行为治疗的主要理论包括美国心理学家华生的行为主义、俄国生理学家巴甫洛夫的经典条件反射和美国心理学家桑代克、斯金纳的操作性条件反射学说以及班杜拉的社会学习理论等。

(1) 经典条件反射：20 世纪初，俄国著名生理心理学家巴甫洛夫进行这样一个实验。将狗放在实验架上，实验者通过遥控，使窗口的灯亮，开始狗只是动一下，无唾液分泌。在灯亮几次后，将食物放在狗的面前，于是狗的唾液分泌。经过反复开灯，发现狗仍然分泌唾液。多次开灯而不放食物后，狗在见到灯后不再分泌唾液。这是以无条件反射为基础而形成的。即在初级条件反射的基础上引入一个新的中性刺激建立次级条件反射。由于人具有言语能力，可以用言语替代具体的刺激物，通过与无条件刺激配对，最后引起原来只有无条件刺激才能引起的反应。所以人能够以语词建立复杂的条件反射系统。

(2) 操作条件反射：美国心理学家斯金纳在实验基础上提出了操作性学习理论。有这样一个实验：把饥饿的小鼠放在一个空箱子里，里面伸出一杠杆，杆下面有一盘子，如果杠杆被按下，食物就会掉到盘子里。开始关在箱子里的小鼠乱跑，偶然会将杠杆压下，会得到食物吃。于是，小鼠压杆的频率增加了。去掉食物与杆的联系后不久，又发现其压杆的频率下降。操作条件反射与经典条件反射的区别是前者是主动的，先有行为；而后者是被动的，受刺激后才表现出行为。人同样如此，实验研究证明，人可以用语言声音或手势代替具体的强化物。同时，在实际心理治疗中，只要治疗者对期望的某种行为予以奖励，这种行为就会获得强化，反之若施以惩罚，则会加快消退的速度。

(3) 社会学习理论：模仿学习是现代社会学习理论的基础。模仿学习是指个体通过观察他人而习得复杂行为过程。班杜拉在模仿学习方面提出了 3 个效应：①示范效应。②抑制-去抑制效应。③诱发效应。

班杜拉的社会学习理论特别强调榜样的示范作用，认为人的大量行为是通过对榜样的学习而获得的，不一定都要通过尝试错误学习和进行反复强化。和建立条件反射一样，榜样学习也是人类的一种社会学习的基本方法，其过程分为 4 个步骤：①注意：榜样的特征引起学习者的注意，可以是有意识或是无意识的。②记忆：将榜样内容、特征保持在记忆中，必要时再现。在保持过程中应不断再现榜样的表象。③认同：学习者将榜样的特征纳入自己的行为之中并赋予自身人格的特征。④定型：当模仿的行为得到外部或自我的不断强化之后，习得行为相对稳定建立起来并保持一定的状态。

2. 主要治疗方法

(1) 系统脱敏法：系统脱敏法又称交互抑制法，它是由沃尔普(Wolpe)根据两种相反的行为或情绪互相抑制不能同时并存的设想而创立的，是当前最为盛行的行为治疗方法之一。

一般分为 3 个步骤：①评定焦虑等级：治疗师首先帮助求助者找出诱发焦虑的对象，然后将它们从低到高通常划分为 5、7、9 个等级。②肌肉放松训练：假设是放松同焦虑是对立的，放松可以减轻和制约焦虑。放松的目的就是将这种放松状态同诱发焦虑的情境联系起来，逐渐减轻焦虑。③脱敏过程：具体操作是让求助者在肌肉松弛的情况下，从最低层次开始，想象产生焦虑的情境，直到想象这一刺激时达到安全放松为止，再进行高一层次有焦虑情境的想象，最终到想象最恐惧的情境时，也能做到完全放松。然后，再进入实际场景也能做到放松。此时，求助者就学会了用放松替代焦虑，原来引发焦虑的刺激也就不能诱发焦虑了。系统脱敏法在临床中应用较广，主要适应证有焦虑症、恐怖症和其他伴有焦虑情绪的心身疾病。

(2) 厌恶疗法：厌恶疗法是一种通过惩罚手段引起厌恶反应，去阻止和消除原有不良行为的治疗方法。其原理是操作条件反射中的惩罚作用，是使某种不良的行为反应和痛苦的刺激建立条件反射，从而导致不良行为的消失。具体方法是首先确定靶症状和选择适当的厌恶刺激，治疗师与求助者共同确定靶症状和共同商讨厌恶刺激的设计。然后，在不良行为发生的同时，实施厌恶刺激。临床上常用的厌恶刺激有药物刺激、电击刺激、橡圈弹腕刺激、想象刺激等。应当指出的是，在实际选择厌恶刺激时，应该选择那些易于施加、易于定量、易于撤除的刺激，以便将求助者的不良反应降到最低点。

(3) 标记奖励法：又称代币券法，主要是通过奖励的方法，使用一个正性的强化物(即奖品)增加求助者自发的正常反应，使已有的异常反应得不到增强而消退，最后使新建立的正常反应代替原有的变态反应。具体应用时常把强化物抽象化，亦即使用代币或筹码。如向一个孤独、忧郁、被动的求助者讲明，如果他主动接触别人，与人亲切交谈时，就给以若干代币，求助者可用此币来换取他所希望得到和喜欢的物品。这样求助者就能逐渐地改变其症状，变得较为主动。代币亦可改用记分法，当求助者行为改善达到一定分数时，可给一定的奖品，但奖品必须是对求助者有价值或有兴趣的东西。此法主要应用于精神求助者和儿童的行为矫正，同时也应用于教育管理方面。

(4) 模仿法：又称示范法，即通过电影、幻灯和实地实习，使具有异常行为者模仿、学习正常的良好行为来改变其固有的不正常行为，从而达到治疗的目的。这对儿童孤独、恐怖等异常表现有较好的效果。

(5) 放松疗法：放松疗法又称松弛训练，属于行为疗法的范畴。是指在医生的指导下，通过各种固定的程序反复练习，使求助者肌肉放松、心境平和，它是一种自我心身锻炼的方法。通过放松训练个体可以学会有意识地控制自身的心理生理活动，达到降低机体唤醒水平，以缓和心身两方面的紧张的目的。其原理是应用意念来改变自主神经系统的兴奋性，从而控制机体某些不随意的内脏生理活动。我国的气功，印度的瑜珈、日本的禅道及西方的放松训练等都属于放松治疗。

放松治疗的方法、种类、流派较多，临床上主要有渐进性放松训练和自身训练两种方法，以下分别做以介绍。①渐进性放松训练：渐进性放松训练是由美国物理学家雅克布森 1938 年创立的一种由局部到全身、由紧张到松弛的肌肉放松训练。具体做法是：让求助者处于舒适位置，或坐位或卧位，先做深而慢的呼吸，然后进行“收缩-放松”交替训练，每次肌肉收缩 5～10 秒而后再放松 30～40 秒。从手部开始训练，然后依次是前臂、肱二头肌、头颈部、肩部、胸部、背部、腹部、大腿、小腿、脚部，最后做到全身放松。放松的标志是面部无表情,各肌肉均松弛,肢体和颈部张力减退,仰卧时脚趾外翻、呼吸变慢,有时可听到呼吸声。每做一次训练需要 20～30 分钟,该法早年主要用于焦虑和紧张性头痛,现在广泛用于各种心身疾病并与系统脱敏治疗结合使用。②自律训练:自律训练是一种解除紧张、调节机体功能的放松技术,是一种通过人有意识的主观意志控制机体生理病理功能活动,从而达到心身平衡和治病健身的心理治疗方法。自律训练是一种"自我暗示、自我催眠"的意念疗法。

(6) 生物反馈疗法:生物反馈治疗又称"生物回授疗法"。1967 年,美国心理学家米勒首先用动物进行操作条件反射训练,进而发现人体的内脏功能是可以控制的。他以行为主义理论为指导,并结合近代系统论、控制论和现代生理科学仪器,将人体内的生理或病理功能描记下来,并同时转换为声、光或屏幕图像等直观的反馈信号。求助者根据不断显现的反馈信号学习调节自己体内的生理功能,使生理功能恢复到或保持在一个适合的水平,从而达到防治疾病的目的。

生物反馈是指个体通过对自身生理功能的了解,学会改变自己内脏活动的方法和技术,又称内脏学习。具体地讲,就是应用现代电子仪器,将人体的生理活动如皮温、电阻、血压、心率、肌肉张力、脑电波等信息,经过仪器放大、转换以声光等可视可听的信号,直接输回人体,显示出求助者控制体内活动的过程。借助生物反馈仪,医生可以指导求助者控制生理活动,达到治病健身的目的。

(四) 人本主义心理疗法

人本主义心理学的基本假设是:人类在物质生活已有初步保障的基础上有可能自觉追求高级价值的实现。它既反对以潜意识动力为核心的心理动力学派,也不同意单纯强调环境强化作用和学习训练的行为主义学派。人本主义心理学认为每个人都有自我实现的主导性动机和内在潜能,只要治疗师给予来询者以无条件的积极关注,做到尊重、共情和真诚,来询者就能发现对自己负责的力量,自己解决自己的问题。

来访者中心疗法

(1) 理论基础:来访者中心疗法又称为"非指导性治疗",是美国心理学家罗杰斯 20 世纪 40 年代创立的一种心理咨询和心理治疗方法。罗杰斯强调来访者应自己找出更好地应付现实矛盾的途径和解决现实生活问题的方法。治疗师应设身处地地理解来访者的内心世界和愿望,将自己的注意力集中在来访者的自我观念上。在治疗时,治疗师不要以专家、权威自居,而应是一位有专业知识的朋友,与来访者建立融洽的关系,给来访者带来温暖与信任感。治疗时不下指令,也不进行调查分析,主要集中于来访者的思维与情感;耐心倾听诉说,表示同情与理解;让来访者在充分表达与暴露自己的过程中,体验到自己情感与自我概念的不协调,从而改变自己,走向痊愈。

(2) 治疗的方法:来访者中心疗法的基本目标是提供一个适宜的气氛或环境,使来访者在这个气氛和环境中能成为一个有作用的人。具体地说,来访者中心治疗就是提供一种咨询关系,求助者利用这种关系可以使自己得到成长、发展和改变。为了达到这种适宜的气氛和建立这种咨询关系,在治疗过程中,心理治疗师应持有以下几种态度:①真诚:即心理治疗师的真诚态度和自身的和谐一致。强调医患关系的真实性,应使求助者看到治疗师的态度,不怀疑治疗师有任何保留。②无条件积极关注:即给求助者以积极的关注。治疗师应把求助者作为有价值的人而加以尊重,目的是为了给求助者提供一个温暖的、安全的咨询关系。③理解:即治疗师要敏感地、设身处地地理解来访者的内心世界,可以说这种境界就是心理治疗的实质所在。④表达:即治疗师把表里一致、接受和理解到的东西表达给来访者。这种表达对来访者的转变有极大的作用。治疗师的这种态度,也就是来访者中心疗法实施的原则。

(3) 治疗的步骤:来访者中心疗法的方案和过程不是由治疗师决定的,而是由求助者自己决定。具体实施步骤是:①建立一种平等的医患关系,创造一种良好的、适宜的会谈气氛;②倾听求助者无所顾忌、不加防卫的叙述;③帮助求助者宣泄其内心的感情,加深自我认识;④帮助求助者自己寻找解决问题的最佳方法和途径。

（五）森田疗法

森田疗法是1920年由日本慈惠会医科大学的森田正马教授倡导，而后由其弟子高良武久教授继承并发展起来的一种治疗神经症的方法。森田疗法的产生受到了佛教的影响，并带有明显的东方文化色彩，其理论来自森田正马本身的神经症体验和多年的临床实践。

1. 理论基础　森田认为，神经症的发生基础是共同的素质倾向（也称疑病素质），表现为内向、敏感，被自我内省所束缚，经常担心自己的健康。这些都是人类本能的"生存欲望"，具体表现为"想长寿、超脱、向上发展、丰富知识"等。森田认为"生存欲望"是每个健康人都有的欲望，且能建设性地利用这些欲望。如果"生存欲望"受到了挫折，就会变为单一的精神倾向，并指向自身，便形成了神经症。当求助者出现某些症状时，注意力越集中在这些"症状"上，感觉就越敏锐，"症状"也就越重，因而导致恶性循环，森田称其为精神交互作用。森田把具有疑病素质的人所产生的这种恶性循环状态统称为神经质。现代森田学派的代表人物高良武久先生为了将森田所说的神经质与平常所表达的神经质性格倾向的神经质相区别，称神经质为神经质症。一般认为神经质症是神经症的一部分，是森田疗法真正的适应证。

2. 治疗的方法　森田疗法在临床上主要有住院治疗和门诊治疗两种形式，此外，还有通信治疗、读书治疗以及集体学习会等形式。以下着重介绍住院治疗、门诊治疗和森田理论集体学习会。

住院治疗：这是森田疗法最初创立的治疗形式，是治疗神经质症的最佳方法。主要适用于较重的神经质症的求助者。住院治疗的目的是切断求助者精神交互作用，使求助者养成外向型的生活态度，最终使求助者获得对生活体验的自信。住院治疗分以下4期进行。

（1）绝对卧床期：一般4～7天，在此期间禁止求助者与外界接触，不与他人会面、谈话，不读书和吸烟等，不进行任何安慰。除进食、排便外绝对卧床。

（2）轻工作期：一般3～7天，仍然禁止读书和交际，晚间卧床休息7～8小时，白天到户外做轻微工作。第三天开始，除从事轻微劳动外，开始让求助者写日记，要求不许写有关病的问题，只写一天做了什么，有什么体会。

（3）重工作期：一般7天左右，让求助者从事些稍重的工作。工作主要有农田、园艺、炊事、手工操作等，也包括体育活动、集体游戏、音乐欣赏等。这期间，允许求助者读书，但继续禁止会客和交际。

（4）生活训练期（也称出院准备期）：一般1～2周，这期间可外出参加实际生活和工作，晚上回医院居住，并要求求助者继续写日记，并可谈论病情变化和治疗体会。

住院的目的是使求助者对精神的自然流动及其演变有实际体会。因此，对卧床期可能流露出的心理状态事前不能向求助者说明，这是非常重要的。因为求助者事前如果知道在此期内产生无聊、悲观的情绪，便会采取预期态度，心理的自然流动就会被歪曲。森田疗法的整个疗程一般需要40～50天。

3. 适应证和禁忌证　森田疗法适用于神经症，包括神经衰弱、强迫观念如强迫思维、疑病症及各种恐怖、发作性神经症和焦虑发作、呼吸困难发作及某些心身疾病。目前，在日本已开始应用于癌症和酗酒者的心理治疗。森田疗法不适用于癔病。

（六）催眠疗法

催眠治疗是一种古老的心理治疗方法。它是采用催眠技术从而达到治疗目的的一种心理治疗方法。单纯的催眠术不能达到治疗目的，催眠治疗必须通过催眠诱导（导入催眠状态的各种方法），使求助者进入催眠状态后，凭借暗示才能解除求助者的痛苦，所以又称其为催眠状态下的暗示疗法。

1. 催眠的概念　催眠是一种特殊的心理生理状态。从心理学角度来看，催眠是一种"心理分离状态"，表现在不同心理过程的部分与整体之间出现分离与脱节。从生理学角度来看，催眠是一种伴有意识范围变窄的"意识改变状态",使人对环境及自身情况的注意和知觉发生改变。

在催眠状态下,个体呈现出以下特点:注意及知觉范围缩小,被催眠者选择性地与外界发生联系;暗示性强,表现为独立的判断能力下降,易接受外界影响,对施术者的解说和指令"盲目服从";可出现感、知觉和运动等方面的改变,如错觉、幻觉和一些不自主运动;可出现自主神经功能和内脏功能的变化,如呼吸、心率、血糖等的变化;可出现时空意识的变化,如成年人用儿童身份思考和处理问题;出现记忆改变,如催眠能使遗忘的信息再现,在施术者的暗示下,对催眠过程产生部分或全部遗忘。

催眠不同于睡眠,许多研究表明催眠状态下的脑电活动与睡眠的脑电活动毫无共同之处,而与安静的、清醒状态下的脑电活动相同。关于催眠机制的解释,目前无一致看法。

2. *催眠治疗的方法* 在实施催眠治疗之前,首先应向求助者说明催眠治疗的性质和目的,介绍其方法简便易行,无任何痛苦和不良反应,使求助者能心领神会施术者的指令并能努力执行,消除求助者的神秘感。同时要测定求助者的可催眠性,可催眠性越高越易进入催眠状态,并从中获得疗效。

测定可催眠性以后,先让求助者平卧于治疗床上或坐在靠椅上,调整呼吸,全身放松,然后进行催眠诱导。

催眠诱导主要以言语诱导为主。催眠诱导词应以缓慢、低沉、单调的声调念出,诱导词的内容要结合求助者的环境背景、文化素养及既往经历,并结合求助者的实际情况,有的放矢。导入催眠状态的时间因人而异,但一般不应超过30分钟,否则应停止催眠。当求助者催眠状态达到一定深度时,就可以进行治疗了。

(七)支持性心理治疗

1. *概念* 支持性心理治疗也称为"一般性心理治疗"。它是各种专门的心理治疗理论与方法的基础,又与各种特殊的心理治疗理论和方法相区别,此疗法从内容上看集中在对求助者进行劝解、疏导、安慰、解释、鼓励、保证和具体的行为指导上,其理论背景是一般的医学和心理学知识。从适用对象看,包括几乎所有的门诊和住院求助者,也有生活中遭遇挫折、打击、丧失或陷入困境中的人。从实施的途径看,有经验的临床医生、心理医生、社会工作者,在与求助者接触的过程中,都或多或少、有意无意地采取了该方法,以减轻他们患病或遭遇困境后出现的焦虑、恐惧、抑郁、冲动等负性情绪反应。

2. *基本方法* 使求助者获得心理的支持是各种心理疗法发生作用的共同因素。所以说支持性心理治疗是各种特殊心理治疗最基础的工作。

(1) 支持与鼓励:所谓支持,就是要让当事人感受到来自医生、家人和社会的关心,有人在帮助他共同应对困境。当一个人独自面对困境时,会出现胆怯、恐惧、绝望等表现。在这类情形下,医生和护理人员的帮助、关注、支持,无论它是物质方面还是心理方面,都可能重新点燃当事人希望的灯,鼓起战胜困难的勇气,积极寻找克服困难的办法,并最终从困境中走出来。

支持的目标是带给当事人一种积极的、正面的情绪体验,而这是他得到支持前所不具备的。采取支持技巧时,必须注意的问题是,治疗者不能只表态而不行动,采取实际的、确实能够对当事人有所帮助的行为,是最佳的支持方式。

鼓励是治疗者对当事人的发现、赏识,是揭示他自己不自觉的优点、长处和优势。治疗者的鼓励可以帮助当事人增强自尊心和自信心。对于鼓励,应该符合当事人的实际情况,不能简单地说"没问题"或"有优势",而是应该确实发现当事人的长处。

(2) 倾听与投情:倾听是心理咨询的基本技术。在心理治疗的会谈过程中,倾听对方的谈话不仅仅是听,而且要听懂对方所讲的事实、所持的观念、所体验的情感等。为了更好地实现倾听的目的,还可以采取一系列的技巧。具体包括采取恰当的提问方式、鼓励与重复对方的语句、针对某个问题进行说明、会谈、总结等。

倾听的基本要求是治疗者能够在投情的水平上倾听求助者的倾诉。单纯有丰富的知识或高超的技巧并不足够，首先，要有同情心。其次，用心倾听、体会、感受当事人的内心世界，进入当事人的内心世界。第三，以言语准确地表达对求助者内心世界的理解。第四，引导求助者对其感受作进一步的思考。如果治疗者与求助者能够在投情的水平上进行交流沟通，心理治疗就成功了一多半。

(3) 说明与指导：说明是指治疗者针对相关问题进行解释。相关知识缺乏，或者是受错误观念的影响，会导致一些人出现情境性的心理问题。此时，采取支持性心理治疗方法的重点是进行知识教育，或先纠正错误的观念，并以正确的观念指导行动。指导是治疗者对求助者提出行动建议，采取适当的方法解决问题。

第三节 心理咨询

一、心理咨询的领域和范围

心理咨询涉及的领域很广。在国外，心理咨询已发展成为一门学科，"咨询心理学"。凡在工作、学习、家庭、疾病、预防、康复、育儿等方面出现的心理问题，都属于咨询的范围。西方心理咨询的范围主要有以下几个方面。

(1) 学校咨询：学校一般可设有专职的心理学工作者，以解决师生的心理学问题。如新生不适应学校的新环境；学生遇到学习或适应方面的困难；师生关系和同学关系方面的困难；克服学习障碍及儿童不良行为矫正等问题。

(2) 职业咨询：对雇用人员都要有包括心理素质条件在内的各种要求，且不同行业录用条件不同。择业者则希望知道如何选择适合自己的理想职业，以及应具备何种心理学条件、专业知识、身体素质和仪表能够得到理想职业。

(3) 婚姻和性问题的咨询：在美国离婚率较高，接近结婚率的一半。性功能障碍的比例也较大，因此要求婚前及婚后保持性生活和谐的咨询逐渐增多。

(4) 医院和医疗中心的咨询：在西方的一些国家，不仅有专门的心理咨询机构，而且每个医院都有心理学工作者从事心理咨询工作。心理咨询、心理治疗及心理健康教育活动的开展之间是密切联系的。心理咨询的对象范围较广，基本上都在正常人的范畴。他们可以是在自我成长和发展中有心理困扰的人；也可以是同时伴有不良心身症状，能意识到自己存在的问题，能表达自我体验具有寻求专业人员帮助的愿望，主动寻找心理咨询师要求心理咨询的人，这些人均可以被接纳进行心理咨询。

二、心理咨询的任务和形式

(一) 心理咨询的任务

心理咨询可以为人们提供全新的人生经验和体验。对于健康人而言，心理咨询为其提供的全新环境可以帮助他们认识自己与社会，处理各种关系，使其更好地发挥他们的潜力；对于有心理问题的人而言，可以通过心理咨询为其改变与外界不相融的思维、情感和反应方式，学会与外界相适应的方式。

心理咨询就是为了达到以下几方面的目的：①建立新的人际关系。②认识自我内心的冲突。③帮助求助者面对现实问题。④增加求助者的心理自由度。⑤帮助求助者做出新的有效行为。

(二) 心理咨询的分类和形式

根据心理咨询的内容，可以分为发展咨询和健康咨询；根据咨询的规模可以分为个体咨询和团体咨询；根据咨询采用的方式可以分为门诊咨询、信函咨询、专栏咨询、电话咨询和网络咨询。

1. 门诊咨询　这是临床心理咨询的主要方式。心理咨询门诊一般有两种，一种是设在专科医院，如精神病院的心理咨询，解决康复或出院的精神疾病求助者和求助者家属的心理问题，主要内容是精神病的防治知识。另一种是设在综合性医院，由心理学家、医生、社会工作者独立或联合咨询，主要解决求助者的心理健康、心身疾病、神经症等多方面的问题。门诊咨询是心理咨询中最主要而且最有效的方法。

2. 个别和团体心理咨询　根据咨询对象的数量来分。个体咨询是对某个来访者进行个别咨询。团体咨询是咨询师把具有同类问题的求助者分成若干小组或较大的群体，对他们进行有关问题的集中咨询。这种方法较个别咨询节省时间和精力。集体咨询中的氛围和相互交流能产生积极的互动效应，促进每个成员的心理调适。团体咨询的应用有其专门的适应范围，这种咨询针对性较差，不能解决个别的、特殊的心理问题。

3. 信函咨询和专栏咨询　心理咨询机构通过信件或在报纸杂志上开设的专栏对求助者所提出的问题请专家给予答复。这种方法不受时间场所的限制，对普及心理健康知识有着重要的积极意义。但是，因信件中所含的信息量比较少，往返交流的周期也较长，因此，一般的科普文章难以有针对性地解答每个人的特殊问题，实践中受到一定的限制。

4. 电话咨询和网络咨询　这是通过电话通话和网络通信的交流方式对求助者的心理问题进行解答、解释、支持、鼓励和提供解决问题的建议，它对于缓解情绪的应激反应和干预心理危机能起到及时、明显的效果。此种咨询形式适合于受躯体状况、地理环境限制不能直接寻求心理咨询师，以及由于个人生活风格或生活习惯，不愿意面对心理咨询师的求助者。优点是方便，不足是难以确定求助者的真实身份。

(三) 心理咨询的过程

心理咨询工作主要以面谈的方式进行，因此，在个别心理咨询过程中，基本包括了以下几个阶段。

1. 初始阶段　了解情况。这是心理咨询的第一阶段，也是准备阶段，该阶段是咨询师和求助者建立良好关系的开端。咨询师一方面要了解求助者的基本情况，另一方面要对求助者的表情、姿势、神态、举止、动作等外表给予关注，更重要的是关注他们的心理状态，如情绪、思维、语言。此阶段主要包括填写记录首页和专心倾听。

2. 探讨反应阶段　寻求问题症结。这是心理咨询的第二阶段，此阶段主要是探讨求助者的反应方式，即在第一阶段倾听的基础上探讨他们的反应方式和什么是合理的反应方式；同时，让求助者能敞开心扉表达自己，倾诉自己的问题，并能启发他们进行反思，帮助求助者认识自己，认识自己与客观环境的关系，认识自己行为所产生的后果。咨询师必要时为求助者做心理测量，咨询师利用自己的专业知识和技巧进行综合分析后，准确地找到求助者的问题症结。

3. 行为转变阶段　确立并实施方案。第三阶段是咨询的重要阶段，因为求助者是在此阶段转变自己的，所以明确求助者的问题症结后，咨询师要为求助者制定一个切实可行、具体的指导方案。此方案的实施者是求助者，因此在制定方案时必须让求助者参与。在此过程中，咨询师要有针对性地进行心理和行为指导，为求助者解决心理问题，解除其心理压力，引导求助者改变认知结构，调节自己在客观环境中的行为，树立对人对己和对事的正确观点及态度，重新建立良好的人际关系和行为习惯，真正达到与环境的和谐统一。

4. 发展巩固阶段　确定咨询效果。此阶段的重点是对求助者进一步评估进度、督导和鼓励支持。咨询工作是持续性的，所以对求助者的咨询效果应该专人负责，追踪检查。在每次咨询时，咨询师对会谈的内容、解决问题的建议及求助者的反应，均应有小结式的纪录，要定期总结效果以求得求助者的全面发展和成长。此阶段的技术关键是倾听、探讨反应和评估激励等。

(四) 心理咨询的技巧

心理咨询主要是咨询师与求助者之间以面谈的形式进行，他们之间存在着复杂的人际沟通过程，因此应该在沟通上讲究技巧，否则，咨询工作将难以顺利进行。

1. *耐心倾听* 咨询过程中咨询师要耐心细致地倾听求助者的表达，启发求助者谈问题、谈苦恼、谈个人经历与社会环境的关系等，以便获取可供分析的信息。同时还要表达出自己的同情心，以取得求助者的信任，要为求助者提供宣泄情绪的机会。

2. *及时归纳和分析问题* 在倾听的同时，对求助者的问题要及时进行思考，找出引起其苦恼的核心问题，并与求助者共同进行讨论和分析。对整理出的问题及所作的分析和结论要征求求助者的意见，证实其准确性，以便有针对性地做下一步指导，让求助者信服。

3. *解答关键性问题* 解答问题时，一定要重点突出，有针对性地解答最关键的问题，对于其他有关的次要问题，逐步分析解答。

4. *解答需结合实际情况* 在问题解答及指导时，要顾及求助者的文化水平、性格特点以及解决问题的可能条件，要实事求是，根据具体情况而定，以便达到目的。在措施实行中，还要不断地征求意见。切忌不合实际的夸夸其谈，或主观评论。

复 习 题

【A 型题】

1. 心理治疗中治疗者与被治疗者的关系应该是： ( )
A．亲密无间的关系 B．职业性关系 C．互助互利关系 D．雇佣关系

2. 心理治疗的主要适应证是： ( )
A．神经症 B．重性抑郁症 C．躁狂症 D．精神分裂症

3. “顺其自然，为所当为”是哪一种疗法的核心： ( )
A．认知疗法 B．森田疗法 C．精神分析疗法 D．行为疗法.

4. 心理治疗的创立与谁的杰出工作有关？ ( )
A．麦斯麦 B．罗杰斯 C．布罗伊尔 D．弗洛伊德

5. 按照心理分析的观点，治疗师对来访者的情感反应是哪种表现？ ( )
A．阻抗 B．移情 C．反移情 D．无意识冲突

6. 支持性技术不包括： ( )
A．对防御机制的解释 B．传达真诚和尊重
C．限制自毁行为 D．鉴定治疗框架

7. 自头部至上肢、躯干、下肢一部分一部分地紧张肌肉然后放松的方法是： ( )
A．肌肉放松法 B．紧张放松法
C．渐进性肌肉放松法 D．渐进性紧张放松法

8. 什么是合理情绪疗法的核心之点？ ( )
A．改变诱发性事件 B．改变不合理的想法
C．改变个体的情绪 D．改变个体的行为

9. 心理咨询和心理治疗在一定程度上互相重叠、相通，两者主要区别在于： ( )
A．治疗方法不同 B．治疗技术不同 C．治疗目的不同 D．治疗对象不同

10. 心理咨询和心理治疗的原则下列哪个不是？ ( )

A．接受性原则　　B．支持性原则　　C．保密性原则　　D．服从性原则

11. 心理治疗与心理咨询的共同点之一是：（　）

A．注重具体的工作目标　　B．注重良好的人际关系

C．进行工作的深度相同　　D．进行工作的时间相同

12. 心理咨询最根本的核心条件是：（　）

A．咨询师的技术　　B．共情、理解和尊重来访者

C．来访者的学习能力　　D．咨询师的工作经验

13. 心理咨询和心理治疗的发展趋势是：（　）

A．精神分析理论　　B．行为主义　　C．人本主义　　D．整合理论

【简答题】

1. 何谓心理治疗？

2. 何谓心理咨询？

3. 心理咨询和心理治疗的区别有哪些？

4. 心理治疗和心理咨询的原则是什么？

5. 精神分析疗法的理论基础是什么？

6. Beck 认知治疗中认知歪曲的表现形式有哪些？

7. 常用的行为治疗技术有哪些？

8. 简述心理咨询的分类有哪些？

9. 简述心理咨询的技巧有哪些？

10. 简述心理咨询的过程。

第九章 患者一般心理

导　学

内容及要求

患者一般心理包括4个部分的内容，患者的一般心理、患者角色的适应、常见精神疾病患者的心理特点、特殊患者的心理。

患者的心理主要介绍患者和患者心理的概念、患者的一般心理以及患者心理变化的影响因素。在学习中，应重点掌握患者与患者心理的概念、患者一般心理具体的临床表现、了解影响患者心理变化的因素。

患者角色的适应主要介绍患者角色的涵义、患者的权利和义务、患者角色的需要和患者角色适应不良的表现。在学习中，应重点掌握患者角色的涵义、患者角色适应不良的具体表现；熟悉患者角色的需要；了解患者的权利和义务。

常见精神疾病患者的心理特点主要介绍临床上常见的精神疾病心理特点。在学习中，主要掌握器质性精神障碍患者的心理特点、精神分裂症患者的心理特点、神经症和心境障碍患者的心理特点；了解应激相关障碍和人格障碍患者的心理特点。

特殊患者的心理主要介绍不同年龄阶段患者的心理特点和不同临床类型疾病的临床特点。在学习中，主要掌握儿童和老年患者的心理特点、掌握重症患者、急性患者、慢性患者的心理特点；熟悉青年和中年患者的心理特点、熟悉临终患者和手术前患者的心理特点；了解女性患者的心理特点、了解传染病患者和不合作患者的心理特点。

重点、难点

患者一般心理的重点是第一节患者的一般心理问题、第二节患者角色的适应、第四节特殊患者的心理。其难点在于患者的一般心理的具体临床表现和特殊患者的心理。

专科生的要求

专科生的要求主要在第一节患者的一般心理、第二节患者角色的适应、儿童和老年患者的心理特点、重症患者、急性患者、慢性患者的心理特点。第三节以及其他内容不做要求。

- 患者的一般心理问题
- 患者角色的适应
- 临床常见精神疾病患者的心理特点
- 特殊患者的心理

第一节 患者的一般心理问题

一、患者与患者心理的概念

患者一词在《现代汉语词典》的释义为“患某种病的人”，与病人为同义词。但现代社会中患者的概念已经远远超出了传统意义上患者概念的内涵和外延。具体地说患者不仅包括生理或心理异常的人，比如肺炎患者，精神分裂症患者等，而且包括因某种原因求助于医学帮助的健康人，比如健康体检者，医疗美容者等。

患者心理是指围绕“患者”这一特定的概念而产生的一系列心理现象。人一旦生病，生理和心理常发生变化，甚至完全破坏，严重冲击患者的健康水平。患者的心理和生理变化又常互为因果，循环交错，了解患者心理，对疾病的诊断、治疗、护理、康复和预防意义重大。

二、患者的一般心理问题

人一旦得病，他的生活和工作的秩序就会受到影响，再加上疾病带来的痛苦体验，都冲击着患者的内心世界，随之疾病的到来，患者的心理状态也要发生相应的变化，一般来说，不同的患者的心理变化不尽相同，同时不同患者的心理变化又有着许多的相似之处。

(一) 心境不佳、情绪不良

心境是比较微弱而持久的一种情绪状态。情绪是人对客观事物的态度体验和伴随的身心变化。患病，是一种令人不愉快的情绪刺激，容易形成不良的心境。患病时，因失去健康和自由、因疾病的预后不佳或者社会功能损害，忧郁的情绪就会油然而生。临床报道约 1/3 以上的患者出现不同程度的抑郁症状，其中女性患者高于男性患者一倍。有抑郁病史、有抑郁人格倾向、服用某些药物、能继发抑郁的躯体疾病的患者发生率高。

患病以后，患者常担心将来的前途，担心自己的病情的严重程度以及预后，担心给家庭和他人带来累赘，易产生悲观厌世的情绪。基于这种心境，容易出现心情低落、思维迟缓、活动减少或消沉。所以，有很多患者患病以后会产生无助感和悲观绝望的情绪。这是一种无能为力、无可奈何的不良情绪状态，多发生在病情比较严重或预后不佳的患者身上。还有的患者爱生气，动辄就发脾气，甚至变得任性起来。尤其当遇到病情变化、特殊检查前后、手术前后，情绪更易变化无常，以致睡不好觉，吃不下饭，甚至绝望，拒绝治疗，消极地听天由命。还有的把不良情绪化为外部行为，如有的突然梳洗打扮，有的苦笑无常，有的和家人朋友打闹，还有的表面风平浪静，内心却酝酿着自杀的意念等。

面对患者的抑郁状态护理人员应给予正确的评估，为患者提供一个安全的医疗环境及心理支持，必要时防止患者自杀；积极帮助患者减轻症状和体征带来的痛苦，鼓励患者增加战胜疾病的信心；对有严重抑郁的的患者，应及时请心理科或精神科的医生会诊。

（二）主观感觉异常

感觉是对外界事物的个别属性的反映。患者患病之后，由于疾病症状的影响，心理的变化和自身角色的转变，主观感觉与正常时有了差异。患病之前忙于外界事务，心理活动是指向外界客观事物，一旦患了病，外界事务减少，躯体活动少，心理活动就会由外界客观事物转向自身，感受性增高。例如，患者失眠时，会感觉灯光特别刺眼，患者焦虑时，会感觉室温特别燥热，患者心境不佳时，会感觉别人说话的声音都震耳，总之当患病以后，平时正常的感觉都会发生变化，枕头低，被子沉，衣物不和体，饭不香，甚至自己的呼吸、心跳、胃肠蠕动和正常时的感觉都不一样了。长时间遭受疾病痛苦折磨的患者还可以产生时间知觉的异常，感觉度日如年。这些主观感觉的异常多发生于隔离室和监护室的患者，严重的甚至会出现幻觉和妄想。但应指出，有的患者出现感觉异常是躯体疾病所致，比如脑肿瘤的患者会出现幻嗅，这与心理反应的主观感觉异常不同。

（三）敏感多疑

疑心是一种自我消极暗示，通常是缺乏根据的猜测，将影响对客观事物的正确判断。患者患病后常常会变得敏感多疑，对别人的一举一动往往变得神经过敏，有的患者觉得自己病情很重，认为医生的正确诊断是安慰自己，对别人的话将信将疑，曲解别人的好意，担心误诊，担心在自己的身上发生概率为千分之一、万分之一的医疗差错或意外，对身体的轻微不适惶恐不安，甚至对自身的生理现象视为异常，乱作猜测。另外，还有的患者陷入胡思乱想之中，对自己的家人和朋友也敏感多疑，从而加重病情。

对敏感多疑的患者，医护人员要真诚耐心地解释，取得患者的信任，以严谨的科学态度进行医疗处置，医疗行为要大方、自然、公开，这样可以减少患者的多疑心理。

（四）依赖心理

依赖是一种顺从而娇嗔的心理状态。依赖心理是一种很常见的患者的心理变化。患者生病后，一方面情感变得脆弱甚至带点幼稚的色彩，往往害怕受到冷落，期待他人的关心和关爱，渴望获得家庭和社会的支持，依赖心理十分强烈。另一方面，患者患病后自然就会受到家人和朋友关心照顾，即使平时不被关注的人，生病后也会成为被关照的中心。本来可以自己干的事也被或让别人做，患者一般变得被动、顺从、没有主见和信心。这种依赖心理往往使患者降低战胜疾病的信心和勇气，不能很好地调动患者自我护理的主观能动性，严重的依赖心理对疾病的康复是不利的。

护理学新的理论观点指出，患者患病以后产生的依赖心理是不利疾病的预后的，并提出"健康自控"说，该学说主张发挥患者在疾病转归过程中的主动性和积极性。他们认为在医院患者当中坚持"自理者"，要比那些严格听从医嘱，坚决服从医护人员命令的患者疾病恢复得更快。因此，他们主张积极调动患者主动自理，不迁就姑息患者的依赖心理。

（五）焦虑、恐惧

焦虑是一种对象不明、不可名状的担心和害怕，常伴有自主神经功能兴奋。恐惧是对自己有威胁或危险的刺激所引起的紧张情绪。焦虑是一种防御反应，是无名原因的不愉快的情绪体验。两者都是对危险的恰当反应。但他们是有区别的，一般来说焦虑的情况下，诱发因素是隐蔽而不外露的，而在恐惧的情况下，危险因素是可见的和客观存在的。

焦虑是医院患者中最常见的情绪体验，调查发现有63%的内科患者出现焦虑。值得注意的是，有的患者坦白地承认自己是恐惧和焦虑的；有的患者则极力否认自己是恐惧和焦虑的，并用各种方法来掩饰自己的焦虑。它们既可能来自对患病的不安，也可能来自疾病本身的症状，此外，有威胁性的特殊检查、对治疗手段的不理解、手术、医院环境或监护室本身的紧张氛围，常可以引起强烈的焦虑。焦虑、恐惧对患者生理及心理上往往构成威胁，而且会持续到患者在生理与心理再度达到安全稳定为止。焦虑和恐惧是患病后常见的心理，焦虑和恐惧心理的持续存在，对疾病的诊断、治疗、护理和预后都是极其不利的。所以，消除患者的焦虑、恐惧是护理工作的重要内容之一。护理患者时应针对焦虑、恐惧的因素，采取相应的方法和措施降低焦虑度和恐惧度，如采取详细解释、合理宣泄、心理支持等方法。另外，对伴有血压升高、肌肉紧张、心率加快、呼吸加快、尿急、尿频等生理反应，应及时对症治疗。

（六）孤独感

现代社会要求一个健全的人要跟得上时代的步伐，但是疾病却是从根本上影响着患者的正常生活，把他们从社会生活中排斥出去，打扰了他们原来正常的工作、学习和生活。另外，患病也加重了患者的经济负担，给家庭带来诸多的不便，甚至使家庭生活陷入破裂的危险。患病也会使人产生极大的挫败感，致使孤独感油然而生。患者住院后离开了自己熟悉的环境，医生、护士、周围的病友等都是陌生人。医院里的医生、护士都是定时查房、打针送药，与患者接触和交谈的机会较少，而且和亲友相伴的机会也减少。病友的流动性往往很大，故交流的机会也少，这样患者很容易产生孤独感。所以，病室内的生活常常是度日如年。尤其是长期住院的患者更是感到生活乏味、无聊。还有的患者由于生理或心理的原因夜间睡眠减少，烦躁不安，这些更加重了患者的孤独感。

疾病是我们每个人的生命中不可回避的事情，是人人都会经历的事情，否认、回避疾病等做法是不可能的。只要认真对待人生，面对现实，接受现实，就会勇敢起来，摆脱孤独的束缚。医护人员应及时了解和尊重理解患者孤独寂寞的心理，为患者尽可能提供医疗和生活上的帮助，从而消除患者的孤独感。人本主义心理学认为，疾病可以使我们陷入孤独的深渊，也可以使我们打开通向健康和幸福的大门。

（七）期待心理

期待心理乃是指向未来的美好想象的追求，人人都有。人生病之后，躯体和心理都会发生变化，这时既要承受疾病带来的折磨，并承受着心理上的压力。离开了原来生活和工作的环境，自由活动的范围缩小，有的患者甚至失去了活动的自由。所以，无论是轻症或重症患者都期盼早日康复，同时也希望能获得高水平的治疗和护理，得到别人的帮助和支持，早日回到原来的生活和工作的环境中。期盼心理一方面可以增强患者战胜疾病的信心，配合医疗和护理工作。另一方面期盼心理却可能影响疾病的预后。因为当这种期盼一旦落空，有的患者便会产生挫败感，从而产生消极的想法和观念，这对治疗效果是十分不利的。

（八）习惯、获利心理

患者刚刚生病时，往往不否认自己有病，这种心理状态是长期的健康生活的习惯定势造成的。可是，当患者渐渐习惯患者的生活，往往对患者的角色产生习惯性。由于患者生病时可以得到健康时得不到的关心和照顾，还有的患者可以从患病中获利。这样有的患者不仅在心理上、躯体上习惯了患者角色，乃至疾病已经康复，他们仍然乐于继续扮演患者的角色。

（九）报复心理

有的患者患病后没钱医治，有的患者得的是不治之症，还有的患者得的是传染病等。加之患病之前对社会、工作、领导、同事等有不满的情绪，往往会产生不满的心理。例如，有传染病的患者患病后，故意将疾病播散到外界人群当中。

（十）同情相怜心理

人都有同情心、怜悯心和亲和的需要。国外有位心理学家以女大学生做试验，进行了一次有趣的实验,发现人越在危难之时,具有共同命运的人亲和力越强。这一实验结果也可以在患者身上得到验证。医务人员都能看到,患者一旦住在一起,很快就能相互认识和相互理解。他们很容易团结,而且这种团结大都不讲究职位高低、年龄大小等,只要是患者,就能一律平等、推心置腹,无话不谈。他们关心病友的病情变化,乐于向医务人员介绍病友的痛苦症状,并乐于帮助病友克服困难。例如,有位年过花甲的老教授,因冠心病住进了一个有7位病友的病室。其中有工人、农民、干部,年龄最大的74岁,最小仅有21岁,他们很快结下了深厚的友谊。每当一个病友出院,他们都依依惜别,相互嘱咐、安慰并留下地址,愿保持永久联系。病友之间这种相互怜悯与亲和,可以免除大家的孤独感,增强安全感,还有助于活跃病房空气,调节患者心境,对治疗疾病无疑是有益的。但是,这种同病相怜有时也起消极作用。例如,一个病友的病情恶化了,全病室立即变得死寂可怕,人人心头上笼罩着一片乌云。一旦有的病友因抢救无效而去世,他们就更加恐怖和伤感。另外,病友之间的消极暗示也往往产生不良影响,如有的互相介绍治病的偏方和所谓经验,干扰医生的正确治疗等。

(十一) 侥幸心理

病人大多程度不同地存在着侥幸心理。例如,疾病初期不少人迟迟不愿进入患者角色,总希望医生的诊断是错误的。尤其那些对病不敏感的人,侥幸心理尤为严重。有些已经明确诊断的人。也往往存在侥幸心理。这有两种情况:①对自己疾病的诊断仍在半信半疑,因而,有时不按医嘱行事;②缺乏医学知识又缺乏科学态度的人,说什么“别听大夫吓唬人,上帝不一定和我过不去”。其实,这样贻误病情和导致不良后果的患者是经常有的。因此,医务人员应当针对患者的具体心理,仔细解释,耐心说服,尽量使患者树立对疾病的科学态度,克服侥幸心理。

三、患者心理变化的影响因素

患者患病后和正常时的心理会发生变化,而这些心理变化会产生如下的影响。

(一) 社会因素

现代社会的发展,使生活节奏加快,社会竞争加剧,这对保持心理健全和情绪的平衡等问题提出了挑战。社会因素和患者的心理变化有着密不可分的关系。很多社会因素影响着疾病发生、发展、治疗、康复和预防等各个方面。而社会因素又涉及许多因素,如政治制度、经济水平、道德规范、生态环境、社会治安、生活方式、卫生保健、社会保障等。

(二) 家庭因素

家庭是通过生物学、情感和法律等关系联系在一起的群体,家庭即具有自然属性又具有社会属性。家庭因素和疾病、健康的关系密不可分。家庭因素是患者心理变化的重要原因。不同的家庭以不同的方式和途径影响着患者的心理状态。家庭的支持不良、丧偶离婚和独居、家庭暴力、家庭环境、家庭成员的健康状态对患者生理以及心理状态的康复都是不利的。家庭成员通过互相关怀和支持,就会消融外界因素带来的不幸和苦恼,使人保持平和的心理状态,恢复体力,促进患者早日康复。

(三) 个体因素

临床上很多的老年患者、文化水平低的患者,他们对医嘱内容往往不理解或出现理解上的偏差,尤其在服用多种药物时,容易在用药的方法、禁忌、剂量方面出现错误。这些个体因素都会影响患者的心理变化。患者的个体因素是心理变化的基础。患者的个体因素明显地影响患者心理变化,比如受教育的程度、接受能力、患者的年龄性别、患者生病前的身体健康水平等,都影响患者的心理变化。作为医护人员应了解和理解这些因素,做好双方的沟通和合作,建立良好和谐的医患关系。

第二节　患者角色的适应

一、患者角色的含义

在日常生活中，每个人都在社会中扮演着不同的角色。例如，一个女性在家庭中则担当妻子、母亲的角色，而在工作单位则可能是一个教师或是一个职员。人的社会角色在不同的条件下是不同的，一个人就是自己所扮演的所有社会角色的总和。患者角色又称患者身份，是指被医生和社会确认的患病或者应具有的心理活动和行为模式，同时必须承担相应的义务和责任，是一种特定的社会角色。人们习惯把那些在躯体上有痛苦、不适、或经医学检查生理或心理有异常的人称为患者或病人：而不会把来医院做体检的人，因为其他原因寻求医学帮助的健康人称为患者。事实上，这是不十分正确的。从这个意义上说，患者角色是一个社会学概念，而不是纯生物学的。充当了一种社会角色，就要按照符合这一角色的社会规范来行事。与社会中其他角色相比，美国社会学家帕森斯认为患者角色的概念包含以下 4 个方面。

(1) 患者角色被确立，就要履行与该角色相应的职责与义务，也同时享有相应的权利等。而原有的社会角色会被部分或全部替代，同时原有的职责、权利和义务也会被部分或全部免除。

(2) 患者角色对有或无生理或心理上的异常，是没有责任的。无论是患有何种疾病都不是患者本人情非所愿的，患病后患者不能靠主观的愿望治愈疾病，他只是处于一种需要帮助的状态。无论是谁都没有权利责怪患者，责怪患者得什么病，而是要帮助患者摆脱疾病，恢复健康。

(3) 患者角色的确立既可是主动的行为，也可是被动的。但患者应该知道患病不是社会的愿望，原有的职责、权利和义务也会被部分或全部免除只是暂时的，患者应努力使自己痊愈。

(4) 患者应积极求医，接受并配合医护人员的诊治。

二、患者角色的权利和义务

(一) 患者的权利

患者角色的权利来源于社会文化中的法律规定、伦理道德和民俗习惯。患者角色有如下权利。

1. 其他社会责任免除权　即可部分或全部免除其健康状况时所担任的角色责任。如刑法中规定：精神分裂症患者在没有自知力的情况下犯法，可免除其刑事责任。用人单位凭医生开出的疾病诊断证明，应准允职工休病假等，都是其他社会责任免除权。

2. 医疗服务享有权　任何公民有权享受相应的医疗和护理，医务人员不能以任何理由拒绝任何人的求医的需要和行为，这是患者的医疗享有权，也是医务人员的职责和义务。

3. 患者享有被社会尊重、理解权　患者在疾病的状态下，成为患者角色，但是他们仍然保留着社会成员的角色，仍是一个具体的社会的人，在这一点上和健康人是没有区别的，仍然需要社会、家庭等的尊重和理解。不管患者患有何种疾病，对陷入疾病的状态患者都是没有责任的，不应受到惩罚。

4. 知情同意权　患者有权了解对自己的病情严重程度，有权了解疾病的诊治过程及预后，有权了解诊断、检查、治疗费用等内容。

5. 个人隐私保护权　未经患者本人同意，在诊治过程中，患者暴露的个人隐私，有权要求给予保密。

(二) 患者的义务

患者在享有权利的同时，也应承担相应的义务，两者往往是相伴而行的。患者角色有如下义务。

1. 积极就医的义务　患者是社会的人，生病不是社会的愿望，每一个社会成员的健康是和整个社会联系在一起的，因此，为了这个社会的利益，患者必须及时就医。多数的国家和地区，以法律法规的形式，强制一些烈性传染病和重度的精神疾病患者就医，这不仅避免个人和社会蒙受经济上的损失，也保障了全社会的经济水平。

2. 配合诊治　为患者诊治是医务人员的职责和义务，但患者也要配合医务人员的工作。医务人员应该关心和照顾患者的身心健康，但不等于纵容患者的无理要求。

3. 避免习惯和获利心理　疾病一旦痊愈，患者就应该恢复社会功能。避免习惯患者角色和从患者角色中获利的心理。

4. 遵守医院的规章制度　医院是为公众服务的单位，为保护大多数患者的利益，有严格的规章制度。作为患者有义务遵守医院的各项规章制度，有序就医，按时缴费。

患者的享有权利和承担义务，是社会对患者角色提出的，要实现患者的义务和权利，一定要考虑其制约条件。例如，经济水平、道德规范、生态环境、社会治安、生活方式、卫生保健、社会保障等。医务人员应及时指导患者角色的转变，使之适应患者角色，享有权利的同时并承担义务。

三、患者角色的需要

人生活在社会上，要维持和发展自己的生命，必须有一定的客观条件来保证，没有这些条件人就不能生存，也不能发展和延续。需要是有机体内部的一种不平衡的状态，表现为有机体对内外环境条件的欲求。人除了生理需要之外还有社会需要。马斯洛认为，可以把人的需要分为5个层次：生理需要、安全需要、爱和归属的需要、尊重的需要和自我实现的需要。需要又是不断发展的，人的需要永远都不会停留在一个水平上。患者角色确定后，心理需要也会发生相应的变化，患者角色的心理需要有以下几个方面。

(一) 尽快解除病痛的需要

患者求医最主要的目的就是为了解除病痛的折磨和威胁，早日恢复健康。因此患者和患者家属迫切地希望医务人员尽快对自己的病情给予正确的诊断和治疗，希望缩短就医的时间，医务人员的充分理解对良好医患关系的建立意义重大。因此，医务人员应尽快解决患者的这些需要。例如，疾病急性期的患者，机体由于生理功能变化带来的变化可能危及生命，这都需要在第一时间内解决。另外，在尊重和友好的基础上，还应该根据病情的需要，给予合理的饮食，遵医嘱给予合理的治疗。

(二) 被关心和接纳的需要

患病后患者的心理会发生许多变化，尤其是到了一个陌生的环境当中，孤独，寂寞的感觉尤为强烈。加上疾病本身症状的折磨，患者的内心十分痛苦，很容易心境不佳，情绪不良，所以患病期间比任何时候都需要被别人接纳和关心。医护人员应及时疏导，使其进入患者角色，并建立探视和陪护制度，让患者感受家人的关心和爱护，产生被关心和接纳的感觉。医护人员本身也应该尽可能多地和患者接触，给予患者更多的温情和关怀，这对患者形成一个良好的心理状态，增强战胜疾病的信心是非常必要的。

(三) 安全的需要

安全也是每个人都有的心理需要，疾病本身就是对安全的威胁。患病后，原来的生活秩序被打破，使患者加重了不安全感。丧失安全感的患者最担心发生医疗意外，害怕误诊，害怕破坏性的检查，害怕手术，害怕打错针、用错药物。诊疗过程中出现一些影响患者安全的因素也是难免的。患者患病后对自己的身体状况要比以往更加关注和担忧，因此，在诊疗过程中医务人员必须持有严谨、科学的工作态度，高超的医疗水平，要向患者详尽解释工作的具体内容，多和患者沟通，消除患者的顾虑。为患者提供一个安全、放心的医疗环境。

(四) 尊重的需要

作为社会的一员,患者和平时一样需要别人的尊重。受到爱、关心等情感的满足会增强自尊的需要。疾病会干扰尊重需要的满足。患者患病以后,原来的社会角色可能被解除或"忽视",成为患者角色。患者可能体会不到自身的价值,常感到不如别人,认为自己是负担和累赘。在现实生活中,身体常常被看做是一种财富,患者患病,常使自尊心减低,这时患者更需要别人的尊重。

如果尊重需要得不到满足,就会导致患者的身心发生变化,造成自尊降低,严重的还会产生自卑、抑郁等心理,甚至会变为愤怒和报复的行为,严重影响医患关系和患者的诊疗工作。患者此时的心态急需调整,要维护个人的尊严,如果单凭患者自身的力量可能很难。医护人员应该从和患者的互动中给予关怀、支持和鼓励,这是为患者维护自尊的一条必要而有效的途径。例如,面对一个因病痛折磨而哭泣的男青年,医护人员给予的不应该是讥讽和嘲笑,这样会使患者受到更大的伤害,相反,应该从他在与疾病对抗中表现出来的正向的行为给予鼓励和赞许,使患者尊重的需要得到满足。

医护人员在维护患者自尊的同时,也可以获得更多的患者的尊重。这些都是医疗工作必不可少的一部分。

(五) 信息的需要

现代社会信息已经成为生活中不可缺少的一部分,人要生存就离不开各种各样的信息,没有信息人类就不能发展,社会也不会进步。患者进入了一个陌生的环境,又需要把患病的身体交给这个环境中的一群陌生的人来诊治,活动的范围缩小,得到信息的途径减少,出现了人际隔绝和信息隔绝的状态。因此,患者便会产生强烈的与外界联系和社会交往的需要,患者迫切希望了解医院内外的各种信息。包括医院的各种规章制度、医院的医疗水平、自己所患疾病现有的诊断和治疗水平如何、医疗费用等信息。另外,患者还强烈地希望了解工作单位和本人事业、社会环境、亲朋好友的生活工作情况的信息。如果没有信息的沟通,患者会茫然和焦虑,不利于疾病的康复。医护人员应注意通过各种途径为患者提供信息,更好地帮助患者适应环境,消除患者的疑虑,自觉主动地配合医疗工作。

四、患者角色的适应

患者由其他的社会角色转变为患者角色,并不是人们所希望的,当一个人确定患有某种疾病之后,角色行为也会随之发生变化,所以在患者角色适应的过程中会出现适应不良的表现。引起患者角色适应不良的原因有很多,主要有3个方面,首先是患者的个体因素,包括患者的年龄、性别、受教育程度、职业特点、现有的知识水平和对医学常识的了解情况等。其次是所患疾病的情况,疾病的严重程度、病程的长短、疾病的预后,现有的对本疾病的医疗水平等。最后是医疗机构的情况,医护人员的医疗水平、服务态度,医疗环境等。通常临床上常见的患者角色适应不良的表现有如下几点。

(一) 患者角色行为缺如或模糊

多发生在由常态角色向患者角色转变时,或疾病诊疗过程中病情突然加重时。有人身患疾病,却意识不到有病,或者否认自己有病,无求医行为,未能进入患者角色。有人对所患的疾病认识不清,不知道应不应该就医,或不知应如何求医。还有人明知自己患病,却因为考虑疾病会影响就业、入学、工作、婚姻和生活而不去就医。针对这种情况医护人员应该多做一些关于医学知识的普及工作,使人们认识到一个人患病,并非是一个人的事情,而是全社会的事情,使患者正视疾病,尽快进入患者角色。

(二) 患者角色行为冲突

从健康人转变成患者,患者常常产生挫败的心理,使患者焦虑不安、悲观、甚至痛苦绝望。人在社会上总是要担当许多种的社会角色,患病后就意味着要从原来的社会角色转变为患者角色,患者的角色和患者之前所担负的其他角色行为不能协调一致时，就产生了角色冲突。病情的轻重程度是影响冲突程度的重要因素。几乎每一个患者都是多个角色的总和，一旦成为一个患者角色，就可能会免除其他某些角色，所以，角色冲突心理是患者角色的一个普遍心理，也是干扰个体进入患者角色的因素。

(三) 患者角色行为减退

虽已经成为患者角色，并不是说他可以完全不承担其他的社会角色。由于一些特定的原因，如家庭、工作等，患者仍然要继续担任原有的社会角色。或由于一些突发事件，又赋予患者其他的社会角色，此时患者不得不去承担这些社会角色的责任和义务，使患者角色行为减退。例如，一个中年男子在成为患者角色后，仍然要担任父亲和丈夫的角色。成为患者角色的同时，家庭成员发生重大变故，对患者提出新的角色要求。这对患者的诊治工作是十分不利的。

(四) 患者角色行为强化

指患者角色的行为超过了与其疾病严重程度相应的行为强度。对所患疾病过度担心，对医生和医院的依赖性增强，或期望从患者角色中获得某些利益(如药费、病假等)。患者角色强化还可发生在疾病痊愈后由患者角色再次转向常态角色时。患者已经适应患者的生活，产生了对患者角色的习惯化心理，虽然疾病已经康复，但依赖性加强，自信心减弱，怕自己不能胜任原来的社会角色，只安心于患者的生活模式，不愿意重返到现实生活环境中。

(五) 患者角色行为异常

患者对所患疾病认识不足，或因病痛的折磨而感到悲观失望，出现较严重的抑郁，甚至产生轻生念头和自杀行为，或为了获得某种利益假冒患者，隐瞒病情，举止异常，不遵医嘱，均属患者角色行为异常之列。患者角色适应不良，常常出现在大多数的患者身上。因此，医务人员要认识这些问题，并妥善解决这些问题。

第三节 临床常见精神疾病患者的心理特点

人一旦患病成为患者角色，就会发生心理变化，这些变化的原因多样而复杂，甚至有的患者会出现精神病性症状，非精神疾病患者所出现的心理变化，与精神疾病有着本质的区别，这一节我们将介绍临床常见精神疾病患者的心理特点。

一、器质性精神障碍患者的心理特点

器质性精神障碍是指由于脑部疾病或躯体疾病引起的精神障碍。常见的临床综合征有谵妄和痴呆，心理特点包括如下几个方面。

(一) 谵妄

(1) 发病前1～3天可出现前驱症状，如坐立不安、焦虑、易激惹、注意涣散、睡眠障碍等。

(2) 急性起病，症状变化大，持续时间一般为数小时或数天，一般10～12天完全恢复。

(3) 主要表现为意识障碍，神志不清，定时定向力障碍。并有昼轻夜重的变化。

(4) 感知觉障碍，视错觉和视幻觉比较常见。

(5) 恐惧、焦虑、抑郁、愤怒甚至欣快等情绪紊乱非常突出。

(二) 痴呆

(1) 起病多缓慢隐匿，记忆力减退为早发及必有的症状。

(2) 思维缓慢，贫乏，注意力下降，定时定向力障碍。

(3) 人格改变，表现为社会性退缩，冲动、幼稚行为等。

(4) 情绪症状有焦虑，抑郁，情绪不稳定等。

(5) 社会功能受损。

二、精神分裂症患者的心理特点

精神分裂症是一组病因未明的精神病，多起病于青壮年，常有感知、思维、情感、行为等多方面的障碍和精神活动的不协调。一般无意识障碍和明显的智能障碍，病程迁延。

(1) 患者发病之前可有前驱期症状，主要包括：抑郁，焦虑，古怪或异常的观念或行为，敏感多疑，社会功能水平下降等。

(2) 感知觉障碍和人格解体症状，如幻听、幻视、对环境缺乏真实感等。

(3) 思维障碍，表现为思维内容、思维形式和逻辑等方面的异常。

(4) 情感障碍，如情感淡漠，情感倒错，悲观失望和惊恐孤独等。

(5) 意志行为障碍，如意志减退甚至缺乏，意向倒错等。

(6) 精神分裂症的患者往往意识清晰，有正确的定时定向力，但缺乏自知力。

三、心境障碍患者的心理特点

心境障碍也称情感性精神障碍，是指由各种原因引起的、以显著而持久的心境或情感改变为主要特征的一组疾病。其心理特点如下。

(一) 躁狂发作

(1) 情感高涨，自我感觉良好，心境愉快，幸福。也有的表现为易激惹，敌对，甚至有破坏和攻击行为等。

(2) 思维奔逸，思维速度快，思维内容丰富多变，严重的患者可出现“音联”和“意联”。

(3) 活动增多，精力旺盛，活动明显增多，患者无疲劳感，但自控力差。

(4) 出现夸大观念和夸大妄想，但内容多与现实接近。

(二) 抑郁发作

(1) 情绪低落，兴趣下降，常有无望、无用、无助的感觉，有晨重夜轻的特点。

(2) 思维迟缓，思维速度缓慢，反应迟钝，言语减少，不愿意交流。

(3) 意志活动减少，动作缓慢，甚至出现木僵和亚木僵状态。

(4) 焦虑、自责自罪、自杀观念和行为、精神病性症状等常见。

(三) 双相障碍

躁狂发作和抑郁发作的心理特点交替出现。

四、神经症患者的心理特点

神经症是一组主要表现为焦虑、抑郁、恐惧、强迫、疑病症状或神经衰弱症状的精神障碍。其心理特点如下。

(1) 一般有易感素质的人格基础。

(2) 主要表现为焦虑、抑郁、恐惧、强迫、疑病症状或神经衰弱症状的精神障碍。

(3) 求治愿望非常强烈。

(4) 一般自知力完好。

五、应激相关障碍患者的心理特点

应激相关障碍是指由于强烈的或持久的心理社会因素直接作用而引起的一组功能性精神障碍。

其心理特点如下。

(1) 患者的心理特点与心理社会因素直接相关。

(2) 患者受刺激后的临床表现与精神刺激因素密切相关。

(3) 病因消除后,症状可随之消失。

(4) 一般预后良好,无人格障碍。

六、人格障碍患者的心理特点

人格障碍是指明显偏离正常的且根深蒂固的行为方式,具有适应不良的性质。其心理特点如下。

(1) 人格障碍起病通常开始于童年、青少年或成年早期,并可持续到成年甚至终生。

(2) 人格明显偏离正常,情绪不稳定,自制力差。

(3) 治疗效果欠佳,预后不良。

第四节　特殊患者的心理

一、不同年龄阶段患者的心理

(一) 儿童患者的心理

儿童患者由于年龄小,对疾病的认识不深刻,突出的特点是:心理活动多随境转移,变化迅速。同时儿童患者注意力转移也快,情感表露直率、外露和单纯。儿童患者不善于掩饰自己的病情。

儿童在不同的年龄阶段心理发育程度是不一样的,因此患病的心理反应也不相同。新生儿生命力极差,离不开成人的照顾。他们对自己的需要和不适无能为力,只能以惊骇、哭叫和痉挛来表达,所以母亲或医护人员要善于从孩子的哭声中发现他们的需要,观察到他们的生理和心理变化。婴儿期随着认知能力的发展,其好奇心越来越强,并有欲求、喜悦、烦闷、愤怒等情绪反应,医护人员对其要有足够的耐心,要用孩子能够理解的语言,满足他们的心理需求。幼儿期正是个性形成的阶段,外界环境和周围人对他的态度,都会对其性格产生巨大的影响。这个时期的患者容易产生恐惧和对抗的情绪,要建立好良好的医患关系,就要给予更多的亲近和爱护。童年期的儿童多对家庭明显依恋,情感也比较复杂,因此针对不同的情况进行心理干预。总之,儿童患病不同于成年人,他们更渴望父母的呵护,对父母的依赖更强,在医院的诊疗期间不管是短时间还是长时间的分离,都会引起儿童极大的心理反应,甚至造成"分离性焦虑"。儿童患者身患疾病,蒙受着生理的痛苦与折磨,而其本身也正是需要亲和、依恋和支持的时候,如果这时和亲人分离,会对他们幼小的心灵留下创伤。大多出现恐惧、焦虑和不安,经常哭闹、拒食及不服药。

儿童年幼,通常不能表达或表达不清自己的身体上的感受和心理反应,因此孩子的家长就会成为孩子的代言人。而我国现实生活中,大多数又都是独生子女家庭,孩子一旦生病,家长会格外的紧张和焦虑。他们过分暗示,夸大病情,对医护人员提出无理的要求。家长的状态往往会影响到患儿。所以在护理患儿的同时,更应注意患儿家长的心理状态。

有些儿童患者由于病痛的折磨和陌生环境带来的恐惧,会出现反抗心理,逆反心理非常严重,拒绝治疗和护理,甚至对父母及亲友的关心和爱护也表现出极大的逆反。所以要求医护人员要有高度的责任感、机智耐心,善于观察,从细微处入手,给儿童更多的鼓励,不训斥患者,保护患者的自尊心,取得治疗上的配合。

不同年龄的儿童个性差异极大,其心理特点也很不相同。因此,他们的心理状态只能从其言语和非言语行为(表情、目光、体态等)中仔细体会理解。少数的年龄比较大的儿童,或个性早熟的儿童，他们患病以后，会产生和成人一样的心理反应，尽管不像成人表现的那样成熟。对待这样的患者，医护人员要像对待成年患者那样，给予鼓励，安慰的同时要给予更多的尊重。

（二）青年患者的心理

青年患者正值人生经历旺盛的时期，一般对于自己患病这一事实会感到很大的震惊。他们往往不相信医生的诊断，否认自己得病。即使知道自己患病也认为凭借自己身体状况甚至不需要治疗，就会转危为安。他们通常很难从常态角色转化到患者的角色。

青年正值择业、求偶、恋爱、婚姻活动频繁的时期，一个健康健全的身体是人生成功的前提，青年患者一旦确诊有病，主观感觉异常敏锐，他们担心疾病耽误自己的学习和工作，尤其担心对自己恋爱、婚姻、生活和前途有不利的影响。很多青年患者不愿意把自己的病情告诉其他人。常常是自己承担疾病带来的生理和心理的压力。进而产生更强烈的心理冲突。

青年人具有向群性，离开原来的生活工作环境会产生强烈的孤独感。青年患者的情绪是强烈而不稳定，患病后会不愉快，愤怒，自卑冷漠，消极失望，容易走极端。易于自暴自弃、悲观失望，情感变得异常抑郁而捉摸不定。由于疾病的巨大挫折，他们会出现严重的精神紧张和焦虑，甚至导致理智失控，产生自杀念头，发生难以想象的后果。

另外，青年人一般比较注重别人的评价，自尊心强，所以在诊疗期间任何消极的刺激对疾病的预后都是不利的。医护人员应了解青年人的这些心理变化的特点，注意观察，给予更多的心理支持和疏导，防止可能发生的不良后果。

（三）中年患者的心理

中年人扮演着许多社会角色，他们是负担最重的年龄阶段，中年是人生历程中社会角色最突出时期，既是家庭的支柱，又是社会的中坚力量。所以，中年患者心理活动尤为沉重和复杂。中年患者患病后常常出现担忧、恐惧、焦虑抑郁等不良情绪，但一般可以控制。中年人世界观已经成熟稳定，对挫折的承受力比较强，对现实具有评价和判断的能力等特点，在战胜疾病时容易发挥主观能动性。

但是当疾病比较严重，患者角色和其社会角色的冲突较为强烈的时候，中年患者也会陷入力不从心、困境、焦虑甚至绝望之中。因此，中年的心理健康有一条重要的原则：放弃求全思想，根据自己的实际情况，有秩序地扮演好并放弃某些社会角色。

（四）老年患者的心理

老年人由于机体的衰退，一般都有这样或那样的疾病，或处在疾病易感的状态之中，而身体的健康又影响到心理的健康。老年患者尽管明白衰老是不可抗拒的规律，但都希望自己尽量健康长寿。不希望衰老，不希望甚至害怕患病。所以一旦患病反应强烈。老年患者患病，害怕自己年老体病遭家人的嫌弃而否认自己有病，拒绝就医。有的患者否认自己有病，仍然勉强操劳，来表明自己无病。老年人患较重的疾病时，他们多数病情预后估计悲观，对痊愈的信心不大，表现为焦虑和恐惧。有的老年人表现出天真顽固，情绪波动大，自控能力相当差，动不动就发脾气，和家人、医护人员、病友发生冲突。有的小病大养，无病呻吟，表现出明显的患者角色强化行为。多数老人患病后孤独感加重，尤其是那些失去配偶或无子女者。心理上也突出表现为无价值感和孤独感。情感脆弱和情感幼稚是老年患者的心理特点。如有的患者像小孩子一样，为一点小事就哭泣。自卑、抑郁、怕死、烦躁等在老年患者身上都有表现。此外，老年患者还可以出现一些精神病性症状，出现人格和行为的异常。在护理老年患者时，要做到尊重和重视、耐心和关心、并给予恰当的心理干预、争取到更多的社会支持。

（五）女性患者的心理

女性有着特殊的生理和心理阶段，每一个阶段的生理变化是不同的，生理变化的同时就会出现相应的心理变化。所以女性患者的心理反应要较为强烈而敏感。当女性患有某些女性特征的疾病时，如未婚先孕、性病、性器官发育异常等，往往会产生害羞的心理。在月经期、更年期等一些特殊时期由于生理条件的变化心理也会发生相应的变化。如月经期的前后患者会出现情绪波动，而更年期的患者会出现焦虑、抑郁甚至出现精神病性症状。女性患者会担心疾病给自身健康带来的影响，而且更担心疾病给家庭带来的影响。再加之社会风俗习惯、历史文化的影响，更加剧了女性患者恐惧与畏缩的心理。

（六）更年期的心理

50岁前后，女性有着非常明显的变化，身体内的激素水平发生变化，性器官开始萎缩，月经逐渐停止，性欲也明显下降，脾气大，容易激惹，身体上出现各种不适。男性的更年期比女性要晚一些，而且生理和心理的变化也要轻一些。步入更年期是人生的必然阶段，是不以个人的意志为转移的。这个时期的患者心理变化更为敏感，患者会出现疑病、焦虑、恐惧、抑郁等心理特点，也会出现自主神经功能紊乱的症状，从而加重原有的病情。

二、临床特殊类型疾病患者的心理

（一）重症患者的心理

心功能衰竭、呼吸功能衰竭、肾功能衰竭，大量脑出血等疾病的患者都属于重症患者。这些患者入院后可以得到特殊的照顾，这些特殊的待遇使得患者有了痊愈与恢复的机会，但也可能给患者一种严重的精神威胁，引起一系列的心理问题。重症患者的心理特点如下。

1. 焦虑　重症患者在发病的初期大多数会表现出不同程度的焦虑和睡眠障碍，有的患者因为持续的躯体不适而产生濒死感或出现精神病性症状。焦虑的原因除了疾病本身的原因以外最主要的就是环境的因素。如监护室内各种抢救和监护的设备，会加重患者的恐惧感；无昼夜之分的病室环境，使患者的自然生物节律打乱；连接身体各种监护设备，使患者活动受限，给患者带来躯体和心理上的不适；目睹其他患者的衰竭和濒死状态，甚至死亡过程，这些都会增加患者的恐惧和焦虑。

2. 否认　重症患者一般在住进监护室的2～4天出现否认心理，他们往往否认自己得病，或否认自己所患的疾病并不严重，这种心理对缓解紧张和焦虑的情绪是有利的。如果患者否认自己所患的疾病并不严重，也不用住重症监护室，并拒绝一些必要的抢救，这对患者的预后是不利的。

3. 抑郁　重症患者通常在进监护室5天左右出现抑郁状态，如情绪低落、悲观失望、兴趣减少等。这是因为患者认识到自己疾病的严重性质，甚至有的患者对疾病的预后不抱有希望，而产生自杀的观念和行为。

4. 依赖　当患者离开监护室，转危为安，往往会担心自己的疾病还没有彻底好，担心再次复发时不能得到及时的抢救，患者会表现出焦虑、恐惧、不安而不情愿离开监护室。

（二）临终患者的心理

临终患者都有明显的心理反应，而其反应的程度对于不同的个体是不一样的。患者的所患疾病的性质，患者一贯的心理特征，患者的外周环境都是影响临终患者的心理因素。一般说来临终患者只要意识清楚，心理特征分以下5个阶段。

1. 否认期　许多患者得病后的最初的心理反应通常是认为自己不可能得病，典型的反应是震惊和否认。因为患者不敢面对病情严重的事实，对死亡的威胁没有思想准备，总是抱有一线希望，希望奇迹出现。患者常常到各地的医院去反复检查，试图否认原来的诊断。否认心理可以使患者暂时的缓解压力，为患者赢得时间，起到应激缓解的作用。但过度的否认会影响对患者的治疗和护理的机会，让患者失去生存的机会。这时，医护人员要做的不是强求患者承认和面对现实，而是帮助患者逐渐适应患病的现实和接受即将死亡的现实。

2. 愤怒期　当患者接受生病的现实，不再对疾病持否认态度时，常表现出恐惧、愤怒、沮丧、怨恨等情绪，抱怨自己的命运不佳而患上严重的疾病。甚至把这种心理表现在行为上，迁怒于别人。对亲朋好友、医护人员发脾气，表现出过激的行为。变得挑剔和难以和人相处。患者家属常常感到束手无策、无所适从、不知道怎么安慰和应对患者。愤怒是患者面对残酷命运，感到绝望、失助自怜的表现。患者针对家属和医务人员的那些怒气，并不是对他们的不满，而是内心痛苦的迸发。医务人员要充分了解和理解患者的心理，不能因为患者的无理而拒绝患者的各种要求。而是要更多的给予关心和理解，尽可能的满足患者的各种要求。

3. 妥协期　经历了愤怒期后患者进入妥协期，不再怨天尤人，他们此时已经明白愤怒和抱怨是没有用的，这时患者的情绪变得平和、友善、不再乱发脾气。并且理智地考虑一些现实的问题。妥协期的患者多数能配合医护人员的救助，对生命还怀有希望，也希望医务人员能尽最大限度地努力减轻病痛带来的折磨，延长生命。医务人员在诊治的过程中，应注重和患者的沟通，给予无条件的积极关怀。例如，除了语言的沟通之外，还可以使用肢体的沟通，抚摸患者的额头、轻拍患者的身体，这些交流都可以给患者传递一种无法用语言表达的情感。在这一阶段患者是非常合作和顺从的。所以要充分利用这段时间，调动患者的主观能动性，采取各种必要的措施，延长患者的生命，提高这段时间的生命质量。

4. 抑郁期　当患者意识到死亡即将来临，知道无论采取什么措施和手段，都无济于事了，死亡已经是不可避免的了，患者处于消沉和绝望之中，表现出伤感、精神衰退、消瘦、日渐虚弱、食欲睡眠极差、沉默寡言、甚至不吃不动处于绝望之中。他们对外界完全丧失了兴趣，甚至不愿意和最亲近的人接触。他们急于向亲人交代后事，留下自己的遗言。其实，此时的患者最希望的就是亲人的关心和陪伴，他们的内心害怕而孤独，他们希望至爱亲朋能陪在自己身边度过生命的最后一刻。

临终患者的表现也是因人而异的，对于这些患者的抑郁情绪可以采用心理支持疗法、认知疗法、放松疗法等。对于那些严重抑郁的患者，必要时还要使用抗抑郁药物治疗。

5. 接受期　接受期也是患者临终的最后阶段，经历了否认、愤怒、妥协、抑郁期后，患者对死亡已经有了充分的心理准备，多数患者已经能情绪平静、坦然地接受死亡。也有的患者临终前因疼痛难忍而希望速死。如有一位仅 30 岁的青年，从事建筑设计专业工作，不幸患上了癌症，由于极度疼痛，几次想自杀。有些人病情虽很严重，意识却十分清醒，表现得留恋人生，不愿死去。如有一位 52 岁的妇女，患肺癌，肝转移，死前头脑清醒，含泪说："我愿意活下去，我还有孩子要照顾，我还想工作……"

协助患者安详、肃穆地离开人世，使患者、家属感到安慰是医护人员的崇高职责，是情操高尚的表现。一直守护在临终患者身旁的人，要帮助患者整容，用生理盐水擦拭眼睛、鼻孔和面部的污迹。患者听觉是人体最后的丧失知觉的器官。故不可议论不利患者心情的话，不可耳语。有的患者来不及等到亲属到来就离开人世，医护人员应代替其亲人接受并保存遗物，或记录遗言。

（三）手术前患者的心理

手术是一种有创伤的治疗，手术的效果，手术中是否会发生意外等在手术前都是不确定的。所以手术对患者来说都是比较强烈的应激刺激，都会产生强弱不等的心理反应，常见的心理反应如下。

1. 恐惧和焦虑　恐惧和焦虑是手术前患者最常见的也是必有的心理反应。通常由患者对手术缺乏认识、对手术过程缺乏了解、对麻醉的效果持有怀疑的态度、患者对医护人员的缺少了解和信任、既往手术经验以及手术的大小、种类等原因引起。主要表现为对手术安全性的担心、对术后并发症的担心、对术后病情恢复程度的担心等。有人采用问卷调查发现，术前患者最担心的问题是麻醉意外、术后伤口愈合不良、手术成功率。术前患者出现恐惧和焦虑对手术的效果可以产生直接的不良影响，如手术大出血、术后伤口不愈合、病程延长等。故医护人员应针对患者的这种心理状态，给予合理的解释和疏导，尽量减少患者的这种恐惧和焦虑的心理。

2. 抑郁　患者离开自己熟悉的生活或工作环境，进入陌生的医院环境，远离家人和朋友，会缺乏安全感。同时需要手术的患者有的病情比较重，还有的没有明确的诊断，尤其是手术的效果，手术中是否会发生意外等都是不确定的。这些往往会加重患者的抑郁状态。表现少言寡语。心情低落，唉声叹气、悲观失望等。这些心理反应在手术过程中以及术后都可能产生一系列的心理生理反应，从而影响疾病的预后。

3. 依赖心理　外科手术是某些疾病治疗的唯一途径，但是是有风险性的。故有的患者把自己的身心完全地托付给医务人员。配合医务人员积极治疗对疾病的预后是有利的，然而完全依赖医务人员，往往会失去战胜疾病的自身力量。

(四) 传染科患者的心理

患者被确诊为患传染性疾病后，不仅自己要承受疾病痛苦，还要成为对周围人造成威胁的传染源。为了避免病原体向外界传播和蔓延，一些患传染性疾病的人都要实行隔离治疗。人是社会的人，都有爱与归属的需要，都有社会交往的需要。隔离就意味着这些需要的限制与剥夺，这在患者的心理上必然要引起剧烈的变化。

传染科患者开始都产生一种自卑孤独心理和愤懑情绪。他们一旦进入患者角色，立即在心理上和行为上都与周围的人们划了一条鸿沟，自我价值感突然失落，感到自己成了人们望而却步的人，成了惹人讨厌的人，因而感到自卑。许多传染科患者不敢理直气壮地说出自己所患病种，经常把肺结核故意说是“肺炎”，把“肝炎”说成是“胆囊疾病”等，都是害怕别人鄙视和厌恶自己的表现。与此同时，不少人还产生一种愤懑情绪，悔恨自己疏忽大意，埋怨别人传染给自己，甚至怨天尤人，恨自己倒霉。有这种愤懑情绪的人，有时还迁怒于人和事，易激惹、爱发脾气。医生护士应当了解传染科患者的心理活动特点及其情绪变化，并给予理解和同情。应针对不同患者的具体情况，讲清患了传染病并不可怕，只要积极配合治疗是可以治愈的，而且要讲清暂时隔离的意义，并耐心指导他们如何适应这暂时被隔离的生活。

因为许多传染性疾病具有病程长，难根治的特点，所以患者在治疗期间又易产生急躁情绪、悲观情绪和敏感猜疑等心理。他们往往因病情不能迅速好转而烦躁，也常因病情反复而苦恼，恨不得一把抓来灵丹妙药把病治好。因为治病心切，有些人像海绵吸水一样搜集与己有关的信息，对周围的事物特别敏感，经常揣度别人尤其是医生护士谈话的含义。他们格外关注自己身体的生理变化，十分重视各项化验检查。应当注射什么针剂，应当服用什么药物，他们都想知道，尤其想掌握各项治疗的机制和效果。根据患者的这些心理活动特点，医护人员应耐心细致地讲述某些传染病的病程规律，甚至宁肯把病程说得长一些，以便使他们安下心来积极治疗。因为传染病患者被隔离，与社会交往减少，因而护理传染科患者时，密切医患关系更为重要，使他们感到医务人员是精神上的依靠。因此，医护人员的言行要使患者感到真诚、温暖、可信、可亲、可敬、医患之间形成深厚的情谊。当做某项处理时，注意讲清楚目的和意义，尽量消除患者的顾虑和猜疑。

(五) 不合作患者的心理

大部分的患者住院以后都能自觉地遵守医院的规章制度，与医生、护士、工作人员、其他患者建立友好的人际关系。但是也有许多患者的表现不能令人满意，不配合医护人员的工作，违反医院的规章制度，与周围的人员关系紧张，我行我素。这些不合作患者的心理特征主要表现以下两个方面。

1. 对抗心理　成为患者角色后，就要履行这一角色的义务，要遵守医院的规章制度，他们往往感到自己的自由受到约束，常常以对抗行为发泄不满。如：当患者的无理要求没有得到满足时，对医护人员进行侮辱、谩骂、干扰诊治工作。在病房里吸烟、喝酒、大声喧哗影响他人休息。轻视医务人员的技术和水平，不遵守医嘱，不按时服药，治疗时不予配合。对抗心理不仅仅影响他人，对患者的康复也是极其不利的。

2. 茫然心理　多数患者入院后接受诊治和护理都是被动的，失去了个人的自主性，一切由别人摆布，从而产生一种无所适从，不知所措的心态，对一切都感到茫然。茫然心理主要表现为 3 个方面，首先是由于对医院的环境不熟悉、对医院的制度不明了、对医学知识不了解，而感到茫然、心情不畅，进而影响疾病的诊断和治疗效果。其次是对医护人员的内部分工的不明了，搞不清楚谁是医生、谁是护士、医护人员如何分工，感到心理困惑，迷茫，进而导致一系列问题行为的出现。成为患者角色后，有的患者出于某些原因不承认自己有病，不接受治疗。而有的人却期望从患者角色中获得某些利益。这些行为不仅仅影响自己的健康，也影响他人。

（六）急性患者的心理

急性患者，是指那些发病急、病情重因而需要紧急抢救的患者。过去有种错误的观点，认为急性患者病势危急，医护人员的任务就是以最佳的技术和最快的速度抢救患者，无须实施心理护理。近十年来，随着抢救护理科学的形成和发展，人们越来越认识到对急性患者也同样需要进行心理护理。因为急性患者不是面临生命威胁，就是遭受躯体伤残，心理正处于高度应激状态。此时，如果进行良好的心理护理，就会缓和其紧张情绪，有助于转危为安。否则，如果在患者心理上高度紧张之时，再加上抢救时的种种劣性刺激，就会加重病情，甚至造成严重后果。

急性患者焦虑恐惧、紧张不安，渴望得到最佳和最及时的抢救，以便转危为安。但急性患者的心理活动又是复杂的，多种多样的。瞬间袭来的天灾、人祸或恶性事故等超常的紧张刺激，可以摧毁一个人的自我应对机制，出现心理异常。一向自以为健康的人突然患了心肌梗死和脑卒中等，也会因过分恐惧而失去心理平衡。还有那些慢性疾病突然恶化的患者，易于产生濒死感，恐怖、悲哀、失助、绝望等消极情绪往往可以加速患者的死亡。病情不同、年龄不同、社会文化背景不同、经济条件不同等也对患者的心理活动有影响。因此，医护人员要善于具体分析每个急性患者的心理状态，以便有针对性地做好心理护理。

（七）慢性患者的心理

慢性患者因为需要承受长期的疾病折磨，经历漫长的病程所以往往产生极为复杂的心理活动。

慢性患者一开始大多有侥幸心理，即不肯承认自己真的患了疾病，迟迟不愿进入患者角色；一旦明确诊断，又易产生急躁情绪，恨不得立即服上灵丹妙药，于朝夕之间把病治好。这时他们对自己的疾病格外敏感、格外关心，向医护人员寻根刨底，向病友"取经"，或翻阅大量有关书籍，渴望弄清疾病的来龙去脉，企图主动地把握病情。但是，目前许多慢性疾病还没有令人满意的特效治疗方法，所以迫使广大慢性疾病患者只好无可奈何地去适应漫长的疾病过程。

慢性患者随着病情变化，有时高兴、有时悲伤、有时满意、有时失望；紧张、焦虑、忧愁、愤懑、急躁、烦闷等消极情绪也经常出现。有些患者，由于长期的疾病折磨，人格特征也往往发生变化。那种兴高采烈、生机勃勃的形象不见了，代之以动作迟缓、情感脆弱、谨小慎微、被动依赖、敏感多疑、自我中心等表现。他们过分关注机体感受，过分计较病情变化，一旦受到消极暗示，就迅速出现抑郁心境，有时还可产生悲观厌世之感。

对慢性患者诊疗时，必须紧紧围绕慢性疾病病程长、见效慢、易反复等特点，调节情绪、变换心境、安慰鼓励，使之不断振奋精神，顽强地与疾病作斗争。心理护理应当与生理护理结合进行，做到身心积极效应互相促进。例如，慢性患者多出现疼痛、发热、呕吐、呼吸困难、心悸等症状，易引起不良情绪，医护人员应当亲切安慰，并及时妥善处理，患者自然就会情绪好转。又如，慢性患者除每天口服药物外，还经常进行肌内注射或静脉点滴，这对那些痛阈低的患者来说也常常引起焦虑。技术熟练的护士常常取得患者的信赖，即说明其中也包含了心理护理。再如患者的饮食，不仅要考虑到患者的营养需要和禁忌，也要讲究色、香、味、形、量以及就餐的环境条件等。经验证明，在良好的心理护理配合下，患者不仅能遵嘱就餐，而且还有饮食疗法的意义。另外，幽雅的环境、舒适的治疗条件，也具有心理护理的意义。慢性病人大多空闲时间多，就根据他们的不同情况，组织必要的活动，如欣赏音乐、绘画、看电视、听广播等，活跃病房生活。对于因病情反复和病程长而失去治疗信心的患者，更要多安慰、多鼓励；对垂危患者更要态度和蔼、语言亲切、动作轻柔，加强基础护理，使之生理上舒服，心理上也减轻对病危的恐惧。

复习题

【A型题】

1. 下列人群中不属于患者的是：（ ）

A．精神分裂症患者　B．到医院体检的孕妇

C．在医院陪护患者的家属　D．医疗美容者

2. 下列说法正确的是：（ ）

A．患者心理是指围绕“患者”这一特定的概念而产生的一系列心理现象

B．患者心理是指患者家属围绕“患者”这一特定的概念而产生的一系列心理现象

C．患者心理是和正常的健康人的心理没有差异

D．患者心理是异常的，是不发生变化的

3. 下列哪项不是患者心理？（ ）

A．孤独心理　B．自豪心理

C．期待心理　D．焦虑、恐惧心理

4. 患病以后，患者常担心将来的前途，担心自己的病情的严重程度以及预后，担心给家庭和他人带来累赘，易产生悲观厌世的情绪。属于：（ ）

A．期待心理　B．习惯、获利心理

C．依赖心理　D．心境不佳、情绪不良

5. 患者期盼早日康复，属于：（ ）

A．期待心理　B．习惯、获利心理

C．依赖心理　D．心境不佳、情绪不良

6. 患者患病后常常会变得敏感多疑，对别人的一举一动往往变得神经过敏，有的患者觉得自己病情很重，认为医生的正确诊断是安慰自己。属于：（ ）

A．焦虑、恐惧心理　B．习惯、获利心理

C．敏感多疑　D．心境不佳、情绪不良

7. 患者疾病已经康复，他们仍然乐于继续扮演患者的角色。属于：（ ）

A．焦虑、恐惧心理　B．习惯心理

C．敏感多疑　D．心境不佳、情绪不良

8. 患者失眠时，会感觉灯光特别刺眼。属于：（ ）

A．焦虑、恐惧心理　B．习惯、获利心理

C．主观感觉异常　D．依赖心理

9. 传染病的患者患病后，故意将疾病播散到外界人群当中。属于：（ ）

A．期待心理　B．报复心理　C．主观感觉异常　D．依赖心理

10. 患者心理变化的影响因素不包括：（ ）

A．社会因素　B．家庭因素　C．国际因素　D．个体因素

11. 患者角色属于何种概念？（ ）

A．生物学　B．社会学　C．心理学　D．医学

12. 下列哪项不是患者角色的权利？（　）
A．医疗服务享有权　B．知情同意权
C．多开药费收据权　D．个人隐私保密权

13. 下列哪项不是患者角色应尽的义务？（　）
A．积极就医　B．配合治疗
C．得了癌症自杀身亡　D．痊愈后积极恢复社会功能

14. 患者为了解除病痛的折磨和威胁，早日恢复健康，积极求医是：（　）
A．信息的需要　B．安全的需要
C．尊重的需要　D．尽快解除病痛的需要

15. 患者患病都对自己的身体状况要比以往更加关注和担忧，希望在诊疗过程中有一个安全，放心的医疗环境，属于：（　）
A．安全的需要　B．被关心和接纳的需要
C．尊重的需要　D．尽快解除病痛的需要

16. 作为社会的一员，患者和平时一样需要别人的尊重是：（　）
A．被关心和接纳的需要　B．尽快解除病痛的需要
C．尊重的需要　D．信息的需要

17. 明知自己患病，却因为考虑患者角色影响工作和生活而不去就医，属于：（　）
A．患者角色行为缺如　B．患者角色冲突
C．患者角色减退　D．患者角色强化

18. 从健康人转变成患者，患者常常产生挫败的心理，患者的角色和患者之前所担负的其他角色行为不能协调一致时，就产生了角色冲突，属于：（　）
A．患者角色行为缺如　B．患者角色冲突
C．患者角色减退　D．患者角色强化

19. 患者角色的行为超过了与其疾病严重程度相应的行为强度，属于：（　）
A．患者角色行为缺如　B．患者角色冲突
C．患者角色减退　D．患者角色强化

20. 患者对所患疾病认识不足，或因病痛的折磨而感到悲观失望，出现较严重的抑郁，甚至产生轻生念头和自杀行为，属于：（　）
A．患者角色行为缺如　B．患者角色行为异常
C．患者角色冲突　D．患者角色强化

21. 器质性精神障碍的心理特点：（　）
A．恐惧与焦虑　B．自卑和抑郁
C．谵妄和痴呆　D．愤怒和容易激惹

22. 精神分裂症的心理特点：（　）
A．意识模糊
B．常有感知、思维、情感、行为等多方面的障碍和精神活动的不协调
C．谵妄和痴呆
D．愤怒和容易激惹

23. 不属于躁狂发作的心理特点的是：（　）
A．情感高涨　B．思维奔逸　C．活动增多　D．悲观失望

24. 不属于抑郁发作的心理特点的是：（　）
A．思维贫乏　B．思维迟缓　C．活动减少　D．情绪低落

25. 心境障碍不包括： ( )
A．抑郁发作 B．躁狂发作 C．精神分裂症 D．双相障碍

26. 不属于神经症的心理特点的是： ( )
A．一般有易感素质的人格基础
B．主要表现为焦虑、抑郁、恐惧、强迫、疑病症状或神经衰弱症状的精神障碍
C．求治愿望非常强烈
D．一般无自知力

27. 下列哪一项不是应激相关障碍的心理特点？ ( )
A．患者的心理特点与心理社会因素直接相关
B．患者受刺激后的临床表现与精神刺激因素无关
C．病因消除后，症状可随之消失
D．一般预后良好，无人格障碍

【简答题】

1. 简述患者这一概念的含义。
2. 简述患者的一般心理问题。
3. 简述心境不佳、情绪不良的表现。
4. 患者角色的概念包含哪几个方面？
5. 简述患者的需要有哪些？
6. 简述患者角色适应的过程中适应不良的表现。
7. 简述器质性精神障碍的心理特点。
8. 简述精神分裂症的心理特点。
9. 简述心境障碍的心理特点。
10. 简述神经症的心理特点。

第十章
心 理 护 理

导 学

内容及要求

心理护理包括3个部分的内容，心理护理概述、心理护理的程序和各类患者的心理护理。

心理护理概述主要介绍心理护理的概念、目的、目标、原则及心理护理的具体途径。在学习中，应重点掌握心理护理的概念及原则；熟悉心理护理的目的和护理目标；了解心理护理的具体途径。

心理护理的程序由心理调查、心理诊断、制定计划、实施计划、效果评价5个步骤组成。在学习中，应重点掌握心理调查的途径和方法及心理调查的内容；熟悉心理护理的诊断；了解心理护理计划的制定及实施，并了解如何对心理护理进行效果评价。

各类患者的心理护理主要介绍常见的心理问题的护理、不同年龄阶段患者的心理护理及不同情况下患者的心理护理。常见的心理问题主要介绍疼痛、焦虑、悲伤等心理问题的护理，不同年龄阶段患者的心理护理主要介绍对儿童、青年、中年及老年患者的心理护理，不同情况下患者的心理护理主要介绍急性病患者、慢性患者、手术患者、传染病患者及重危患者的心理护理。每类患者主要介绍了不同的临床特点及相应的护理措施。在学习中，应重点掌握常见心理问题的心理特点和护理措施；熟悉儿童、青年、中年及老年不同年龄阶段患者的心理特点和护理措施，以及急性病患者、慢性病患者、手术患者、传染病患者及重危患者的心理特点和护理措施。

重点、难点

心理护理的重点是第一节心理护理的概念和原则、第二节心理护理的程序和第三节常见心理问题的护理。难点是对心理问题的调查和诊断，以及各类患者的心理特点。

- 概述
- 心理护理的程序
- 常见的患者心理问题护理
- 不同年龄阶段患者的心理护理
- 不同情况下患者的心理护理

专科生的要求

专科层次的学生要求掌握心理护理的概念和原则，以及心理护理的程序；熟悉常见心理问题的心理特点和护理措施；对不同年龄阶段患者的心理特点和护理措施以及不同情况下患者的心理特点和护理措施作一般了解即可。

第一节 概述

心理护理是在护理实践中对心理学知识加以应用和发展，其在整体护理中处于核心地位。护理人员在向患者提供服务的过程中，以护理对象为中心，为其提供生理、心理、社会、文化等全面的护理。针对其现已存在或暂未暴露的心理问题，把握患者的心理需求、分析患者的心理状态，并及时发现患者存在的心理问题，运用心理学理论知识和技术方法，给患者提供关怀、支持和帮助，帮助患者达到一个更加理想的心理状态，促进其身心健康的发展。

一、心理护理的概念

心理护理是指在护理实践过程中，护理人员以心理学的理论知识和技术为指导，以心身相互联系、相互影响的机制为依据，以良好的人际关系为基础，通过心理护理，满足患者心理上的需求，积极影响和改变护理对象不良的心理状态和行为，消除其紧张消极情绪，充分调动患者的主观能动性，提高其社会适应能力，促进疾病的康复以及健康维护的重要手段和方法。

心理护理的概念分为狭义和广义两种。

狭义的心理护理，也可称为"有意识心理护理"，是指护理人员自觉地应用心理学的理论知识和技术，根据预先设计好的言语和行为，实现对患者的心理调适、心理支持或心理健康教育的过程。例如，随时观察患者的情绪变化，根据不良情绪，运用心理学原理设计规范化的指导语，可以及时帮助其消除不良心理状态，收到良好的效果。

广义的心理护理，也称为"无意识心理护理"，是指客观存在于护理过程中的每一环节、随时可能对患者心理状态产生积极影响的护理人员的言行。其心理护理的效应不因护理人员能够在意识上是否有所察觉而受到影响。护理人员良好的言行会向患者传递心灵的慰藉，使患者感到轻松愉快，帮助患者保持较适宜的身心状态。无意识的心理护理对护理人员提出了更高的要求，要求护理人员经常、主动自省，保持良好的心态，随时调控在患者面前的言谈举止，使之尽可能成为患者身心康复的催化剂。

不论是狭义的还是广义的心理护理，其实施效应都并非是以护理人员的有意识或无意识为转移，护理人员对患者的心理状态的影响，时刻来源于护理人员的角色行为模式，出自护理人员有意识或无意识的举手投足之间。护理人员良好的言行会给患者带来积极的心理影响，而不适当的言行则可能给患者的心境造成消极影响。

二、心理护理的目的

心理护理不同于一般的临床护理，其根本特点在于它通过护理人员的态度、言语、行为等有意识地影响患者的感受和认识,从而改变患者不良的心理状态和行为,进而达到防病治病,加速康复和提高生命质量,保证心身健康的目的。

三、心理护理的目标

心理护理的目标主要是通过从事护理工作的人员在心理护理过程中,通过语言、表情、姿势、态度、行为及气质来影响和改善患者的情绪,解除其顾虑和烦恼,从而增强患者战胜疾病的意志和信心,减轻并消除给患者带来痛苦的各种不良情绪和行为,以及由此而产生的各种躯体症状,使患者在治疗过程中达到最理想的心理状态,促进康复或病情的好转,达到早日康复的目的。具体而言,心理护理应达到以下目标。

1. *创造良好的心理环境* 这是做好心理护理的前提条件,给患者提供适宜的物质环境,创造一个有利于患者康复的心理氛围。

2. *满足患者的合理需求* 这是心理护理要达到的首要目标,分析患者的需要,提供条件满足患者的合理要求。

3. *调节患者的情绪状态,消除不良的情绪反应* 这是做好心理护理工作的关键所在,及时发现患者的消极情绪,及早采取多种措施消除不良情绪对患者产生的不利影响。

4. *增强患者的适应能力和应对能力* 这是心理护理的最终目标,充分调动患者的主观能动性以战胜疾病,提高患者的整体适应能力和应对突发事件的能力。

四、心理护理的原则

(一) 服务性原则

心理护理是医疗工作中一个重要的组成部分,是在人道主义的指导下,为患者提供全心全意的服务。随着医学的发展,护理模式也从原来的"以疾病为中心"转变成"以患者为中心",目前正在向"以人的健康为中心"转变。医护人员为患者提供各种服务,其热情、细致的态度,严谨的作风,精湛的技术都可以对患者起到心理安慰和支持的作用。"以人的健康为中心",需要实行整体护理,实施全面综合性服务,集功能性和情绪性于一体,既满足生理需要,又满足心理需求。

(二) 保护性原则

重视对患者的心身保护。在患者入院期间,尽可能地保护其不再受到心理因素的刺激,创造良好的心理环境,使患者保持稳定的心理状态。护理人员应经常与患者沟通,给予关心,采取适当的处理方式,保护患者安全度过心理危机期。

同时,心理护理人员应启发、帮助和指导患者学会自我护理。自我护理是一种为了自己的生存、健康和舒适所进行的自我实践活动,包括对健康的维持、自我用药、自我诊断、自我护理、自我治疗、疾病预防和加强保健。良好的自我护理是心理健康的重要表现。患者在医护人员的帮助、指导下,以平等的身份参加对自身的治疗以及护理工作,有助于维持患者自身的自尊心和自信心,为战胜疾病创造有利的条件。能够坚持进行自我护理的患者,比那些被动依赖医护人员的患者恢复得快。

(三) 整体观原则

人是集生理、心理、社会性于一身的统一体。以往的护理习惯将人视为生物的,忽略了人的社会属性这一重要的一面。在实际工作中,较多重视躯体因素而对心理因素和社会因素重视较少。因此,要求心理护理从人与自然环境相互统一和人体的内外环境相协调统一这一辩证的观点出发,观察和处理患者的心理问题。

(四) 平等性原则

在护理过程中,护患关系的好坏、心理护理是否成功,在一定程度上取决于护理人员是否与患者保持平等的关系。无论患者在住院前是何种社会角色，从事何种专业，都应得到同样的尊重。护理人员应该一视同仁，公平对待。

（五）保密原则

良好的心理护理工作需要得到被护理对象的信任，积极参与心理护理的过程。护理人员则应秉着职业操守，遵守诺言，尊重和保护患者的隐私。

五、心理护理的途径

（一）建立良好的护患关系

良好的护患关系应该是建立在相互尊重、信任和合作基础上的平等关系。在护理人员与患者的相互交往中进行，通过护理人员的言、行、神志去影响患者而建立。建立良好的护患关系是心理护理能否取得成效的关键所在。

言语是人们交流的重要工具，也可以发挥治疗疾病的作用。患者可以通过礼貌、诚恳自然、友好的交谈正确地认识和对待自己的疾病，减轻和消除消极的心态。对心情不快的患者可以给予劝导和慰抚，使患者感到心情愉快；鼓励消极悲观的患者，使患者得到精神上的支持，增强战胜疾病的信心；解释可以消除患者的疑虑，解除其顾虑。

护理人员的行动可以反映他们的情绪，对患者有直接的影响。懒散和懈怠的行为会令人感到厌恶；慌忙、冒失令人恐惧、疑虑。因此护理人员从举止上应该尽量给患者心理上带来安慰，在操作时应该尽力做到轻柔、庄重、镇定、认真。

神态在心理学上被称为非语言性交流。护理人员的神态可以在举动及目光中流露出来，因此护理人员要学会控制自己的情绪，时刻保持乐观、开朗，以此去感染患者，而切忌惊慌失措。

（二）创造优美而舒适的环境

环境的好坏将直接影响到患者的心理活动。优美而舒适的环境对患者的心理会产生良好的影响，使人感到精力充沛，心情舒畅，增进健康。这种环境不仅仅指病房等患者常常活动的地方这些物理环境，还包括人际交往等多种因素构成的心理环境。

（三）加强护理宣传和教育

患者的生理和心理状态将受到其对疾病的认识和态度的影响。护理人员除通过自己的言行、神态去改变患者的心理状态和行为外，还应加强对护理知识的宣传和教育。进行相关的健康宣教，提高心理护理的质量。

从患者入院到出院，分阶段进行健康宣教，使其对所患疾病的发生、发展、治疗措施、术前术后的注意事项，以及康复和预防等方面有一定的了解，提高患者的心理承受能力，增强机体的耐受力是促进康复的措施之一。

（四）合理使用心理疗法

心理治疗常常被应用于护理工作中，心理护理中常用的心理治疗方法是支持疗法。通过安慰、支持、劝解、保证、疏导和环境调整等方法对患者进行心理上的调整，达到治疗疾病的目的，可以在日常护理工作中进行。

（五）合理安排患者的生活

合理安排患者的生活制度，从患者的实际情况出发，可以加速患者对医院环境的适应。鼓励患者适当地参加活动，可消除因肌肉紧张而引起的情绪反应，并且增强患者战胜疾病的信心。适当的娱乐、阅读等也可分散患者对疾病的过度注意。

(六) 共性化和个性化心理护理相结合

相同的疾病可以有同样的心理反应及其反应程度,也可有不同的心理反应方式及反应程度。在对患者进行心理疏导时,应首先从他们的共性着手,如启发患者找到其所患疾病的相关原因。再根据专业理论知识,结合患者实际情况,耐心细致地给其介绍疾病,实事求是,恰如其分地解答患者的问题,以消除患者顾虑。

(七) 发挥家庭的支持作用

家属和亲友是与患者日常生活中联系最为密切的人,其言语举止常直接影响着患者。了解患者的真实患病情况常局限于家庭,因而家庭支持对于患者具有很大的作用。做好家属的工作,争取家属和亲友的密切配合。通过患者家属良好的心理支持作用,使患者得到安慰和支持,摆脱顾虑。良好情绪能给患者以安慰和支持,而不良的情绪则对患者是一个恶性刺激。护理人员应对家属和亲友进行医疗宣传,使其懂得自己的情绪可以影响到患者的治疗,应尽力保持沉着、冷静,和颜悦色地给患者以安慰和鼓励,增强战胜疾病的自信心。

(八) 定时评估记录,指引心理护理的方向

在入院时,对每一个住院患者填写一份患者入院评估表和护理项目单。从中评估记录患者从入院开始到出院为止的生理、心理、饮食、睡眠等状况。根据评估记录,针对各个患者的不同情况,提出护理问题,制定护理措施,并作出效果评价。根据上述的评估、记录和评价,了解患者住院期间心身健康情况的变化,以便引导心理护理工作,从而保证患者更好地康复。

第二节 心理护理的程序

心理护理作为临床护理工作的重要组成部分,在实施的过程中一定要按照相应的程序进行。心理护理的程序由心理调查、心理诊断、制定计划、实施计划、效果评价 5 个步骤组成。

一、心理调查

(一) 心理调查的意义

心理调查即对患者心理进行评估,核心是对患者的资料进行收集,对生理、心理和社会适应能力等方面的信息有机地结合起来并加以处理,对护理对象存在的健康问题加以确认。

实施有效的心理护理必须掌握患者的个性特征,掌握患者的心理状态和行为习惯产生的原因和发展规律。心理调查是实施心理护理的开始,是对患者心理活动状态及个性心理特征的测定和掌握,是制定护理诊断及护理计划的重要依据。心理调查的好与坏,直接关系到心理护理的成败,好的心理调查能正确反应患者的心理状态,能使治疗者有针对性地找出问题、制定计划、消除不利因素、加速康复,反之就不能取得好的效果。

(二) 心理调查的途径和方法

(1) 患者本人及其亲友同事和邻居等熟悉的人士。

(2) 患者的医疗相关资料、心理诊断与评估结果、实验室检查报告以及相关的参考资料。

(3) 其他医疗保健人员提供的资料。

(三) 心理调查的内容

在全面了解患者疾病发生发展过程的基础上,不仅仅需要对生理方面的资料进行了解,还要对心理、社会文化等方面的资料进行收集。

对于首次进行心理调查的患者应该包括以下内容。

1. 入院资料　入院资料可以帮助护理人员进行全面的分析，如患者的婚姻状况、从事的职业、受教育水平、个人生活习惯和爱好等。

2. 生理指标　个体的生命体征、水电解质平衡、排泄、睡眠、进食等躯体健康水平。生理和心理功能是一个交互作用的过程，互相影响，常表现为交感神经功能紊乱，如面红、胸闷、皮肤出汗、尿频尿急、气短等。对生理方面的体征进行收集，有助于对资料的全面评估。

3. 心理功能　通过临床观察、晤谈，结合相关心理测验，采用相应的心理生理方法对个体的认知功能、情绪状态、意志和行为表现等方面的心理状态进行评估。

二、心理诊断

心理护理诊断是在心理评估的基础上，对所收集到资料进行分析、综合，对个体生命过程中的心理过程中的心理、社会文化和发展方面的健康方面的问题反映陈述，是对个人、家庭、社会等潜在问题的临床判断。经过有效的心理护理调查后就要进行心理诊断。人是集自然属性和社会属性于一体，只有当与其外界环境保持动态的平衡，才能维持身心健康。当一个人患病时，疾病就是一种不良的刺激，轻者可使患者感到挫折，重者可导致严重的心理应激反应，使患者的情绪发生波动。由于所患疾病的病种、病情轻重程度的不同，个体对疾病抵抗能力，以及个性、文化背景、价值观念不同，患者所产生的心理问题也就千差万别。

(一) 选择恰当的心理护理诊断

有关心理反应方面的护理诊断常见的有以下几种。

1. 角色紊乱　个人感受到自己的角色有所变化，受到了严重干扰，并且伴有角色冲突。

2. 精神困扰　对个人的希望、信息、对社会准则的看法发生紊乱，变得内心冲突、感到精神空虚、变得开始怀疑。可以是对各种健康问题、情境和矛盾的一种心理反应。

3. 思维过程异常　由于性格和智力的应付机制障碍所引起的认知活动异常，如思想意识、对现实的态度以及对问题的解决、判断和理解方面受到干扰的状态。

4. 调节功能受损　个人不能适应其健康状况的变化而改变自己的生活方式或行为。

5. 绝望　自认为个人已处于走投无路，不具备能力活动的状态，做事被动、反应降低、感情淡漠。

6. 无效性否认　企图否认对某一事件的认识或意义，这种行为可能是有意或无意的，从而减少有害于健康的焦虑或恐惧的状态。

7. 不合作　患者表示愿意合作，但以后由于某些因素影响而没能执行。

8. 自我形象紊乱　由于身体部分缺失或丧失功能，或有认知或感受的改变，在感知自身的形象方面受到了干扰。在情境方面由应激引起或其他心理社会因素引起。

9. 自尊紊乱　个人对自我或自我能力的评价或感觉是消极的；表现为自我否定感和犯罪感。

10. 情境性自我贬低　以前自我肯定的人在个人失败或情况变化时出现的反应。

11. 感知改变　个人处于所接受的刺激有量或形态方面改变的状态，伴有对这些刺激的减弱、夸大、曲解或损害的反应。是一种自我消极的评价或感觉。

12. 疼痛　个体所经受的或自叙有严重不适或不舒服的感觉。

13. 预感性悲哀　在实际失落前发生的一种悲哀反应状态。与个人的人格素质等因素有关。

14. 焦虑　由应激引起矛盾冲突所产生的心理状态而产生的模糊不适感，其来源对个人来说通常是非特异的和不可知的，一种即将发生和已经发生或预期的威胁而导致的一种痛苦不安的心理状态。本人不能识别威胁。

15. 恐惧　由一种被认为是对自己有威胁或危险的明确来源所引起的惧怕感。

(二) 确定顺序

护理诊断可能不仅仅是一个,应对多个诊断按轻、重、缓、急进行排序,从患者生命最有威胁的到一般性不适合的社会心理问题进行。正确的排序对患者的康复具有至关重要的作用,因此应该受到重视。

(三) 书写

按照把问题、原因、症状同时反映出来的护理诊断陈述格式书写,如"缺乏社会支持,与健康状况有关,表现为抑郁"等。

(四) 鉴别

诊断过后,护理人员面临的患者问题可能会包括两大类:第一类是在护理人员的能力范围之内,由护理人员通过自身努力能够解决的问题;另一类是超越了护理人员的能力范围,需要通过相关专业人士支持才能解决的问题。例如,大多数患者在手术前都会对手术有不同程度的焦虑,在这种情况下,护理人员可以对患者进行手术知识以及注意事项的讲解来缓解其焦虑的情绪。如果患者既往患有焦虑障碍,则需要相关精神科专业人士的协作才能解决。

三、制定计划

心理计划是根据信息收集和分析的结果,确定心理目标,提出解决患者心理问题的护理干预手段,是运用心理学理论和技术解决具体问题的关键步骤。

(一) 明确心理护理的目标

如果在对患者进行心理调查的过程中,已经了解患者的心理状态,那么就要根据各种不同患者的心理活动,制定计划,采取各种方法来满足患者的心理需求,及时适当地让患者与家属、同事、亲友会面,以满足患者对爱和对社会的需要。

(二) 采取适合心理护理目标的具体措施

明确了心理护理的目标,护理人员就应设法制定具体的行动,以达到心理护理的目标,这是非常关键的一步。护理人员良好的情绪状态对实现心理护理目标起主要的作用。

(三) 写出切实可行的心理护理计划,满足人的心理需求

心理护理必须有一个周密的计划,根据患者的心理状态进行分析,制定出切实可行的计划,此计划应满足患者心理、生理需要。

四、心理护理计划实施

在实施计划中,护理人员应以患者为中心,在与患者交谈时,鼓励患者多谈,吐露自己的真实想法,使护理更有针对性。在实施心理护理过程中,护理人员应将每一项结果及反应记录下来,在实施过程中不断修改计划,对计划进行评价,对不合理计划及时修正。

(一) 心理技术实施前的会谈

具体的心理技术和实施方案确定后,为保证心理护理的有效进行,护理人员应与护理对象进行会谈。会谈的主要内容包括:心理行为方面的问题疾病史及既往诊断;介绍心理问题产生的原因,对相关的原理作简单的介绍;对心理问题的相关因素进行分析,特别是那些与心理问题的产生、发展和维持密切相关的因素进行探讨;说明心理护理实施的必要性;心理护理技术的原理和过程简介;强调心理护理过程中被护理人员的主动性对过程的重要性,并使之主动参与其中。

(二) 具体实施过程

患者存在的心理问题不同,护理人员也将选择不同的心理技术,每个技术都有其独特的理论和

过程。例如,合理情绪疗法,让患者显示事件本身和引发的结果,从中找到不合理的认知,与之进行辩论并布置相应的作业。

(三) 其他护理措施的实施

心理和生理是密不可分的,心理问题也常常伴有相应的生理症状,不良的生理反应会影响到心理护理的过程。为了保证个体身心健康,除了心理技术的实施,还应对个体的生理健康状况进行相应的护理措施。

五、效果评价

心理护理的效果评价是将患者的情况与预定的目标相比较,以确定护理目标是否完成的过程。其中包括患者的心理状况有何变化,已经达到哪些护理目标,解决了哪些问题。对那些未达到的目标和未解决的问题,可以将其作为新的信息反馈到新的心理护理程序中,直到完成预设的心理目标。

(一) 评价中存在的几种情况

(1) 达到既定目标,问题全部解决。

(2) 目标部分完成,解决了一部分问题。

(3) 预期结果未实现,问题没有得到解决。

(4) 问题进一步恶化。

对于后面 3 种情况,要分析其原因,重新制定护理计划或者修改原来的护理计划,从而保证患者的问题得到满意的解决。如果预期目标已经完成,此项心理措施的实行即可终止。

(二) 评价程序

首先,由主管护理人员长来评价。护理人员长根据患者的病情来评价,护理人员提出的心理问题是否准确、恰当,制定的措施是否有效,是否达到了预期目标。如患者心理问题没有改善,要帮助护理人员一起分析。看心理问题找得是否恰当。如果措施不得当,要重新修订,护理人员长要给予指示。然后由护理人员进行自我反馈、评价。护理人员在完成整个心理护理程序后,应从心理调查直至效果评价,逐步进行自我检验。要根据各种纪录,患者家属的反应,护理人员长的评价,写出自我评价,找出原计划及计划实施中尚存在的不足,及时修正计划,更换实施方法。如原制定的计划在效果评价中无效,应重新制定。

第三节　常见的患者心理问题护理

一、疼痛的心理护理

许多患者常常会感到疼痛,如某些手术后、肿瘤、外伤及慢性炎症患者等。

疼痛是具有生理成分和心理成分于一体的,不仅包含感觉的成分,而且和认知、情感密切相关。因此,适当的心理护理可以有效地缓解患者的疼痛。具体的措施如下。

(一) 观察患者的疼痛反应,掌握患者的疼痛情况

有时,即便患者感到了疼痛,也不一定会主动地表达出来,有些意志较坚强的患者即便感到疼痛难忍也不愿呻吟或进行求助。护理人员应该仔细观察患者的面部表情、身体姿态、躯体反应,主动询问患者的体验,及时了解患者疼痛的性质、程度、部位、时间等。

(二) 减轻患者的心理压力

护理人员要理解患者的痛苦,向患者恰当地解释疼痛的原因和影响因素。关心、体贴患者,对某

些患者在疼痛中出现的过激行为表示谅解。对于强忍疼痛的患者，鼓励他们将痛苦体验适当地表达出来，宣泄痛苦的体验。

（三）使用心理措施缓解疼痛

采用某些心理手段，可以对疼痛起到一定的缓解作用。在进行诊断和治疗之前，预先告知患者操作的过程、目的、引起疼痛的性质、程度等。实现进行的疼痛知识教育可以改变患者对疼痛的感知，提高患者的耐受能力。分散注意力可以有效地缓解疼痛。可以将患者的注意力引导向他们平时感兴趣的事情上，如读书、听音乐、看电视、交谈等活动。减轻患者的各种不良情绪也可以起到化解疼痛的作用。在必要时，可进行催眠等手段进行治疗。人在潜意识状态下，可以更好地接受暗示，从而达到缓解疼痛的目的。

二、焦虑的心理护理

表现焦虑的患者，处于痛苦不安的心理状态。不同患者的焦虑表现也因病情不同而各有差别。要帮助患者解除焦虑情绪，就必须认真地分析患者焦虑情绪的具体原因，从患者的具体情况出发，有针对性地做好心理疏导工作。具体措施应包括以下几点。

（一）帮助患者降低现有的焦虑水平

评估患者的焦虑水平，分析造成患者焦虑的原因，有针对性地做好心理疏导或支持，提供支持或保证。与此同时要改善环境，尽量减少不良的环境刺激因素。

（二）对不良应对方式的减少或消除

有时患者的焦虑并非由于外界的刺激，而是因为自身的应对方式不恰当所致，不能很好地适应外界环境的变化，并及时进行心理调节。因此，要认真评估患者当前的应对方式是否适当，并帮助患者了解当前的应对方式对焦虑的存在或消除起到了什么样的作用。教会患者正确地处理应激的方式，指导患者以有效的应对方式代替不良的应对方式，并及时提供反馈意见，对患者的积极变化及时给予正强化。

（三）健康教育指导

知识的匮乏往往是导致焦虑产生的一个重要因素，患者由于对疾病相关的知识缺乏了解或听信谣言而感到过分紧张、焦虑。因此，及时地提供正确的知识对焦虑的缓解是非常重要的。用患者可以理解的方式讲解相关的医学知识和心理学知识，并及时、耐心地回答患者提出的各种问题，纠正患者的不正确认识，从而降低焦虑的水平。

（四）尊重患者

让患者自己参与一些力所能及的活动，让患者感到自己不是完全依赖他人，使其减轻焦虑，同时要尊重患者的人格，使其感到被尊重。也可采取适当的消遣活动，来分散患者的注意力。如患者焦虑心理较重且不易缓解，可酌情给予安定口服，并及时处理引起焦虑的疾病和可能出现的各种问题。

三、恐惧的心理护理

恐惧心理是由患者认为对自己有威胁或危险的刺激所引起的痛苦不安的情绪状态。恐惧和焦虑的区别在于，它有较明确的对象，而焦虑没有非常明确的对象。针对患者恐惧情绪可采取的护理措施如下。

（一）减少或消除引起恐惧的原因，降低恐惧的程度

评估患者恐惧的程度，分析引起患者恐惧的原因，采取有针对性的措施。帮助患者尽快熟悉医院的环境和作息制度，减少患者的陌生感；减少环境中的不良刺激，如危重症患者应当安置在单人房

间，以免抢救的情境对其他的患者造成不良的影响；进行手术或有一定危险性的检查前，向患者介绍具体过程和注意事项，指导患者做好手术准备，必要时可以请经历过类似手术的病友向其介绍经验，安慰患者；对患者的倾诉要认真倾听，为患者提供良好的心理支持。

(二) 健康教育和相应的指导

对病情相应支持的缺乏，不仅仅会影响患者产生焦虑情绪，还会相应地产生恐惧情绪。因此，及时地为患者提供正确的知识和信息，帮助患者了解病情的真实情况，了解手术或检查真实的危险性，可以降低患者的恐惧情绪。

(三) 一些正常的恐惧情绪

当患者面临伤残或死亡的危险时，感到恐惧是非常常见也是非常正常的。护理人员应当提前对这种情绪反应有所准备，改变患者的认识，提高患者应对这些问题的能力，以积极的心态面对疾病可能带来的不良后果。

(四) 家属的配合

当患者受到各种不良刺激而产生恐惧的心理状态时，家属要尽量倾听患者的诉说或保持安静，也可对患者进行抚摸，必要时抱紧患者有助于稳定情绪，并守护在身旁。采用松弛方法，如听音乐、深呼吸、催眠、读书、看画报等，均有利于减轻恐惧和消除不良反应。

(五) 适当的宣泄和转移注意力

当患者表现出显著的恐惧情绪时，应当为患者提供应对恐惧情绪的适当宣泄方法和场所，帮助患者宣泄情绪和转移注意力。情绪的宣泄可以帮助患者控制自己的情绪，对恐惧也有一定的应对作用。

四、悲伤的心理护理

悲伤是患者感觉或预感到将要出现失去重要的人或事物时而产生的一种心理反应状态。

针对悲伤情绪产生的不同原因，应当有针对性地进行心理护理。具体措施如下。

(一) 为患者提供适当的社会支持

鼓励患者表达悲伤情绪，认真倾听患者的述说，提供心理支持，认同悲伤反应。鼓励家人和朋友探访患者，给予心理支持。提供其他可以利用的社会资源，如社区活动中心、社会团体等，帮助患者尽快适应因疾病所导致的后果。

(二) 心理防御机制的恰当使用

心理防御机制可以帮助患者有效地缓解心理危机，降低悲伤反应，但不可过度使用。例如，在丧失的初期合理地使用否认机制，具有保护性作用，但长期的否认会使个体实现脱节，丧失适应现实的能力。

(三) 恰当的生活计划

协助患者制定每天的生活计划，调整饮食、活动、休息等日常生活，促使其尽快恢复正常状态，摆脱悲伤的情绪影响，重新开始生活。恰当的生活节奏有助于患者的快速恢复。

(四) 正确地面对过去

在护理工作中，应尽量减少或消除产生悲伤的原因和促成因素，鼓励患者树立正确的人生观和价值观；分散患者的注意力，帮助患者找到支持的力量，如和亲密朋友诉说等；通过和患者的深入交谈，提高患者自身价值；要鼓励患者正确地面对过去、现在和未来，树立新的生活目标。劝说患者摆脱过去，面向未来，重新树立生活的信心。

五、孤独感的心理护理

针对孤独者的情绪，可行的心理护理措施如下。

(一) 评估导致孤独原因

与患者讨论导致孤独的原因，如社交接触的障碍、社会支持资源的不足、近期生活变化等。鼓励患者表达孤独的感受，宣泄内心的痛苦。

(二) 帮助患者认识到自我的作用

孤独感是人的一种心理体验，自身在其中起到了很大的作用。帮助患者认识到自身在孤独情绪中所起到的作用，与患者讨论改善孤独情绪的可能方法，寻找改善的资源。促进患者认识到改善孤独情绪的众多可行途径。

(三) 消除社交障碍

增强患者的社会支持系统，鼓励患者与患者之间的交流，主动参加社会活动；鼓励患者的家人、朋友、同事等增加与患者的接触和情感的交流；鼓励患者发展适合自己的兴趣爱好，增大社会交往的范围等。帮助患者消除阻碍人际接触的各种因素，改变对人际交往的认知，学习社会交往技巧。

六、绝望的心理护理

处于绝望情绪中的患者，会感到无助感和绝望感，因为环境的突然变化会使患者发觉身体是非常脆弱的，当身体内部的力量达到极限时，患者会陷入极度绝望。

医护人员必须重视患者所表现出的绝望情绪，尽早从患者的行动、想法甚至感觉中，发现患者的绝望征兆。这些征兆很多情况下不容易被辨认，有时甚至连患者自己也认识不到自己的绝望感。这就要求护理人员要善于观察体贴患者，了解患者的心理需求，使患者没有顾虑地表达自己的情感，及时发现患者的情绪变化，通过交流建立密切的护患关系，消除患者的绝望念头，恢复对生活的信心。

那些因疾病而产生绝望感的患者，自身内部的力量快枯竭时，会把希望寄托在他人身上。因此必须尽早让他们对周围的环境和人物充满希望，包括对他施治的医护人员，也包括他周围的其他患者和亲友。这时护理人员可以让其他患者多关心他的病友，比如手术后的患者教导手术前的患者，治疗后的患者开导治疗前的患者等。医护人员，特别是此时的护理人员可能成为绝望患者环境中最大的动机力量，让患者相信护理人员有能力帮助他，治疗工作能有效地解决危机，让患者度过难关。

值得注意的是，患者对伤痛或病症的绝望感也可能使护理人员感到绝望，并会在护理人员与患者交流时流露给患者，患者对这方面的感受会更加深刻。因此，护理人员必须注意，不能对患者流露出绝望情绪。任何情况下，护理人员都应当对每一位患者及家属充满希望，这是行动的首要条件，在患者觉得无助和绝望的时候，护理人员就应更加关心他们，患者才会更加坚定生存下去的意志的。

第四节　不同年龄阶段患者的心理护理

一、对儿童患者的心理护理

(一) 根据不同的年龄特点而采取不同的心理护理

儿童患者的病情较急、变化较快，而且又不善于表达，所以儿科的护理人员需要有高度的责任感，机智灵敏，善于观察到细微变化并从中发现问题，及时采取有效的措施，防止突然事故的发生。做好儿童心理护理工作，首先要识别患儿的情绪变化及个体差异。不同年龄阶段的儿童个性差异极大，其心理特点也很不相同。因此，他们的心理状态很多只能从其言语和非言语行为(表情、目光、体态等)中仔细体会理解。儿童心理学的知识可以帮助护理人员更好地了解儿童,并对护理工作提供有效的帮助。因此,儿科护理人员对儿童心理学知识的学习,应受到护理人员的高度重视。

(二) 不同年龄阶段儿童的相互作用

在患病儿童这一群体中往往有一些不同年龄阶段的儿童,这些儿童形成了一个新的相互作用系统。学龄前的儿童由于已具有一定的自知力和行为能力,可以介绍其与年龄稍大的病友共同玩耍,消除其孤独紧张的心理,勇敢接受治疗。学龄期儿童,可向其介绍疾病的有关知识和检查、治疗的方法,同时取得患儿的信赖,使之配合治疗。在条件允许的情况下,可以鼓励患儿边治疗边学习,还可指定专人对其进行辅导,使患儿安心养病。

(三) 病房的布置要力求符合儿童的心理特点

患儿因病住进医院,来到完全陌生的环境,恐惧、担心和焦虑不安随时可以发生。从生理上来说,一个人情绪紧张,可使血中儿茶酚胺的浓度增高,相继会使血压升高,心率增快,这对身体是极为不利的。医护人员,尤其是护理人员应该帮助患儿耐心地适应医院的特殊生活方式。病房设计要考虑到儿童对色彩和图案的需求,同时应还考虑到仪器设备可能存在的安全隐患,不能过于单调和呆板。病床、家具门窗等设施的设计要尽可能儿童化,等等。例如,我国现有的一些大型综合医院,在相关的门诊区、住院部,配备小型的儿童游乐场,每个房间搭配了不同色彩的美丽图案,配有电视,只要儿童愿意,随时都可以看到精美有趣的动画片,听到优美舒缓的音乐。同时,工作人员服装也因工作性质不同而颜色多样化。除医生穿着白色大衣之外,护理人员服由白色换为粉红色、淡绿色等色彩鲜艳的工作服,这些都有助于缓解患儿的惶恐不安心理。

(四) 有条件的医院设立母子病房

儿童患者因病情需要而必须住院的,最好允许母亲陪护,尤其对乳婴更应这样做。因为他们身患疾病,蒙受着生理的痛苦与折磨,正当需要亲和、依恋和支持的时候,突然看不到亲人,这容易给他们幼小的心灵留下创伤。在医院里,护理人员对他们轻拍、抚摸及搂抱,可使其大脑的兴奋和抑制变得自然协调,产生如在母亲怀中的安全感。儿童患者的心理护理,实际上在很大程度上是家属的心理支持。家属的心理状态对儿童患者有着直接影响。护理人员同时要与父母亲协调合作,主动介绍患儿病情、治疗情况以及孩子的表现。积极与家长商量治疗和护理的有效对策,帮助患儿度过难关,顺利康复。父母对护理人员的不满意可以变成患儿对护理人员的愤怒;父母亲的倾向性可以变为儿童的倾向性。

(五) 要多加鼓励,不要训斥

儿科的护理人员应该对患儿要多加鼓励,不要训斥,保护儿童的自尊心,成为儿童的朋友。一些国家提倡儿科护理人员不穿白大衣,穿一些令人感到温暖的衣服,以消除儿童患者的恐惧感,博得他们的喜爱。病房应适当放置一些玩具,护理人员可以带领儿童进行游戏活动。给患儿进行输液等治疗时,可以利用儿童注意力易被转移及喜欢被表扬鼓励等特点,尽量减轻他们的疼痛感。儿科护理人员应有一颗慈母般的心,温暖、体贴、爱护颗颗受创伤的幼小心灵。此外,要倍加爱护那些致残儿童,他们往往容易感到悲伤、恐惧、啼哭或夜里突然惊醒。护理人员应经常巡视,给他们讲热爱生活的小故事,讲身残志坚的小榜样,以调动他们的个性积极性。

二、青年患者的心理与心理护理

对于青少年患者,在心理护理方面应该注意以下几个方面。

(一) 青年人注重友谊,具有向群性,宜安排在同一病房

把青年人安排在一起可以激发他们对生活的兴趣,促进疾病的康复,并且消除孤独感。安排病

房时，要尽量考虑青少年的年龄特点，尽量满足他们活泼好动的天性，为他们提供适当的空间，创造条件，使他们能够在住院期间心情愉快，安心接受治疗。同时，向他们介绍医院的有关规章制度以及疾病的有关知识、治疗方法等，使之有思想准备配合治疗。

(二) 调动他们的个性积极性，及时给予恰当的鼓励

青少年正处于青春期的发育阶段，生理上出现第二性征，往往使他们变得较为害羞。不喜欢异性医务人员进行个别的健康指导和身体检查，相对之下较易于接受年岁较大、较成熟的医生、护理人员的指导。渴望了解自己的病情，但有时装着没兴趣、羞于启齿，这些都和青少年自身的心理特点有关，实际上是好强心理对渴望了解病情的心理的一种掩饰。因此，护理人员应洞察这一点，主动向他们做一些有关病情的解释和介绍，对配合治疗极有好处。

(三) 心理支持与关怀

护理人员对青年患者要注意多给予心理支持，要多关怀、同情，要循循善诱，耐心疏导。青年人一般较重视自我评价，自尊心强，任何消极刺激对他们都会是一种伤害。反之，对克服困难与疾病作斗争都能起良好作用。

三、中年患者的心理与心理护理

中年人的社会角色比较突出，既是家庭的支柱，又是社会的中坚力量。当他们受到疾病折磨时，心理活动尤为沉重和复杂，他们担心家庭经济生活，牵挂着老人的赡养和子女的教育，又惦念着自身事业的进展和个人成就等。

对中年患者的心理护理，应利用中年人对现实具有评价和判断的能力，对挫折的承受力比较强，世界观已经成熟稳定等特点，鼓励他们充分发挥主观能动性。配合医护人员尽快地把病治好。对中年患者的心理护理应该做到以下几点。

(一) 解除患者后顾之忧

由于中年人承担的角色较多，因此在患病时顾虑也较多。要劝导他们真正接纳疾病并认真对待疾病。使他认识到，治疗疾病是当务之急，身体恢复健康是家庭和事业的根本。在日常交谈中，也可有意识地给他们介绍一些不耐心治病而使疾病长期迁延的实例。对中年人的心理护理还要动员其家庭和工作单位妥善安排患者所牵挂的人和事，尽量减少他在养病治病时的后顾之忧。医护人员应该协助患者配合单位尽量安排好工作，若病情允许，可同意将工作带到病房做，并为之创造工作条件。适当的工作，有时能起到一种调节身心的作用，帮助他们从疾病的困扰中解放出来。家庭是中年人的另一个重要支柱，可以请患者家属子女配合治疗，嘱咐其家人定期探视、汇报沟通学习和工作情况，使患者安心疗养。

(二) 对有些患者详细告知病情

中年人世界观已经成熟稳定，对现实具有评价和判断的能力，对挫折的承受力比较强，鼓励他们充分发挥主观能动性，使其配合医护人员尽快地把疾病治愈。特别是那些乐观开朗的患者，最好在适当的时候向他们讲明病情性质、严重程度，以使患者合理安排工作与生活，并有充分的心理准备。同时在具体实施时，还是要视其具体情况，特别是个性差异情况而定。恰当地告知病情可以消除无谓的焦虑和恐惧感。

(三) 安排适当的活动

中年人体内各器官功能开始衰退，如果不注意有秩序的工作、有规律的生活和适当的营养、体育锻炼，则会过早出现体力下降、旧病复发等症状。应当指导并促使患者经常参加高尚的、典雅的、积极的休闲和娱乐活动。要学会自我调节、自我放松技术，以利于休息和睡眠。气功、太极拳、自律训

练、放松功等都有助于消除疲倦和紧张状态。

四、老年患者的心理护理

随着我国经济、卫生、生活条件的不断改善，老年人在全人口中所占比例不断增加，老年人对护理的需求将急剧上升。心理护理事业不断发展，整体护理模式的实施，从治病先治心的原则出发，心理护理显得特别重要。

（一）老年患者的心理分型

老年人一般都有慢性或老化性疾病，所以当某种疾病较重而就医时，他们对病情估计多为悲观，心理上也突出表现为无价值感和孤独感。有的情感变得幼稚起来，甚至和小孩一样，为不顺心的小事而哭泣，为某处照顾不周而生气。老年患者存在不同的心理分型。

1. 孤独型　最常见的一种类型，表现为情绪低落、忧愁，对周围事物不感兴趣，自寻烦恼，且多自卑。

2. 高度健忘型　表现为记忆衰退，转眼就忘。

3. 失落型　表现为自制力减弱，性格急躁、易怒、心悸、失眠。

4. 多疑型　表现为毫无根据地怀疑别人，对他人言行爱追根问底，心情闷闷不乐。

5. 老年性痴呆型　表现为整个心理功能的衰退，智力低下，丧失生活自理能力，精神失常。

（二）心理护理的措施

良好的心理会促进疾病的康复，不良的心理将影响疾病的康复。患者的心理状态对疾病的发生、发展及预后有密切关系。因此，护理人员在临床工作中应针对老年患者的心理特点，设计与其相应的心理护理方案。

1. 入院时的心理护理　由于病房环境陌生、安静，容易使患者感到焦虑、恐惧、不安，因此，当患者进入病房时，护理人员应主动热情接待患者，尤其对于行动不便的老年患者，将其搀扶到病床，帮助整理用物，亲切介绍病房环境、作息时间，介绍同病室病友，帮助患者建立病友关系。同时向家属了解老人生活习惯、心理特征、性格、爱好等，为患者住院后的心理护理打好基础。并使老人感到受尊重、重视，消除忧虑恐惧心理。

2. 保持密切的护患关系，为患者提供感情寄托和心理需求　由于患者离开家庭、亲人，老年患者易感到孤独、失落，护理人员应以热情关怀的态度，对患者进行护理，使他们得到关怀和照顾，在感情上得到归属感的满足。

同时根据不同的患者采取不同的沟通技巧，与患者沟通，使他们愿意把心里话倾吐出来，寻求护理人员对他们的理解和帮助，缩短患者与护理人员之间的距离，增加信赖感。家属的悉心照顾可以使老年患者感到安全和温暖，护理人员应该用礼貌得体的语言，做好家属的思想工作，动员家属经常陪伴，探视患者，避免产生被遗弃感。并适时组织老年患者进行力所能及的文体活动，转移情绪，活跃精神生活。护理人员应谅解多疑患者的异常行为，应主动关怀体贴他们。

3. 采取恰当的方式向老年患者介绍病情　患病后患者最关心的是疾病的转归及预后，为了满足老年患者了解对自身疾病及相关知识的需求，在遵守保护性医疗原则下，根据患者个人承受能力，向老人解释说明，同时介绍同种疾病患者恢复较好的情况，消除思想顾虑，并及时告诉患者治疗效果及身体恢复情况，使他们看到疾病治愈的希望，增强战胜疾病的信心。

4. 注重精心的生活护理　护理人员对老年患者应多提供主动的关怀，在生活上提供方便。对于那些患有痴呆、健忘的老年患者应加强生活护理，不应急于求成和粗暴地督促。应协助完成特殊检查和服药，日常生活用品要随时准备妥当，放在伸手可取的地方。对能自理的患者，鼓励适当活动，提高自我护理能力，避免产生依赖心理。

5. 注重环境因素对患者心理的影响　环境是支持生命活动的重要因素，在注意病室清洁幽静的基础上，注意病房的安排，尽量将同一社会层次的患者安排在一病室，使他们之间有共同的语言，心灵容易沟通，保持心情舒畅。在力所能及的情况下，尽量把病房布置成家庭模样，使患者有住在家里的感觉。

6. 经常征求患者对护理工作的反馈意见，修正具体措施　护理人员必须时刻注意护理工作的效果，才能保证护理工作价值的真正体现。应收集患者及其家属对护理工作的反馈信息，采用上级部门下查，不记名问卷，听取家属意见等，找出护理工作中的不足，以及老年人对护理人员的要求，改进护理计划，完善护理工作。

7. 出院阶段的心理护理工作　在出院时，护理人员可根据老年患者不同疾病和文化层次讲解治疗和康复保健知识，并向家属交待老人住院期间心理活动及护理效果，以及出院后护理措施，使心理护理不间断，有助于老年患者的康复。护理人员的工作在患者出院时并不意味着结束，而是一种延续，从而更好地使患者早日康复。

第五节　不同情况下患者的心理护理

一、急性病患者的心理护理

急性患者发病急、病情重，人们往往认为只需要抢救即可，从来没有考虑过急性病患者的心理感受以及是否需要实施心理护理。事实上，急性病患者面临遭受躯体伤残甚至是生命的威胁，心理处于高度应激状态，正是最需要给予处理和解压的时候。近年来，随着抢救护理学的发展，人们开始认识到对急性患者进行心理护理的重要性。良好的心理护理，能够缓和急性病患者的紧张情绪，也有助于患者平稳病情。相反，如果患者没有得到良好的心理护理，心理上持续高度紧张，就会引发病情，甚至造成严重的后果。

(一) 及时抢救，争分夺秒

急性病患者常常会感到焦虑、恐惧、紧张不安，渴望得到最佳和最及时的抢救，以便转危为安。急性病患者往往求医心切，因此稳定情绪对于患者十分重要。应使患者有安全感，且不可有大呼小叫的不恰当反应。护理人员应该以高度的责任心和同情心在最短的时间内对接诊患者进行抢救，以护理人员特有的熟练程度和热情程度与权威感稳定患者的情绪。

(二) 增强保护措施

对病情特殊或严重的患者，应回避在患者面前随意谈论病情，单独向家属或相关人士交代，做好保护性医疗措施。并做好家属的动员工作，避免家属在患者面前不能控制情绪，加重患者的焦虑情绪反应。对抢救无效生命垂危的患者，应事先做好家属工作，使家人做好充分的心理准备并做好善后准备。

(三) 做好心理疏导

在充分理解急性病患者心理特点的基础上，给予其适当的安慰以及耐心的心理疏导。对于存在错误认知以及负面情绪的患者，更应该给予加倍的关照认知疗法等使其改变错误的认识，行为疗法使其消除负性情绪带来的不良反应，积极对待病情，配合治疗。

(四) 创造良好的社会支持系统

良好的社会支持系统可以使患者拥有强大的支持和对待疾病的动力。创造舒适、安全、优美的治疗环境和良好的人际氛围，指导患者对社会支持系统的启用，以提高患者的信心。及时反映患者心理问题和合理要求并设法解决，也是促进患者康复必不可少的心理护理内容。

二、慢性患者的心理护理

慢性患者所患有的慢性疾病具有病程长、见效慢、易反复等特点，因此，心理护理应调节情绪、变换心境 、安慰鼓励，使之不断振奋精神，顽强地与疾病作斗争。心理护理与生理护理结合进行，做到身心积极效应互相促进。例如，慢性患者除每天口服药物外，还经常进行肌内注射或静脉点滴，对于痛阈低的患者来说常常引起心理上的焦虑。技术熟练的护理人员常常会得到患者的信赖，这其中便包含了心理护理的成分，使患者在身心上感到放松，从而消除对患病以及治疗的心理抗拒。慢性患者多出现呕吐、呼吸困难、疼痛、发热、心悸等症状，易引起不良情绪，医护人员应当及时妥善处理，亲切安慰，患者自然就会情绪好转。再如，患者的日常生活，不仅要考虑到患者的最基本需要，还要注重提高生活的质量。一日三餐除了需要注意营养需要和禁忌外，也要讲究色、香、味以及就餐的环境条件等所带来的心理上的体验。现有研究发现，在良好的心理护理配合下，患者不仅能遵嘱就餐，而且还有饮食疗法的意义。此外，幽雅的环境、舒适的治疗条件，也具有心理护理的意义。慢性患者大都有许多闲暇的时间，且大多数时间将在病房中度过。根据他们的不同情况，组织必要的活动，如看电视、听广播、听音乐、绘画等，充实慢性患者的生活。对垂危患者更要态度和蔼、语言亲切、动作轻柔，加强基础护理，使之生理上舒服，心理上也减轻对病危的恐惧。对于因病情反复和病程长而失去治疗信心的患者，更要多安慰、多鼓励。

三、手术患者的心理护理

（一）患者术前的心理护理

患者手术前的心理护理具有极为重要的意义。在手术前应当向患者家属详细交待病情，阐明手术的重要性和必要性，尤其要对手术的安全作肯定的保证，决不应向患者交待什么不切实际的保证和过分夸张的危险性。为患者提供必要的术前心理咨询，咨询应由有权威的医生和护理人员进行，耐心听取患者的意见和要求，权威性的咨询对患者获得安全感极为重要。还要依据不同的患者，用恰当的语言交待手术中必须承受的痛苦。术前医护人员探视患者时，必须详细阅读病历或询问病史，掌握其主要病情及心理特征。询问患者时护理人员的仪表应该是举止端庄，文雅大方，清洁整齐，体态合适，表情自然，和蔼可亲，有责任感。患者因术前的一系列检查、准备和各种管道的留置，因缺乏医疗知识，把手术和麻醉想象得很可怕，导致严重的心理障碍。此时，态度热情、诚恳地和患者交谈非常重要。如根据患者不同的心理要求，针对性地对其进行安慰、解释和鼓励，认真解答患者想知道的问题，减轻其不稳定心理，使其处于良好的心理状态。如准备在局麻下做腹部手术，就应告诉患者术中牵拉脏器时会感到不适和牵拉痛，届时应有思想准备，并行深呼吸，努力放松，可以减轻疼痛等。又如需作气管插管，或术后放置鼻饲管的患者，因将影响说话，应事先告诉他们到时如何表示自己的需求。对于危险性大、手术复杂、心理负担重的患者，还要介绍有关专家是怎样反复研究其病情并确定最佳手术方案的，并突出强调他本人在手术中的有利条件等，使患者深感医护人员对其病情十分了解，对手术是极为负责的。另外做过同类手术患者的信息，对术前患者的情绪影响较大，护理人员可有针对性地组织交流。病房护理人员还应介绍手术医生和护理人员情况，在患者面前树立手术医生的威信，以增加患者的安全感。

对于手术环境的熟悉有利于患者缓解焦虑紧张的情绪。在术前让患者看一下术后观察室，介绍一下术后护理措施也是有益的。这些心理上的准备，对控制术中出血量和预防术后感染都是有益的和必要的，并可使患者正视现实，稳定情绪，顺应医护计划。

由于患者对手术的环境和气氛极为敏感，所以，手术室一定要干净整洁，给患者一个良好的第一印象。患者一进手术室常常会感到失去了对自己的主宰，一切都由医生和护理人员掌握。所以，医生和护理人员对患者的态度是非常重要的。医生和护理人员应该端庄亲切，使患者产生安全感。手术室内相互之间谈话的声音应当轻柔和谐，同时手术中尽量减少、减轻手术器械的碰击声，避免给患者不良刺激。术中医生和护理人员应注意观察患者的情绪状态，对患者心理过度紧张的状态应及时给与安慰，缓解紧张情绪。手术中医生和护理人员须保持全神贯注、冷静沉着，全力配合做好患者的手术。术中如果发现病情变化或其他意外，医护人员要冷静处理意外情况，切不可张惶失措，给患者造成紧张和恐怖，对手术造成干扰。

（二）患者术后的心理护理

经过手术的患者，尤其是那些经历过大手术的人，从麻醉中醒来后意识到自己已经度过手术这一关，这时他们渴望了解自己的手术情况以及疾病的情况。另外也会体验到刀口疼痛和担心刀口是否能及时愈合，加上躯体不能自主运动，容易感到焦虑烦躁。因此，对术后患者的心理护理应做好以下几个环节：

1. *及时进行心理安慰，恰当地告知手术效果*　当患者回到病房后或是从麻醉中刚刚醒过来，医生护理人员应告诉其手术进展情况，并对其进行安慰鼓励。如，手术进行得很顺利，手术的目的已经达到，只要再经过几天的休养，刀口愈合，马上就能恢复健康了。在这一阶段，有些患者也可能会产生新的疑虑，比如怕痛，或者害怕伤口裂开等意外的发生，不敢咳嗽咳痰、不敢活动，表现得顾虑重重，这时护理人员应当重复讲述术前训练的咳嗽方法，鼓励他们大胆咳嗽排痰，并告诉他们适当的活动，伤口是不会裂开的。同时医生和护理人员应当传达有利的信息，给予鼓励和支持，以免患者术后过度痛苦和焦虑。

2. *帮助患者缓解术后疼痛*　手术后的疼痛不仅与手术方式和麻醉药的使用方式有关，而且与每个个体的情绪和对疼痛的经验有关。患者如果情绪紧张，或者烦躁疲倦等，都能够引起疼痛的加剧。此外，与周围的环境也有关系，如果环境平静舒适，就能减轻疼痛的发生；反之，如果周围环境有噪声、强光或是暖色，都会加剧疼痛的发生。因此，可从具体环节来减轻患者的疼痛。比如，良好的周围环境，悦耳动听的音乐，都是缓解患者疼痛的良好止痛剂。在止痛药物的发放上，也有一定的时间范围。提倡术后 6 小时内给予药物止痛的效果，能够大大减轻术后全过程的疼痛，要比患者体验到疼痛以后再给止痛药的效果好得多。此外，护理人员采用积极暗示的方法，也可以产生减轻疼痛的效果。

3. *帮助患者消除抑郁带来的不良反应*　在手术后患者慢慢变得平静下来，大部分会出现抑郁反应。可能会表现出迟钝、思维迟缓、言语减少，并伴有记忆下降、食欲减退、睡眠差、易激惹等表现。患者的这种心理状态如不及时加以纠正，必将影响患者及时恢复正常的活动。如果不能尽早恢复正常的活动会影响到患者各系统功能的恢复，继而产生一系列术后并发症，如容易产生继发感染、下肢静脉血栓及营养不良等，影响患者伤口及疾病的恢复。所以要努力帮助患者克服抑郁情绪，根据每个患者不同的想法和情绪，主动关心和体贴他们。在生活中从患者的需要出发，对患者进行帮助和照顾，鼓舞他们对生活乐观、积极向上，使他们意识到他们即将恢复健康。

4. *鼓励患者树立积极的人生态度*　对一部分手术效果及预后不良者，或者术后有躯体缺陷或躯体残疾的患者，有着巨大的精神痛苦和心理创伤。对这些患者，更是护理人员心理护理的重点，支持和鼓励他们重建人生态度，在有缺陷的情况下，寻找人生新的目标和方向；或者对于不久于人世的患者，引导他们如何在有限的生命时间里，建立积极的人生态度，提高生活质量，都非常重要，医护人员的安慰和鼓励，在他们的生活里，可能起着至关重要的作用，并且能够改善患者躯体疾病的预后。另外在与这些预后不良的患者接触时，也不宜直接地把真实情况告诉他们，避免突然的、重大的精神刺激。所以，对预后不良的患者，护理人员在术前就要把可能的结果交待清楚，让患者在术前有一定的思想准备，而不是突如其来的巨大打击。从而勇敢地承认现实、接纳现实。重新树立正确的人生态度。

四、传染科患者的心理护理

由于传染性疾病特殊的性质，患者患上传染性疾病后，不仅要遭受疾病本身的痛苦，还要遭受精神上的痛苦，自己成了有可能传染别人的人、危险的人。同时，传染性疾病的患者需要实行隔离治疗，与患者原先的生活环境隔离开来。人是具有社会属性的，都有爱与归属的需要，患病之后不但不能得到周围人的支持，还限制和剥夺了原来正常的社会交往需求。加上可能患者周围人对传染性疾病的歧视和偏见，因此在患者的心理上必然引起剧烈的变化。

医生护理人员应当针对不同患者的具体情况，为患者讲解传染病的性质，告知其患了传染性疾病并不可怕，只要积极配合治疗可以治愈。了解传染科患者的心理活动特点及其情绪变化，并给予理解和同情。对于暂时隔离的必要性及其重要性应当向患者说明，并耐心指导他们如何适应这暂时被隔离的生活，消除由于暂时的隔离生活而带来的心理负担和生活上的不便。

根据患者的心理活动特点，医护人员应耐心细致地讲述某些传染病的病程规律。在介绍病程时，可以稍稍延长治愈的时间，使患者做好足够的心理准备，以保证其可以安心地配合治疗，在做医疗处理时，要注意讲清楚目的和意义，消除患者的顾虑和猜疑。对于传染病患者因被隔离而减少的与社会的交往活动，护理人员应尽自己的全力与患者形成良好的护患关系。这不仅可以弥补患者因隔离而暂时缺失的社会交往活动，也可以促进护患关系，给患者提供精神的支持与鼓励。医护人员的言行要使患者感到真诚、温暖，形成与患者良好的医患关系和对患者良好的精神支持。

五、重危患者的心理与心理护理

患者疾病经过诊治可能治愈，也可能面临死亡。不论医学发展到什么程度，总有一小部分患者因医治无效而面临死亡。如何来护理重危患者和安慰这阶段患者的家属，是护理上最难处理的情况。临终患者的心理状态极其复杂，多数面临死亡的患者心理活动变化分为 5 个阶段，在护理工作中，应该紧紧围绕这 5 个阶段进行心理护理。

（一）否认期

在得知病情的最初阶段，患者不愿承认自己病情的严重，否认可能发生的严重后果，总希望会有奇迹出现以挽救自己的生命。有些患者不但否认自己病情已经恶化，而且还谈论病愈后的计划和设想。也有些患者怕别人悲痛，装作满不在乎的神态，以掩饰内心的极度痛苦和脆弱。对于这样的患者，护理人员应当劝说家属不要当着患者面表现出难过，以避免患者不能承受病情严重的后果和打击，即使这样心照不宣，也使患者在心理上获得平衡。

（二）愤怒期

在这个时期，患者知道生命已经无法通过医疗手段挽回。处于该阶段的患者有时会禁不住地想，为什么这样不幸的事会落在自己的身上！感到愤怒、敌对、烦躁、自暴自弃甚至拒绝治疗，敌视周围的人，或者对家属和医务人员态度恶劣，借以发泄自己对疾病的反抗和不满，这是患者不平衡心理和自恋心态的表露。护理人员要对这种心理能够理解，谅解宽容患者，真诚相待，说服家属不要和患者计较，理解患者，与医护人员合作，帮助患者度过愤怒期。

（三）妥协期

这个时期，患者已经接受自己的病情，表现平静、沉默、配合。能够顺从地接受治疗，希望得到周到的护理，希望能够感觉舒适一些，并希望能尽量延长生命。护理人员需要给予患者周到、细致的安慰和照顾，尽可能为患者解除疼痛，消除不适，使患者身心舒适。

（四）抑郁期

在这个时期，患者知道自己生命垂危，所剩时间不多，情绪起伏比较大，经常流露出伤感和对生命的留恋，或者急于安排后事。大多数患者在这个时候希望能够得到别人的陪伴，并希望能够见到自己留恋和惦记的人，自己的心愿能够得到满足。这个时候也是患者身体比较容易疲倦的时候，所以护理人员应给予患者更多的关心，允许亲人的陪伴和探视，让患者在亲人的陪伴下度过这段值得怀念的时刻，了却心愿。并嘱咐前来探视的亲人控制自己的情感，不要再增加患者的身体和心理负担。

（五）接受期

在患者生命垂危的最后阶段，患者表现十分平静，已经做好生命结束的准备。也有的患者在这个时刻希望能够主动选择死亡的来临。在这个阶段，帮助患者平静、安详地离开这个人世，是护理人员最大的职责。作为在患者临终时一直守护在他身边的人，护理人员应该避免谈论不利患者心情的话，避免谈论与患者无关的话，避免对患者的不良刺激，应该始终保持对患者的尊重和关心，使患者能够平静而有尊严地走完这一段人生。此外，当亲属来不及赶到，由护理人员接受并保存遗物时，或者记录遗言时，护理人员应该保护好患者的隐私，并和家属做好遗物和遗言的交接工作。

复习题

【简答题】

1. 什么是心理护理？
2. 心理护理的目的？
3. 心理护理的原则？
4. 心理护理的程序有哪些？
5. 什么是心理调查？
6. 首次心理调查的内容应包括哪些？
7. 疼痛的心理护理措施包括哪些？
8. 焦虑的心理护理措施有哪些？
9. 对儿童患者的心理护理措施包括哪些？
10. 老年患者存在哪几种心理分型？
11. 患者术后的心理护理包括哪些？
12. 面临死亡的患者心理活动变化分为哪几个阶段？
13. 悲伤的心理护理措施有哪些？
14. 对青少年患者在心理护理方面应该注意哪几个方面？

第十一章
护理人员心理

- 护理人员的职业角色化
- 护理人员的职业心理素质
- 护理人员的心理健康
- 护患冲突与护患沟通

导　学

内容及要求

本章包括4个部分的内容：护理人员职业角色化、护理人员的职业心理素质、护理人员的心理健康、护患冲突与护患沟通。

护理人员职业角色化这一节主要介绍护理人员职业的社会要求、护理人员职业角色化过程。

护理人员的职业心理素质这一节主要介绍护理人员职业心理素质的要求以及护理人员心理素质的培养，重点掌握护理人员心理素质的概念、要求及培养。

护理人员的心理健康这一节主要介绍护理人员的工作特点与心理特征、护理人员心理健康的维护，重点掌握职业倦怠的相关知识。

护患冲突与护患沟通这一节主要介绍护患关系概念、模式、影响因素；护患冲突的概念、常见的护患冲突、护患冲突的处理；护患沟通主要介绍人际沟通、人际沟通的特征、意义，护患沟通的概念、护患关系的调控、影响有效沟通的因素；重点掌握护患冲突概念、影响因素。

重点、难点

1. 本章重点问题：护理人员的职业角色内容；护理人员心理素质的概念、要求及培养；护患冲突。

2. 本章难点问题：护理人员心理素质评估与培养。

专科生的要求

专科层次的学生对护理人员职业角色化做一般了解即可，重点掌握护理人员心理素质一节，熟悉护患关系和沟通。

护理工作属于科学性、技术性、服务性行业，集高风险、人文关怀于一体。护理人员心理健康水平也影响着整体护理的质量，进而直接影响患者的治疗和康复效果。因此，护理人员的心理健康维护是十分重要的。

第一节 护理人员的职业角色化

从事任何工作的人，均应具备相应的职业素质，例如符合职业要求的理论知识、技能、道德规范以及心理适应能力等，只有这样才能较好地发挥聪明才智，实现自我价值。

一、护理人员职业的社会要求

护理人员的服务宗旨是：治疗疾病、促进康复。护理人员的服务对象是具有生物属性和社会属性的千差万别的不同个体。为了使他们能维持一个接受治疗、保持合作的最佳心态，从而发挥主观能动作用，与医护人员一起共同战胜疾病，要求护理工作能成为一项十分精细的艺术和技巧。护理人员的工作质量不仅关系到患者的生命安危，关系到千家万户的悲欢离合，还关系到医院的社会信誉以及我国人口的健康质量，因此要求护理人员必须有良好的职业素质才能胜任护理工作。特别是在面临着医疗任务将由治病转为健康服务的前景时，护理人员也将从医院走向家庭和社会。充分认识护理人员这一职业的特征，不断提高心理素质，才能更好地为人类健康服务。

二、护理人员职业角色化

(一) 护理人员职业角色化概述

职业角色化是个体社会化的一种具体表现形式，是指在特定的职业环境中个体形成适应于该职业的角色人格，掌握足以胜任职业的角色行为。

护理人员职业角色化是特指从事护理职业的个体所具有的角色人格和职业行为模式。它包含着职业态度的形成、角色人格的发展、角色行为的适应等具体内容。护理人员的职业角色化，是通过护理人员在从事护理职业过程中与职业环境的相互作用而实现的，是护理人员职业得以发展和完善的手段，它的实现是否顺利直接影响着护理质量的好坏。

护理人员职业角色化受到来自各方面因素的影响，有社会文化的影响、个体人生价值观的影响以及受职业教育的影响。护理人员职业角色以其特有的角色形象出现在社会上，并随着时代的发展，适应社会的需求不断演变，护理人员角色的形象，曾经历过以下几个历史演变。

1. *历史上的护理人员形象* 最初护理人员的角色形象是以“母亲形象”出现，护理人员像母亲一样给受疾病折磨的人以关怀、照顾。护理人员在人们心目中以“温柔、慈祥”的角色人格特质给社会留下了美好的职业形象。中世纪的欧洲，由于受宗教的影响，许多教会设置医院，众多修女、基督徒从事医疗护理工作，护理人员也被赋予了“宗教形象”。到了 16～19 世纪，这是护理历史上的黑暗时期，当时，疾病被认为是一种惩罚，对患者的照顾也就远不是仁慈了，护理人员往往由出身低微、道德不好的妇女甚至酒鬼、罪犯来担任，护理人员地位低下，被视为“奴仆”。

2. *南丁格尔塑造的近代护理人员形象* 自从南丁格尔 1860 年创立了第一所护理人员学校，护理学作为一门专业正式形成，护理人才的培养有了明确的目标，护理人员的角色形象逐渐清晰、鲜明起来，护理人员职业因此获得了社会的公认。南丁格尔倡导：“从事护理工作要有高尚的品格、相当的专业知识、专门的操作技能”等条件。南丁格尔对现代护理学及护理教育发展的卓越贡献，使得这一时期塑造的护理人员形象具有崭新的特色，其角色特征归纳为：护理人员应具有高尚品格和一定的心理学知识，能够满足患者需要，并属于专门学科的人才，是人类健康的使者。

3. *现代护理人员形象* 随着近年来护理教育层次的提高与护理人才培养目标的发展，护理人员的知识结构与职能不断扩展，护理人员角色现代形象的特征更加鲜明，护理人员逐渐成为结构合理的知识型人才；在未来的社会保健领域中发挥重要作用的管理型人才；在护理专业领域中开拓创新的研究型人才以及适应社会发展及护理发展需要的专家型人才。

(二) 护理人员职业角色内容

角色一词是用来描述人的社会行为，即指社会中某一特定地位人群的行为，而且这些行为具有一定的可预测模式。角色是指社会结构或社会制度中的一个特定的位置，人在社会中的角色往往是按照社会或特定组织的期望，以及个人对自己的期望所表现出的行为，因此，角色反映出这一特定人群的目标、价值观和情感等，每个人都担当着多种角色。在护理发展的历史过程中，护理人员的角色曾被视为类似于母亲、修女、侍女和医生的助手，这些观点至今仍影响着人们对护理人员的认识和理解。随着社会文明的进步，科学技术、医学与护理的发展，护理人员的角色不断扩展而且发生着根本的变化。护理人员在医疗职业环境中承担着各种不同的角色，护理人员的职业角色内容可概括如下。

1. 护理者　护理人员在各种健康保健机构和场所，在帮助患者减轻病痛、恢复健康的过程中，为患者提供直接的护理服务，以满足其生理、心理和社会各层次的需要。

2. 协作者　在临床工作中，往往需要医生、护理人员、营养师、康复治疗师、心理治疗师、社会工作者等多学科专业人员的通力合作，才能对患者提供全面的、协调的、高质量的服务。

3. 教育者　社会的进步和人们文化素质的提高使人们对自己健康的关注形式也发生了变化。医疗卫生工作已不再是仅仅重视治疗，而是包括预防在内的系统工程；人们迫切需要关于促进健康和维持健康的知识，他们希望了解有关健康的知识，特别是患者更想知道有关自己疾病治疗、预后的知识。所以护理人员还有一项突出的任务，就是包括对患者在内的全民健康教育，在护患关系中起教师的角色。护理人员可以在护理学校、医院、家庭和社区等各种场所行使其教育者的职能。

4. 代言者　患者往往对卫生保健系统不了解，护理人员应尊重他们的知情权，帮助他们了解有关的合法权益，并在需要时协助他们与其他专业人员进行沟通，做出知情的选择和抉择。

5. 管理者　管理角色不单指病区的护理人员，而是指每一个护理人员，护理人员在单独值班时要管理病区的所有患者。所以，护理人员还承担着管理者的角色。作为领导者，要管理物质资源、人力资源和计划资金的使用。作为普通护理人员，要管理患者及其相关人员，为服务对象制定护理计划，组织诊疗和护理措施的实施，有效控制医疗花费，安排出院事宜等。

6. 研究者　在临床实践中，护理人员应注重对实践的总结和归纳，更应增强科研意识，用科学的方法严谨地、实事求是地分析、探究实践中的护理问题，提出有说服力的结果和观点，丰富护理学知识体系。

7. 咨询者　护理人员不仅要对患者的躯体疾病提供治疗性服务，而且还要进行有关健康和疾病知识的咨询，以及帮助患者识别和应对心理或社会问题，明确自己的选择，以获得对自己行为的控制感。护理人员应运用治疗性的沟通技巧，鼓励人们讨论其患病或受到伤害后的感受，以及在处理有关健康和疾病问题时所遇到的困难，判断服务对象现存的和潜在的健康问题，帮助其发现最佳的解决方法，如为临终患者及其家庭提供咨询。

随着临床医学的不断发展，新的护理模式的出现，高等教育不断地充实护理队伍，护理人员角色应对能力会越来越好，定能促进护理事业的发展。

(三) 护理人员职业角色化过程

护理人员的职业角色化，要通过职业教育、人才管理等各种途径，对从护实施以积极的影响，使其符合护理职业角色化的要求。通过教育和管理手段让每个从护个体明确什么是适宜的职业角色行为，什么是不适宜的职业角色行为。同时护理人员的职业角色化，还取决于从护个体是否以自觉、积极、主动的行为方式对所处的特定环境做出种种反应，从而表现出他们主动适应职业角色化的能动性。护理人员职业角色化过程是伴随着学习职业角色和职业道德规范而进行的。对于每一个护理人员来说，职业角色化是随着他们自身的成长过程而发生的，尽管职业角色化过程的客观条件和职业环境差别不大，但相同的背景、条件并不意味着他们都能较顺利地按照职业教育的预期目标实现自己的职业角色化。

第二节 护理人员的职业心理素质

一、概述

素质，本是生理学概念，指人的先天生理解剖特点，主要指神经系统、脑的特性及感觉器官和运动器官的特点，素质是心理活动发展的前提，但是并不预先决定其发展方向，人的素质是以人的先天禀赋为基础，在后天环境和教育影响下形成并发展起来的内在的、相对稳定的身心组织结构及其质量水平。人出生后，必然受到社会规范的约束，接受社会教育包括：社会道德规范教育、职业谋生教育以及确立生活目标的世界观形成教育，从而使其成为一个合格的社会成员。因此，素质从广义上说，不但显示出人的不同感知能力、思维能力、不同的性格类型和气质特点，还包括着以信念、价值观为核心的个性倾向性的差异，包括意志情感在内的心理活动诸特点，同时也反映出人的道德文化修养，为人处事态度、精神世界的格调，代表了人的整体思想、情趣的外显风貌，是个体人格特征、精神面貌、行为举止、待人接物、谈吐应对、生活习惯的总和。

心理素质是指在先天与后天共同作用下形成的人的心理倾向和心理发展水平。心理素质包括人的认识能力、情绪和情感品质、意志品质、气质和性格等个性品质诸多因素。

护理人员职业心理素质又称“护理人员角色人格”，特指从事护理人员职业的群体，共同具备并能形成相似的角色适应性行为的心理特征总和。

二、护理人员职业心理素质的要求

随着社会的进步与医学的发展，对医疗保健的需求日益增长，使护理人员的服务范围不论从深度或广度上都有了很大的延伸。因此，作为一名合格的护理人员，除了应具备丰富的专业知识、熟练的操作技术和高尚的职业道德外，还应具备良好的心理素质。包括：准确的认知、稳定的情感或情绪、坚韧的意志和良好的个性。

（一）准确的认知

认知是护理人员获得知识或者应用知识的过程，也是人的最基本的心理过程。它包括观察力、记忆力、注意力、思维能力以及语言应用能力。

1. *敏锐的观察力* 观察，是一种有目的、有计划、有步骤的知觉。护理工作的特点之一是工作任务繁重、工作内容琐碎，作为护理人员，不仅要为患者进行简单的护理操作，还要观察患者的反应，包括身体、心理、社会等各个方面的内容。从患者的神色，语调，精神状态等，来直接或者间接地了解疾病。

2. *准确的记忆力* 记忆力是人脑反映既往经历事物的能力，其功能在于存储和提取人在实践中所获得的经验。良好的记忆品质包括记忆的敏捷性、持久性、准确性和准备性等。护理人员日常的工作中有大量数据性的信息，这些都需要护理人员有准确的记忆能力。这是因为：第一，护理人员应当严格执行医嘱，打针、发药、测体温、测血压等每项任务都必须数量化，而且要求准确。如果一旦记忆不准确，轻则贻误病情，重则造成严重责任事故。第二，护理人员面对许多患者，患者又是经常变动的，病情又是不断变化的，护理计划也在不断改变，用药品种和数量也在经常的改变，如果一旦相互混淆，也会酿成不堪设想的后果。所以，护理人员要做到准确安全的护理，减少差错和避免差错，不断强化和锻炼自己的记忆速度。

3. *思维的独立性* 思维是人脑对客观现实的间接和概括的反映，它使人获得对客观事物的规律性和本质的认识。随着护理事业的不断发展，执行医嘱已仅仅成为诸多护理工作的一部分任务，过去那种认为护理人员只是执行医嘱，打针、送药，无须独立思考是错误的。国外的护理专家认为，现代护理的独立功能占70%左右，而依赖功能只有30%左右。因为护理工作对象是互不相同的患者，每个患者的疾病又时刻处于动态的变化之中，虽然医嘱是医生思维的结果，一般来说是合乎客观规律的，应当坚决执行。护理人员如果像机器人那样机械地执行医嘱，缺乏思维的独立性，也同样会在盲目执行中出现差错或事故。

整体护理的思想要求护理人员对每个患者进行评估，作出护理诊断，制定护理计划，应用护理程序为患者解决健康问题。这就要求护理人员具备独立的思维能力和解决问题的能力，并发展创造性思维，更好地适应护理工作的要求。同时应准确掌握科学研究的方法，当遇到临床工作中各种各样的护理问题时，都要求护理人员在解决问题的同时思考一下"为什么这样做?"学会应用批判性思维模式，从不同的角度去思考和判断事物的本质。

4. 稳定的注意力　护理人员工作千头万绪，患者的病情又不断变化，所以这项工作要求护理人员应当具备"注意"的全部优秀品质。因为只有具备注意的稳定性，才能使护理人员沉着稳重，为患者长时间地做某项处置；只有具备注意的广阔性（即注意的广度），才能"眼观六路、耳听八方"，把自己繁杂的工作内容"尽收眼底"、心中有数；只有具备了注意的集中性，才能聚精会神做某项护理工作，如分发药品，而不被其他信息干扰而分心；也只有注意的分配能力好，才能对患者一边处置，一边观察，一边思考，一边谈话，做好整体护理。

（二）积极而稳定的情绪

情绪是人对客观事物的一种特殊反应形式，即人对客观事物是否符合自己需要而产生的态度体验。人无时不处于情绪状态中，积极的情绪使人精神饱满、注意广泛、观察敏锐、记忆清晰、思维活跃、工作有序、失误少而效率高。情绪低落时恰恰相反。紧张情绪下易出差错事故。特别要防止和控制感情冲动而引起不必要的纠纷或失误；防止鲁莽行事，善于自我调节。凡事有心理准备，冷静处理，理智应对。掌握有理有利有节的分寸而正确处理，运用放松或转移的方法保持情绪稳定，这不仅有利于工作和护患关系的建立，同时对自我形象和个体的身心健康都是有益的。

护理人员情绪的变化，尤其是面部表情对患者及其家属都有直接的感染作用，这是每个护理人员都应当意识到的。护理人员积极的情绪，和善可敬的表情和举止，不仅能调节病房或治疗环境的气氛，而且能够唤起患者治病的信心，增强安全感。

（三）坚韧的意志

意志是人们自觉地确立目标并根据目标来支配和调节自己的行为，自觉克服困难的心理过程。护理人员的意志与世界观的发展相联系，以献身护理事业的志向和人道主义精神为基础。护理工作复杂而具体，涉及众多复杂的人际关系，有时会遇到方方面面不如意，这就需要护理人员应具备坚韧的意志品质。坚韧是成功的一大因素，在遇到困难和挫折时，学会控制自己的情绪，以自己坚强的意志力去应对工作中的困难。

（四）良好的性格

性格是指表现在人对现实的态度和相应的行为方式中的比较稳定的、具有核心意义的个性心理特征，是一种与社会相关最密切的人格特征。性格是一个人对人、对事、对自己比较固定的态度体系以及与之相适应的习惯化的行为方式。性格的形成与个性的早期经验环境经历有关。护理人员应当具备的性格特征主要是：对患者诚恳、正直、热情、乐于助人等；对工作应当是满腔热情、认真负责、机智果断、沉着冷静、干净利落；对自己来说，应当是开朗大方、自爱自强、在困难挫折面前善于自控而不懈努力，善于总结经验教训知错必改。

三、护理人员心理素质的培养

(一) 树立职业理想,培养职业兴趣

职业理想是个人对未来职业的向往和追求。既包括对将来所从事的职业种类和职业方向的追求,也包括对事业成就的追求。树立职业理想是对一个护理人员最基本的、最首要的要求,也是培养优良的心理素质的思想基础。作为护理人员,对专业知识感兴趣,对护理职业感兴趣,热爱护理专业,这是完成护理工作的重要前提。

(二) 掌握心理学和社会科学知识

心理护理是以心理学为基础的护理技术,是成为整体护理的重要环节。社会科学知识作为非技术性知识对护理人员的技术性操作有着极大的影响,是优化护理人员心理素质不可缺少的部分。因此,护理人员必须学习有关的心理学和社会科学的理论知识,充实自己的知识结构,陶冶情操,扩大视野,更快更好地培养其良好的心理素质。

(三) 加强自我修养提高自我控制能力

这是培养良好心理素质的重要方法和途径之一。护理人员每天与患者接触,日复一日地重复着高度紧张又相对单调的护理工作,心理压力及精神压力都较大,加之某些家属及患者对护理工作的不理解,对护理人员出言不逊,甚至横加指责,护理人员如何应对这些应激,是对他们自身素质的一种考验。因此,护理人员应根据护理工作的职业特点,不断地进行道德修养、语言修养、性格修养等方面的培养。要善于自我调节,理智地对待自己与周围的环境,自觉地用意志来指导自己的行为,变工作压力为动力,提高自我调控能力,处理好护理工作中遇到的各种问题。

(四) 积极实践提高护理业务水平

护理实践是培养良好的心理素质的重要途径。忽视对专业知识、操作技能的掌握情况要通过护理实践来检验,忽视的心理素质也只有在实践中才能体现出来。因此,护理人员要加强护理学的基本理论知识的学习,积极参与实践,按照各项临床操作技能规程,自觉进行强化练习。护理人员只有掌握较全面的理论知识,娴熟的临床操作技能,才能树立起自信心,确保护理任务高质量完成。

(五) 医院管理者重视对护理人员良好心理素质的培养

护理人员心理素质的高低直接影响医院护理的质量,而质量是医院的生命。因此,医院管理者应重视维护忽视的身心健康,理解工作压力对护理质量产生的不利影响,通过严格规范而有人性化的管理,消除护理人员工作压力的不利因素或压力源,合理安排工作量,想方设法减轻工作强度和心理压力,提高护理人员心理素质,从而提高整体护理质量和水平,促进护理事业的健康发展。

第三节 护理人员的心理健康

一、护理人员的工作特点与心理特征

(一) 长期超负荷的心理状态造成心理紧张

以患者为中心的护理模式是护理人员从单纯执行医嘱转到为患者提供生理、心理、社会和文化的全面照顾,这种身心的整体护理是复杂并具有创造性的工作,需要护理人员付出更多的劳动和精力。

(二) 特殊的工作环境和工作性质导致情绪多变与身心疲劳

护理人员长期工作在充满“应激源”的环境中,千差万别的患者,生离死别的场面,急症抢救,传

染、核放射的威胁，严重损害他们的身心健康。

（三）复杂的人际关系环境引起的人际冲突与角色冲突

护理人员每天要面对各类患者，始终处于复杂的人际关系中，包括医护和护患关系。面对患者的责难，护理人员必须保持平和冷静，理解并帮助解决问题，经历着感情伤害又无法表达。职业要求护理人员压抑自身感受，因此会产生自卑感、不安全感，对工作满意度下降。另外，护理人员工作制度特殊性扰乱了护理人员自身生物钟和正常的生活规律，对护理人员生理及心理功能、家庭生活和社交活动产生不良影响，造成心理矛盾。

（四）社会支持不足而产生失落感

护理工作繁杂、辛苦，技术性强，责任心重，风险性大。在医学领域，医师和护理人员是相互合作关系，但是客观上，护理人员的地位低于医师，医师的劳动普遍受到社会的尊重和承认，而护理人员却只被认为是医师的助手。护理人员为患者付出的辛勤劳动有时得不到应有的尊重与公平的认可，职称评定、进修深造、经济收入、住房等福利待遇上存在差异，容易使护理人员心理上失衡，产生“失落感”。

二、护理人员心理健康的维护

搞好护理人员心理卫生工作，提高护理人员的心理健康水平，不仅是做好护理工作的重要的心理条件，也是提高整个医疗质量的关键。

（一）树立健康的职业心态

护理人员要热爱护理事业，爱护并尊重自己的工作对象，以解除患者痛苦为己任。只有真正对护理工作产生浓厚的兴趣，才能愉快积极地工作，才能在工作中产生自豪感和责任感，真正理解护理工作的价值和意义，以健康的职业心态投入到神圣的护理工作中。

（二）加强相关知识的学习

学习和教育能增加护理人员应对职业要求。护理工作的对象是人，护理人员的职业价值是通过与他人的互动而实现的。因此，护理人员要加强对心理学、医学伦理学、人际关系学等知识的学习，增强心理健康，正确对待工作压力，了解自我心理健康方面存在的不足，学会必要的自我调适技术与方法。

（三）保持和谐的人际关系

护理人员要善于处理各种人际关系，在交往中做到豁达大度、不封闭自己，要注意体谅患者的感觉。充分利用人际关系交往中的吸引因素，如优雅的举止、精湛的操作技术、真诚善良的品质等，与他人建立起良好的人际关系，以尊敬、信任、友爱、宽容、谅解等积极态度对待患者和同事，营造一个自然和谐、积极向上的工作环境，使自己的情绪得到适当的宣泄，从而保持心理平衡与健康。

（四）提高情绪调控能力

护理人员应掌握调节情绪的方法和技巧，如注意转移法、适当宣泄法、放松训练法等。保持乐观、愉悦的心境，不把消极情绪带入工作中，并用积极情绪感染和影响患者。

（五）学会休闲和娱乐

休闲和娱乐也是减压的方式之一，护理人员应合理安排自己的休闲时间，培养多种兴趣，参加各种娱乐活动，让自己的业余生活过得丰富多彩，轻松愉快，恢复体力、调剂脑力、增长知识，达到减压目的。

三、护理人员的职业倦怠

"职业倦怠"一词最早源于1961年美国作家格林尼出版的名为《一个倦怠的案例》的小说,书中描写了一名建筑师因为不堪忍受精神上的痛苦和折磨,放弃自己工作,逃往非洲原始丛林的故事。从此以后,这一词进入了美国大众的词汇,中文的译法很多,如"工作倦怠"、"职业倦怠"、"工作耗竭"、"职业枯竭"等。1974年,美国精神分析学家Freudenberger首次将它使用在心理健康领域,以医院临床工作的志愿者为研究对象,用来特指从事助人职业的工作者面对持续的情感付出而身心耗竭的状态。工作倦怠不仅可能对工作人员的心理和生理带来消极的影响,也会导致他们工作效率下降,缺勤和辞职增加,并因而影响工作质量。当前,职业倦怠已成为职业心理健康研究的焦点,成为社会关注的热点。

(一)职业倦怠的概念

职业倦怠,指个体在工作重压下产生的身心疲劳与耗竭的状态,是指个体长期处于工作压力状态下所表现出的一种负性的、个体化的认知和情感反应。职业倦怠一般包括以下3个方面。

1. *情感衰竭* 指没有活力,没有工作热情,感到自己的感情处于极度疲劳的状态。它是职业倦怠的核心维度,并具有最明显的症状表现。

2. *去人格化* 指刻意在自身和工作对象间保持距离,对工作对象和环境采取冷漠、忽视的态度、对工作敷衍了事、个人发展停滞、行为怪癖、提出调度申请等。

3. *无力感或低个人成就感* 指倾向于消极地评价自己,并伴有工作能力体验和成就体验的下降,认为工作不但不能发挥自身才能,而且是枯燥无味的繁琐事物。

由于护理人员是一种典型的以人为服务对象的职业,担负着救死扶伤的光荣任务,护理人员承担巨大的工作压力和精神压力,因此,护理人员是职业倦怠的高发人群。

(二)职业倦怠对健康的影响

许多研究的结果表明,职业倦怠不仅损害个体的身体健康,也给个体的心理健康带来不良影响,主要表现在以下几个方面。

1. *对身体的影响* 感觉身体能量已耗竭、持续的精力不济、极度疲乏、虚弱;出现失眠、头痛、背痛、肠胃不适等症状,身体抗病能力下降;导致了一些不良生活方式,如滥用药物、酗酒、过度抽烟等;严重者会出现精神疾病。

2. *对心理健康的影响* 智力水平下降,觉得自己的知识好似被掏空了一样,无法满足工作的需要;注意力难以集中,思维灵活性差;对自己工作的意义和价值的评价下降,工作变得机械化且效率低下;感觉自己是无能和失败的,从而变得退缩,对工作减少精力的投入,不再付出努力,消极怠工;情绪变得烦躁、易怒,情感资源就像干涸了一样。

3. *对工作的影响* 工作满意度降低、效率下降、缺勤、离职、医疗事故和个人意外的发生率增加,并可能激化个体的各种危机,导致冲动行为、护患冲突、同事冲突、婚姻及家庭冲突,导致人际关系恶化。

(三)职业倦怠的调适

职业倦怠在护理领域相当普遍,职业倦怠不仅可损害护理人员的身心健康,还可严重影响其工作效率和质量,并导致工作差错和离岗的发生。因此,必须正视职业倦怠的危害,进行有效的调适。

1. *接收并正视职业倦怠* 由于护理人员职业的特殊性,职业倦怠已是不容回避的事实,但许多护理人员对于职业应激造成的职业倦怠却缺乏正确的认识,甚至归因为个体本身出了问题,加重了职业倦怠的程度。许多护理人员在出现心理紧张疲劳时,不注意及时调整,错过了最佳调整期,导致越来越严重。所以,护理人员应该了解相关知识,提高对自身心理状态的敏感度,坦然地接受职业倦怠，适时根据自身的心理特点进行调整。善于将压力转化成动力，提高个体的危机意识及竞争能力。

2. 认清自我，及时调整　当对工作产生倦怠时，就应该重新审视自我，是自己的兴趣爱好与护理工作错位，还是自己能力有限或要求过高。要正确估计自己的能力水平，尽力而为，同时要分析自己的人格特征是否适合从事护理工作。对自我作客观全面的评价后，及时调整自己的心理定向，重新确立所要实现的目标。

3. 学会寻求社会支持　当受到压力的威胁时，要及时派遣，寻求他人的支持和帮助。不妨与家人、亲戚朋友或同事们一起讨论自己面临的压力情境，及时倾吐，将压力分散以缓解紧张情绪。获得了强大的社会支持，就会树立重新振作的信心。

4. 学会工作和生活　护理工作因其工作性质的特殊性和轮班制，多数护理人员把大部分时光都花在工作上，很少给自己留一点喘息的时间。因此，繁忙工作中的护理人员要适时适当地休假，让身心轻松一下，和家人、朋友一起去听听音乐，看场电影，或是进行打球、游泳、爬山等体育活动，这些都是缓解紧张和压力的有效方式。此外，还可以学习应付压力的训练技术，放松肌肉等。

总之，护理人员应树立正确的人生观、世界观、价值观，加强个人自身素质培养，提高业务水平，同时掌握缓解职业压力的方法，提高排解不良情绪的能力，更好地为患者服务。

第四节　护患冲突与护患沟通

一、护患关系

（一）概述

护患关系有广义和狭义之分，广义的护患关系是指对患者进行治疗及护理时所形成的各种人际关系，包括护理人员与患者、医生、家属及其他人员之间的关系。狭义的护患关系是护理人员与患者之间在特定环境下形成的一种特殊的人际关系。医学模式已经由“生物医学”向“生物-心理-社会医学模式”转变，在这种形势下护理模式也将由“以疾病为中心”的功能制护理向“以患者为中心”的整体护理模式转变。建立良好的护患关系，是完成这种转变的关键。

（二）护患关系的内容

护患关系是一种专业性的互动关系。护理人员作为一个帮助者有责任使其护理工作达到积极的、建设性的效果，而起到治疗的作用，护患关系也就成为治疗性的关系。治疗性的护患关系不是一种普通的关系，它是一种有目标的、需要谨慎执行、认真促成的关系。护患双方由于多种因素的影响，在实施各种护理的过程中，会形成不同的护患关系，主要表现在以下 3 个方面。

1. 技术性的关系　护理人员一般是具有专业知识和技能的人，处于主动地位，在技术上帮助患者（输液、注射等），是护患关系的基础，如果技术熟练，则很快博得患者的信任。

2. 非技术性关系

(1) 道德关系：由于护患双方所处的地位、环境、利益、文化教育以及道德修养的不同，在护理活动中，对一些问题和行为的看法及要求也会有所不同，为了协调矛盾，必须按照一定的道德原则和规范来约束自己的行为。另外，建立良好的护患关系，护患双方一要尊重对方的人格、权利和利益，二要注意适度，掌握好分寸，禁止与患者拉关系、谈恋爱，要自尊、自重、自爱。

(2) 利益关系：是在相互关心的基础上发生的物质和精神方面的利益关系。患者的利益表现在支付了一定的费用之后，满足了解除病痛、求得生存、恢复健康等切身利益的需要。护理人员的利益表现在付出了身心劳动后所得到的工资、奖金等经济利益，以及由于患者的康复所得到的精神上的满足和欣慰，提高了自己工作上的满意度。

（3）法律关系：随着社会的进步、法制的健全，患者接受护理和护理人员从事护理活动都受到法律保护，任何侵犯患者或护理人员的正当权利都是法律所不容许的。

（4）价值关系：护理人员运用护理知识和技能为患者提供优质服务，履行对他人的道德责任和社会义务，实现了个人的社会价值，对社会作出了贡献。而患者恢复健康，重返工作岗位，又能为社会作出贡献，实现其社会价值。

（三）护患关系的基本模式

护患关系模式是医学模式在护理人际关系中的具体体现。可依据护理人员和患者双方在共同形成的人际关系中各自所具有的心理方位、主动性及感受性等特点不同，划分为以下3种模式。

1. 主动-被动模式　这是一种最常见的单向性的、以生物医学模式及疾病的护理为主导思想的护患关系模式。护理人员具有权威性，通常以“保护者”的形象出现在患者面前，为患者提供必要的支持和帮助；患者则处于完全被动的地位，一切听从护理人员的处置和安排，基本不具备发挥自身主观能动性的能力。这种模式主要适用于对昏迷、休克、全麻、有严重创伤者、婴幼儿及精神病患者护理时的护患关系。

2. 指导-合作型模式　这是一种微弱、单向、以生物-心理-社会医学模式及疾病的护理为指导思想的护患关系，护理者和患者都有不同程度的主动性，护理人员相对处于指导地位，实现对患者具有指导作用的护患关系行为模式。护理人员仍具有相对主动的地位和一定的权威性，但必须将其建立在取得患者充分信任和良好合作的基础上，护理人员通常以“指导者”的形象出现在患者面前，为患者提供必要的指导和咨询；患者则处于相对被动的地位，根据自己对护理人员的信任程度有选择地接受护理人员的指导和咨询，依据自己主观能动性的高低，与护理人员建立不同程度的合作。这种模式主要适用于危重症患者、重病初愈恢复期的患者、手术及创伤恢复过程中的患者及急性病患者护理时的护患关系。

3. 共同参与型模式　这是一种双向性的、以生物-心理-社会医学模式及健康的护理为指导思想的护患关系模式。护理人员与患者在平等关系的基础上，共同发挥着各自的主动性。这种模式并非固定不变的，在护理过程中，护患关系可随患者的病情、愿望而从一种模式转向另外一种模式。

（四）护患关系的基本过程

护患关系是一种以患者康复为目的的特殊人际关系，它的建立是护理人员出于工作需要，患者出于接受护理的需要而建立起来的一种工作性的帮助关系。良好护患关系的建立与发展一般分为以下3个阶段。

1. 观察熟悉期　指患者与护理人员最初的接触阶段。这一时期的主要任务是与患者之间建立相互了解及信任关系。这时的患者很注意自己的行为并对护理人员进行考查。护理人员在这阶段主要是收集资料、了解患者的情况、书写护理病历、发现问题、制定护理计划。为建立信任关系，护士应注意诚恳待人、给人以温暖和善解人意，即敏感而准确地找出患者的需要。护理人员与患者接触时所表现的仪容、言行举止及工作态度，在工作中体现的爱心、责任心、同情心等第一印象，都有利于建立信任关系。

2. 合作信任期　护理人员与患者在了解和信任的基础上开始了护患合作。主要任务是应用护理知识来解决患者的各种身心问题，满足患者的各方面需要。在此阶段，护理人员的知识、技能及态度是保证良好护患关系的基础。不仅护理人员自身要对工作认真负责而且要鼓励患者也参与到其中来，共同完成护理工作。

3. 终止评价期　护患之间通过密切合作，达到了预期的护理目标，患者康复出院时，护患关系将进入终止阶段。护理人员需要进行有关的评价，也需要对患者进行有关的健康教育及咨询，并根据患者的具体情况制定出原计划或康复计划。应尽可能在完全结束护患关系之前就考虑一些护患关系结束后可能发生的问题，以便作好必要的准备，如进行如何保持健康的教育，出院后应注意事项，并应征求患者的意见以便今后改进工作，此期常以患者出院而结束。

（五）护患关系的影响因素

由于多方面的原因，目前护患关系尚不十分和谐。主要的影响因素如下。

1. *缺乏信息和信息需求的差异* 临床上，双方都需要掌握有关的各种信息。患者迫切需要及时了解对疾病诊断、治疗和预后的有关信息，而护理人员则需要及时了解病情发生、发展和转归过程的变化信息。及时沟通信息，会使患者感到护理人员可亲可信，而护理人员也会及时地做出准确判断。否则，缺乏信息，容易造成双方间的不信任感，导致患者对病情的胡乱猜测和误解，从而影响进一步的交往。又如手术前患者期望了解手术的必要性及危险性，手术中是否疼痛，麻醉师及手术医师的业务水平，疾病预后等问题；而护理人员术前交流内容主要为术前准备及注意的问题，以及如何配合等。手术后患者希望了解术中的情况和疾病严重程度等事项；而护理人员术后交待注意事项包括疼痛程度评分、饮食要求、指导功能锻炼等。

护患间信息需求的差异常在于护理人员以护理工作操作的内容为沟通主题，而患者渴望得到有关自己切身利益的信息为沟通切入点，更希望通过护理人员的心理安慰而减少焦虑。

2. *缺乏理解* 这是护患交往中，双方在语言表达、行为方式和风俗习惯等方面的差异，引起对方误解，使交往出现困难。最常见的是护理人员在交往中使用“术语”、“行语”，患者使用“方言”来表述病情，结果使双方都感到难以理解，影响交往顺利进行。

护理人员应重视反馈信息。患者与护理人员谈话时，护理人员对所理解的内容及时反馈给患者，例如，适时地答：“嗯”“对”，表示在仔细听、听懂了、或理解了患者的情感。同样，护理人员向患者说话时，可采用目光接触、简单发问等方式探测患者是否有兴趣听、听懂没有等，以决定是否继续谈下去和如何谈下去。这样能使交谈双方始终融洽，不致陷入僵局。

3. *缺少同情心* 患者往往从临床知识经验和同情心两个方面来评价一位护理人员，所以他们更愿意对同情理解自己的护理人员进行交往以求得心理上的平衡和安慰。

护理人员应该设身处地站在患者的角度想问题，感受疾病带给患者的痛苦，这样才能减少护患冲突。对患者态度诚恳，注意倾听患者述说，即使一时无法办到的事情，也必须加以解释，也应让患者了解和熟悉护理人员，便于患者知晓护理人员亦有苦衷，彼此角色互换，促进沟通。

4. *顺从性差* 这是指患者对医嘱的执行程度降低。顺从性差的原因是多种的，但其中护患交往不良是一个重要因素，反过来又成为影响双方沟通的因素。

如护理人员要求一位阑尾切除术后的患者早期下床活动，以促进早日恢复，减少并发症。患者非但没有遵从，反而认为护理人员态度生硬，工作刻板，无同情心。若护理人员除了提出下床活动的要求，同时还示范指导如何减轻伤口疼痛，并在一旁鼓励。此时患者不仅积极配合，还对这位护理人员有很好的评价，建立了良好的护患关系，并对今后的护理活动能主动的依从。

二、护患冲突

（一）概述

护患冲突是护理人员与患者之间发生的人际冲突。人际冲突主要指两个或两个以上个体之间、个体与群体之间，在目标、观念、行为期望和直觉不一致时存在的互不相容、排斥的紧张状态。

护患冲突是护患交往过程的产物，也是影响护患关系健康发展的一种客观状态，是护患关系的组成部分。要建立和发展良好的护患关系，必须处理好护患冲突。只有主动、积极地化解而不是否认、回避护患冲突，护患关系才能进入良性循环。

（二）常见的护患冲突

护患冲突归根结底主要产生于“需要与满足”这样一对矛盾中，主要有以下几种表现形式。

1. *理想角色和现实冲突* 理想角色是指患者根据护理人员执业规范所确立的较理想的标准，对护理人员职业群体的一种较高境界的期望值。在患者心中，护理人员是“白衣天使”，患者常把对护理人员群体的角色期望作为衡量每一个与之交往的护理人员，希望每个护理人员都能充满爱心、善解人意地解除自己的疾苦，还希望每个护理人员都能以高度负责的态度、精湛娴熟的技术帮助自己康复，这便对护理人员的职业行为提出了较高的要求。当现实中个别护理人员的职业角色行为与他们的理想标准距离较大时，便可能产生不满、抱怨等，在与护理人员交往中发生不同程度的冲突。另外，如果个别护理人员不能正确理解患者的角色期望并给予正确的引导，反而理解成患者对自己过分苛求，甚至表现出完全对立的情绪，就有可能加剧护患冲突。

2. *偏见与价值的冲突* 来自社会各个层次的患者，对护理人员的职业价值的看法总是受到他们自身的社会、心理、文化等方面因素的影响。有的患者很少与护理人员来往，对护理人员职业缺乏了解，只能片面认识护理人员，把对护理人员的社会偏见带到了护患交往中，而长期以来一直受职业困惑的部分护理人员，则对他人对自己职业的消极评价特别敏感、反感，很容易就此与他人发生争执，导致护患冲突。

3. *患者的自主性与护理人员护理权的冲突* 患者的自主性是指患者对自己的医疗问题，经过深思熟虑所做出的合乎理性的决定，并据此采取的行动，建立在患者自主性基础上的患者自主权是患者重要的道德、法律权利之一。但是，在我国患者的自主权远未深入人心，甚至多有疏忽，很容易引发冲突。

4. *依赖与独立的冲突* 它经常发生在疾病恢复期的护患之间。在患者方面，由于经过较长的病程，他们逐渐适应并形成了患者角色的习惯，在心理上已适应了对护理人员的依赖。他们把疾病的后果看得过于严重，对康复后重返社会角色缺乏信心，担心因失去患者角色而使健康再次受损，结果常常丧失了自身与疾病抗衡的主观能动性。而护理人员的重要职责是要增强患者的独立意识，协助患者创造疾病状态下新的自我护理技巧，修正自我形象的概念，努力提高其行为能力，恢复其自信，最终获得心理健康与躯体康复同步的最佳身心状态。在独立与依赖这对矛盾面前，护患若不能及时有效沟通，就容易发生冲突。

(三) 护患冲突的处理原则

1. *公正原则* 处理护患冲突时，要求护理人员面对不同种族、肤色、年龄、职业、社会地位、经济状况、文化水平的人，根据公平理论都要一视同仁，平等相待，公正合理分配医疗资源。

2. *理性原则* 理性原则要求护理人员无论处在什么样的情况下，都要保持理智，克制自己的情绪，灵活地处理问题。冲突时要避免争吵，忌讳使用质问式的语气。解决冲突时要讨论、协商、静谈。

3. *尊重原则* 护患关系是一种帮助关系，在整体护理模式下应更强调服务意识，充分满足患者的心理需要。护理服务对象在医院这个特定的环境中，往往以弱者自居，常常具有脆弱的自尊心，他们很容易受到伤害。因此，对待他们的观点和意见必须表示尊重，避免直接指责和使用批评性的评价。

(四) 处理冲突的技巧

护患关系是一种专业性的互动关系，护理人员是影响护患关系的主要方面。因此，下面将主要从护理人员的角度，讨论如何建立良好的护患关系。

1. *注重职业道德教育，树立以人为本的主人观念* 以患者为中心的整体护理要求护理人员要爱岗敬业，尊重患者的合法权益。护理人员要不断加强自我修养，注重职业教育，爱岗敬业，对患者尊重、温暖、真诚和同情。护理人员要公平对待患者，尊重患者的权利和要求，满足患者的心理需要，使其获得一种自我价值感。高尚的职业情感可以为患者创造一个安全温暖的氛围，促进护患关系更为融洽和谐。

2. 加强心理素质训练，塑造良好性格　护理人员职业责任重，工作量大，再加上工作条件的限制和护理人员本身各方面的压力，容易引起护理人员情绪波动，出现职业倦怠，对护患关系产生负面影响。因此，护理人员要加强心理素质的训练，不断提高自己的心理健康水平，增强耐受挫折的能力，增强自我调控情绪的能力，避免过激情绪。

3. 塑造良好形象，增强人际吸引力　护患关系是一种特殊的人际关系，如果注意利用人际交往的因素，则可以增强护理人员的人际吸引力。

(1) 建立良好的"第一印象"：所谓"好的开始是成功的一半"，良好的第一印象对良好的护患关系的建立起着事半功倍的作用。如仪表端庄、举止大方、修饰得体等都是护理人员建立良好"第一印象"的基本要素。给患者一个良好的第一印象，也就为建立融洽的护患关系铺设了一条通道。

(2) 充分利用接近效应：护理工作让护理人员与患者有较多的接触机会，接近效应能改善护患关系。但只停留于表面的接触远不能发展良好的护患关系，护理人员还需利用与患者在时空上彼此接近的条件，在心灵的交流上增加与患者的接触频率，多与患者接触，增进相互了解和理解。

(3) 利用"相似"原理，增进护患交往：护理人员通过了解患者经历，寻找相似处，适当运用自我暴露，增进人际吸引力。

4. 全面提高沟通能力，掌握语言与非语言技巧　沟通是人与人之间交换意见、观点、情况或情感的过程，有研究表明，80%以上的护患冲突都是由于沟通不良或普通障碍引起的。沟通对于护理工作来说有着特殊的意义，有效的沟通是解决护患冲突的基本方法，使双方达到求同存异。因此，护理人员要学习沟通技巧。

三、护患沟通

(一) 人际沟通

1. 人际沟通的概念　人际沟通，简称沟通，指人与人之间的信息交流，是信息、思想、情感在个人或群体间传播的过程。它是人类社会交往的基本形式。

2. 人际沟通的特征

(1) 沟通的发生不以人的意志为转移：在人的感觉能力可及的范围内，人与人之间会自然地产生相互作用，发生沟通。

(2) 沟通信息内容与关系必须相统一：任何一种沟通信息，无论是言语的还是非言语的，在传递特定内容的同时，还指示了沟通者之间的关系。在沟通的过程中，沟通者必须保持内容与关系的统一，才能实现有效的沟通。

(3) 沟通是一个循环往复的动态过程：人际沟通统一以信息发出者发出信息为开始，但并不是以信息接收者接受信息而结束，而是信息接收者通过反馈传递维持沟通的循环往复。在整个沟通过程中，沟通双方都对沟通的有效完成起着重要的作用。

(4) 沟通是整体信息的交流：从表面上看，沟通不过是简单的信息交流，仅仅是去理解别人的言语或非言语信号。然而，事实上任何一种沟通行为，都是在整体个性背景上做出的，它传递的是一个人的整体信息。

3. 人际沟通的意义

(1) 沟通信息：通过沟通，可以进行信息的交流，一方面可以从他人那里获得信息(接收信息)，另一方面也可以将信息传递给别人(传递信息)。

(2) 有助于心理健康：沟通是人类最基本的社会需求之一，也是人们同外界保持联系的重要途径。通过沟通，人们之间可以诉说并分享彼此的感情，从而促进人们之间的情感交流，维持正常的精神心理健康。

(3) 有利于自我认识的提高：个体在与他人进行交流时，可以通过了解他人对自己的态度和评价来认识自己，并形成一定的自我认识，从而形成自我概念。人们可以在与他人的比较中不断地认识和完善自我。

(4) 改善知识结构和态度：在与他人交往的过程中，可以获得对自己有意义的知识和信息，从而改变自己的知识结构。

(5) 有助于建立及协调人际关系：通过沟通，可以增进人们彼此间的了解，建立人际关系。人们在社会生活中的规范及准则作用的发挥，必须通过人际沟通，将信息传递给社会中的每个成员，使人们的社会行为保持一致。而且当社会成员间出现矛盾时，也需要通过人际沟通，消除相互间的矛盾及误解，从而协调人际关系。

4. 人际沟通的形式　沟通形式可分为言语性沟通和非言语性沟通。

(1) 言语性沟通：是使用语言、文字或符号进行的沟通。在人类社会交往中，言语沟通是人们最广泛使用的一种主要沟通方式。它使人们的沟通不受时间和空间的限制，是其他任何沟通方式不可替代的。在临床上，收集患者健康资料、了解患者病史、实施护理计划，都离不开言语沟通。

(2) 非言语性沟通：是通过身体语言传送信息的沟通形式，它是伴随着语言沟通而存在的一些非言语的表达方式和情况。非言语性沟通包括面部表情、声音的暗示、目光的接触、手势、身体的姿势、气味、身体的外观、着装、沉默，以及空间、时间和物体的使用等。有一位专门研究非言语沟通的学者曾提出了这样一个公式：相互理解＝表情(50%)＋语调(38%)＋语言(7%)。非言语信息在人与人之间的感情、态度的传递过程中扮演最重要的角色。在临床上，护理人员说话的语调和语气，常常是患者介意判断护理人员态度的重要线索。因此，工作中护理人员说话时应柔声细语，这有助于获得良好的印象。

(二) 护患沟通

1. 护患沟通的概念　护患沟通是护理人员与患者之间的信息交流及相互作用的过程。所交流的内容是与患者的护理及康复直接或间接相关的信息，同时也包括双方的感情、愿望及要求等方面的沟通。

2. 护患沟通的目的　在临床护理的工作中，护患沟通的目的有3个方面：收集资料；建立和改善护患关系；治疗或辅助治疗。

3. 护患沟通的意义

(1) 收集信息：护患间的沟通包括正式的和非正式的沟通两种。正式的沟通是指有目的、有计划、有评价的沟通。通过正式的沟通，护理人员可以系统地收集有关患者的信息，了解患者的整体情况，为患者的护理提供充分的依据，促进患者的康复。通过日常非正式的沟通，护理人员可以运用沟通技巧了解患者的感受和想法等，为评价护理措施实施的效果以及补充、修订护理措施提供客观依据。

(2) 证实信息：护患间的沟通可以证实护理人员所收集到的患者的信息是否准确。

(3) 分享信息、思想和情感：分享信息是与患者商讨有关的健康问题、护理目标及护理措施，取得患者的合作，鼓励患者的参与，与患者共同努力，达到护理目标；分享思想是由于护患双方可能存在着受教育程度、所处的社会地位、文化背景等方面的不同，因而在对某些问题的看法上难免要存在一定的差异性，因此，需要护理人员与患者共同商讨这些问题，并最终达成一致；分享情感是护患沟通中非常重要的内容，也是护患关系向纵深发展的一个重要条件。通过沟通，护理人员可以鼓励患者表达或发泄自己的情感，并运用适当的沟通技巧让患者感到护理人员是真正理解他的。

(4) 建立信任关系：护患关系是建立在彼此相互信任的基础上。所以，良好的沟通可以帮助建立一个相互信任、开放的护患关系，为实施护理计划奠定良好的人际环境。

4. 影响有效沟通的因素

(1) 个人因素：①生理因素：包括疲劳、生病、疼痛、失语、耳聋等。生理因素会影响信息的传递和接收。②情绪因素：情绪是人们对周围的主观情感反应。如生气、焦虑、兴奋、紧张、敌对和悲伤等。③感知因素：每个人对事物的感知是不同的，每个人对事物的感知都会受到个人经历的影响，由多年积累的生活经历所形成的感知是很难改变的。感知的不同会影响有效沟通。④价值观：不同的经历和不同的期望会导致不同的价值观。价值观既影响一个人表达自己思想的方式，同时也会影响其解释他人思想的方式。

(2) 环境因素：①物理环境：主要指环境的舒适度，包括光线、温湿度、噪声等。②社会环境：主要指环境的隐私性及安全性。

5. 阻碍有效沟通的因素　①转移话题：这是在护患沟通中经常出现的错误。在沟通过程中，护理人员可能通过直接转移主题的方式打断患者的话题或通过对患者谈话中的不重要的方面作出反应以转移谈话的重点，这样做的结果会阻碍患者说出有意义的信息。②急于自我表白：在护患沟通的过程中，当患者在述说自己的想法时，护理人员将自己的想法和观点强加于患者身上。这样就无法建立比较深一层的护患关系。③提供错误的或不恰当的保证：是指在没有恰当的事实的情况下向患者所做出的保证。④快速下结论或者提供解决问题的方法：一般情况下，患者很少在谈话之初说出自己的重点，如果护理人员快速下结论或者提供解决问题的方法就很容易导致不良的后果：护理人员仅仅是对患者所关心的问题的其中一个部分做出的反应，而这一部分可能是不重要或者根本就是没有意义的。

（三）护患关系的调控

1. 培养良好的个性品质　个性品质是影响人际关系的根本因素。在护理过程中，护理人员的个性品质会在护患沟通的一言一行、一举一动中表现出来，从而影响护患关系的建立和发展。大量研究表明，在护患交往中表现优秀的护理人员具有许多良好的个性品质，其中主要有：尊重、体贴、真诚、责任心等。

培养良好的个性品质，是搞好护患关系的根本途径，一个护理人员如果个性品质不好，不管他掌握了多少沟通技巧，其个性品质中的弱点也会在言行中显现出来，阻碍良好的护患关系的建立。

2. 护患关系中常用的沟通技巧

(1) 倾听的技巧：倾听是信息接收者集中注意力将信息发出者所传递的所有信息(包括言语和非言语信息)进行分类、整理、评价、证实以使信息接收者能较好地理解信息发出者所说的话的真正含义。即信息接收者不仅只听信息发出者说什么，还应根据他所表现的非言语行为来正确解释他所说的话。为了做到有效的倾听，护理人员可以运用的技巧是：参与、合适和反映。

(2) 自我暴露的技巧：自我暴露是指个体在自愿的情形下，将纯属个人的、重要的、真实的内心所隐藏的一切向别人吐露的过程。通过自我暴露，我们表达了对彼此的信任，也展现了愿意与对方更深入交往的诚意。

(3) 沉默的技巧：实际上，以温暖、关切的态度表示沉默会给患者带来舒适的感觉。护理人员应学会使用沉默技巧，能适应沉默的氛围。

(4) 组织治疗性会谈的技巧：治疗性会谈是护患双方围绕与患者健康有关的内容进行的有目的的、高度专业化的相互沟通过程。它是护理程序的基本组成部分，是收集患者健康资料的重要方法。治疗性会谈要求护理人员对会谈的时间、地点、目的、内容及形式进行认真的组织、安排及计划，并实施好计划，最后评价会谈的效果。

会谈有以下几个目的：①建立并维系一种积极的、开放的护患关系。②收集患者的健康资料。③和患者共同探讨护理人员已经确认的护理问题。④和患者共同协商并制定一个共同期望的、目标清晰的护理计划。⑤向患者提供信息和指导。治疗性会谈的过程包括：准备会谈、开始会谈和结束会谈。

总之，沟通是一个不断发展和复杂的过程，它需要有一定的技巧，也需要护理人员树立经常与患者家属沟通的意识，并在护理实践中不断应用沟通技能。作为一名护理人员，需要灵活地、恰如其分地运用这些沟通技巧，才能与患者建立起良好的护患关系，最终达到为患者提供优质的、适应个体需要的整体护理模式，使患者达到理想的健康状态。

复 习 题

【简答题】

1. 什么是护理人员职业角色化？
2. 什么是护理人员职业心理素质？
3. 简述护理人员职业角色内容。
4. 简述护理人员职业心理素质的要求。
5. 如何培养护理人员职业心理素质？
6. 如何维护护理人员心理健康？
7. 什么是职业倦怠？
8. 护患关系的影响因素。
9. 什么是护患冲突？
10. 护患沟通的目的是什么？

参考答案

第一章

【A型题】

1. D **2.** B **3.** B **4.** C **5.** C

第二章

【A型题】

1. B **2.** B **3.** A **4.** A **5.** D **6.** D **7.** D **8.** B **9.** B **10.** B **11.** B **12.** A **13.** D **14.** C **15.** A **16.** D **17.** A **18.** D **19.** B **20.** D **21.** C **22.** B **23.** D **24.** B **25.** A **26.** C **27.** C **28.** A **29.** B **30.** D **31.** A **32.** B **33.** D **34.** D **35.** D **36.** A **37.** C **38.** D **39.** B **40.** D **41.** A **42.** C **43.** D **44.** D **45.** C **46.** A **47.** C **48.** D **49.** C **50.** B **51.** C **52.** B **53.** C **54.** A **55.** B **56.** A **57.** B **58.** C **59.** C **60.** B

第三章

【A型题】

1. B **2.** D **3.** B **4.** D **5.** A **6.** B **7.** A

第四章

【A型题】

1. A **2.** D **3.** B **4.** B **5.** A **6.** D **7.** D **8.** A **9.** C **10.** D

第五章

【A型题】

1. C **2.** B **3.** D **4.** A **5.** D **6.** C **7.** C **8.** A **9.** D **10.** B

第六章

【A型题】

1. C **2.** C **3.** A **4.** A **5.** B **6.** D **7.** C **8.** D **9.** B **10.** A

第八章

【A型题】

1. B **2.** A **3.** B **4.** D **5.** C **6.** A **7.** D **8.** B **9.** C **10.** D **11.** B **12.** B **13.** D

第九章

【A型题】

1. C **2.** A **3.** B **4.** D **5.** A **6.** C **7.** B **8.** C **9.** B **10.** C **11.** B **12.** C **13.** C **14.** D **15.** A **16.** C **17.** A **18.** B **19.** D **20.** B **21.** C **22.** B **23.** D **24.** A **25.** C **26.** D **27.** B

参考文献

[1] 李心天.医学心理学[M].北京:人民卫生出版社,1991.
[2] 许又新.神经症[M].北京.人民卫生出版社,1993.
[3] 许又新、吕秋云.现代心理治疗手册[M].北京:北京医科大学、中国协和医科大学联合出版社,1997.
[4] 龚耀先.医学心理学[M].第2版.北京:人民卫生出版社,1998.
[5] 戴晓阳.护理心理学[M].北京:人民卫生出版社,1999.
[6] RIchard S. Sharf.心理治疗与心理咨询的理论及案例[M].北京:中国轻工出版社,2000.
[7] Gerald Corey.心理咨询与心理治疗[M].北京:中国轻工出版社,2000.
[8] 汪勇,郭红英.护理心理学[M].西安:陕西人民出版社,2001.
[9] 彭聃龄.普通心理学[M].北京:北京师范大学,2001.
[10] 李心天.医学心理学[M].北京:中国协和医科大学出版社,2001.
[11] 孙学礼.精神医学[M].北京:高等教育出版社,2002.
[12] 胡佩诚.医护心理学[M].北京:北京大学医学出版社,2002.
[13] 曾文星.分析的学理和治疗过程[M].北京:北京医科大学出版社,2002.
[14] 姜乾金.医学心理学[M].第4版.北京:人民卫生出版社,2004.
[15] 龚维义,刘新民.发展心理学[M].北京:北京科学技术出版社,2004.
[16] 张名岛.医学心理学[M].第2版.上海:上海科学技术出版社,2004.
[17] 刘晓红.护理心理学[M].北京:人民军医出版社,2004.
[18] 李映兰.护理心理学[M].北京:人民卫生出版社,2004.
[19] David H. Barlow著.刘兴华,黄峥,徐凯文等译.心理障碍临床手册[M].北京:中国轻工业出版社,2004.
[20] 董奇,申继亮.心理与教育研究法[M].杭州:浙江教育出版社,2005.
[21] 郭少三.护理心理学[M].西安:第四军医大学出版社,2005.
[22] 刘晓虹.护理心理学[M].上海:上海科学技术出版社,2005.
[23] 周郁秋.护理心理学[M].北京:人民卫生出版社,2006.
[24] 吴均林.医学心理学[M].北京:高等教育出版社,2006.
[25] 姜乾金.护理心理学[M].杭州:浙江大学出版社,2006.
[26] 韩继明.护理心理学[M].北京:清华大学出版社,2006.
[27] 娄凤兰,曹枫林.护理心理学[M].北京:北京大学医学出版社,2006.
[28] 井西学,刘隆祺.医学心理学.案例版[M].北京:科学出版社,2007.

[29] 曹枫林.护理心理学[M].北京:人民卫生出版社,2007.
[30] 郝伟.精神病学[M].第6版.北京:人民卫生出版社,2008.
[31] 姚树桥,孙学礼.医学心理学[M].第5版.北京:人民卫生出版社,2008.
[32] 陶国泰,郑毅,宋维村,等.儿童少年精神医学[M].第2版.南京:江苏科学技术出版社,2008.
[33] 姜乾金.医学心理学[M].北京:人民卫生出版社,2009.
[34] 钱明.护理心理学[M].北京:人民军医出版社,2009.
[35] 沈渔邨.精神病学[M].第5版.北京:人民卫生出版社,2009.
[36] 胡佩诚.护理心理学[M].北京:北京大学医学出版社,2009.